요가 매트 위의
명상

요가 매트 위의
명상

롤프 게이츠 지음 | 카트리나 케니슨 편집
김재민, 김윤 옮김

침묵의 향기

Meditations from the mat: daily reflections on the path of yoga
by Rolf Gates, edited by Katrina Kenison

Copyright ⓒ 2002 by Rolf Gates and Katrina Kenison
Photographs by Jonathon Hexner
All rights reserved.

This Korean edition was published by Chimmuk Books in 2021
by arrangement with Vintage Anchor Publishing, an imprint of the Knopf
Doubleday Group, a division of Penguin Random House, LLC
through KCC(Korea Copyright Center, Inc), Seoul.

이 책은 (주)한국저작권센터(KCC)를 통한 저작권자와의 독점계약으로
'침묵의향기'에서 출간되었습니다. 저작권법에 의해 한국 내에서 보호를 받는 저작물이므로
무단전재와 복제를 금합니다.

메리엄에게

당신의 비틀거림으로 세상은 완벽해진다.
스리 오로빈도

옮긴이의 말

이 책은 기본적으로 하루에 하나의 글을 365일 읽는 구조로 되어 있고, 글의 길이도 대략 1페이지 분량으로 그다지 길지 않다. 바쁜 일상을 보내는 사람들이 하루 중에 잠시 틈을 내어 하나의 글을 읽고 그 글의 주제를 하루의 화두로 삼아 다면적으로 자신의 삶과 연결지어 생각해 보면 좋을 형식으로 서술되어 있다.

이렇게 하루하루 읽어 나가다 보면, 매일의 에세이 각각이 서로가 서로를 지탱하며 축조되어, 여덟 개의 가지로 된 요가라는 하나의 커다란 구조물이 우리 안에 자리 잡게 될 것이다. 페이지를 쭉 넘기다가 관심이 가는 날의 에세이를 읽어도 좋지만, 여덟 개의 가지로 된 요가의 구조는 토대에서부터 꼭대기로 쌓아 올라가는 방식이므로, Day 1부터 읽어 나가기를 권한다.

우리의 삶은 물질적인 매트 위에서 보내는 시간보다 그 매트 밖에서 보내는 시간이 더 많을 수밖에 없다. 따라서 저자의 생각처럼 요가의 경전들에 기초하여 온 세상을 매트로 여기며 언제든, 어디에서든, 무엇을 하든 요가적으로 생각하고 행동하는 자신만의 사유 방식과 행동 방식을 정립해 보려 하는 것도 좋겠다. 비야사(Vyasa)의 다음과 같은 언급에서 그 이유를 발견할 수 있다. "요가는 요가에 의해 알 수 있으며, 요가는 요가를 통해 진전한다. 그리고 요가로 주의를 쏟는 자는 요가에서 오랫동안 기쁨을 누린다." 요가가 좋아서 요가를 한다면 요가의 근본적인 원리에 근거하여 자신의 요가관을 구축할 때, 요가를 통한 자신의 요가적인 성장과 기쁨을 기대할 수 있을 것이다.

마지막으로, 옮긴이가 미처 살피지 못한 부분을 꼼꼼한 시선으로 충실하게 살펴서

원고를 완성하는 데 도움을 준 스와라 마인드·바디 연구소(SMBI)의 수연 선생에게 고마움을 전한다. 그리고 오랜 기간 원고를 기다려 준, 공역자이자 침묵의 향기의 대표 이신 김윤 선생님께 마음 깊이 고맙다는 말씀을 드린다.

德濟山房에서 김재민 합장

요가의 여덟 가지 길

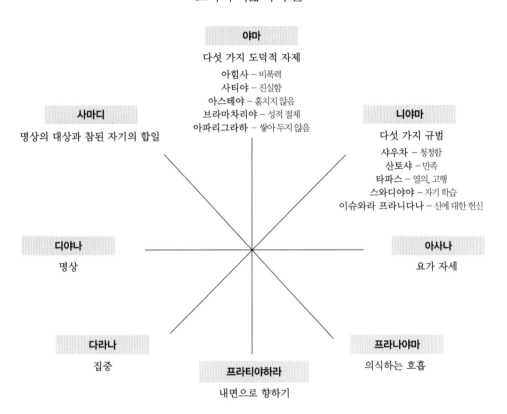

야마

다섯 가지 도덕적 자제

아힘사 – 비폭력
사티야 – 진실함
아스테야 – 훔치지 않음
브라마차리야 – 성적 절제
아파리그라하 – 쌓아 두지 않음

사마디

명상의 대상과 참된 자기의 합일

니야마

다섯 가지 규범

샤우차 – 청정함
산토샤 – 만족
타파스 – 열의, 고행
스와디야야 – 자기 학습
이슈와라 프라니다나 – 신에 대한 헌신

디야나

명상

아사나

요가 자세

다라나

집중

프라티야하라

내면으로 향하기

프라나야마

의식하는 호흡

영적 수행의 두 가지 면

아비야사 – 수련
바이라기야 – 욕망의 포기

삶의 네 가지 목표

다르마 – 영적 규범의 준수
아르타 – 삶을 균형 잡히게 함
카마 – 자기 노동의 열매를 즐김
목샤 – 해탈

다섯 가지 번뇌

아비디야 – 영적 무지
아스미타 – 자만심
라가 – 욕망
드웨샤 – 혐오
아비니베샤 – 죽음에 대한 두려움

감 사 의   말

내게 삶을 주신 신께, 그동안 내게 사랑을 준 가족에게 먼저 감사드린다. 나와 이 책을 믿어 준 카트리나 케니슨, 나무랄 데 없는 조언을 해 준 나의 에이전트 메리 에반스, 우정과 예술가적 안목을 보여 준 존 헥스너, 변함없이 지원해 준 빈티지 북스의 제니 민튼에게 감사드린다. 아이 하나를 기르는 데 온 마을 사람이 필요하다면, 책 하나를 쓰는 데는 훌륭한 친구들이 필요하다. 그런 면에서 팸 게이더에게 감사드린다.

배런 밥티스트에게도 감사드린다. 나와 함께 일하고 삶을 함께하며 꿈을 나눈 배런은 이 책의 배경이 되었다. 내가 그에게 영원히 갚지 못할 빚을 진 까닭은 그가 온전히 그 자신이기를 선택했기 때문이다. 요가의 길을 가는 도중에 만난 다른 위대한 선생님 중 몇 분께도 감사드리고 싶다. 베릴 벤더 버치의 친절한 전사의 영혼은 오랜 세월 내 길을 밝혀 주었다. 이 작업을 열정적으로 도와준 스티븐 코프는 내가 옳은 길을 가고 있음을 늘 확신시켜 주었다. 패트리샤 타운젠드는 나와 메리엄이 아직 미숙할 때 받아 주었고, 훌륭한 본보기를 수없이 보여 주었다. 인간의 경험에 담긴 아름다움을 알아보는 안목을 가진 데이비드 케네디는 이 책이 모양을 갖추는 데 도움을 주었다. 크리슈나 다스는 모든 사랑의 아래에 있는 참사랑을 상기시켜 주었다. 미육군 장교단이 쌓아 놓은 방대한 지혜는 삶의 절반이 넘는 세월 동안 나를 안내하고 돌봐 주었다. 그리고 빌 W.에게 모든 것을 감사드린다.

밥티스트 파워 요가 협회의 요가 교사들과 직원들에게도 감사를 전한다. 캐롤라인 보몰, 케이트 처칠, 진 코피, 데이브 에머슨, 휴 폴커스, 나탈리 그래버, 엘리자베스 헌츠먼, 토비 레빈, 코엘리 마쉬, 몰리 맥컬로프, 몰리 파워즈, 그레고어 싱글턴, 알리사 설리번, 레이첼 워크먼. 그리고 펜실베니아 비상대책반의 앨리시아 멜던, 레아 슬리터, 빌 롭에게도 감사드린다. 내가 그들의 일원인 데 대한 감사는 말로 표현할 수 없다. 그들은 나의 친구이자 공동체이자 마음의 지주이자 영감을 주는 사람이다.

클라이드 벅스트레서, 대니얼 보인, 니나 벅, 길 클로티, 비키 에바츠, 수디르 조너선 파우스트, 리 헤어, 에이미 루이스, 마사 퓰러, 진 로시, 로라 실레피, 로만 스폰드, 엘레노어 윌리엄스, 그리고 이 책에 자신의 이야기를 공유하여 우리의 삶을 풍부하게 해 준 다른 분들에게도 깊이 감사드린다. 요가의 길에서 만난 모든 수련생에게 수업에 참여해 주어 감사드린다. 마지막으로 아내 메리엄에게 감사드린다. 그녀는 나와 많은 시간을 함께하면서 이 책이 세상에 나올 수 있게 도와주었다. 그녀의 도움이 없었다면 이 책은 쓰이지 못했을 것이다.

차 례

머리말

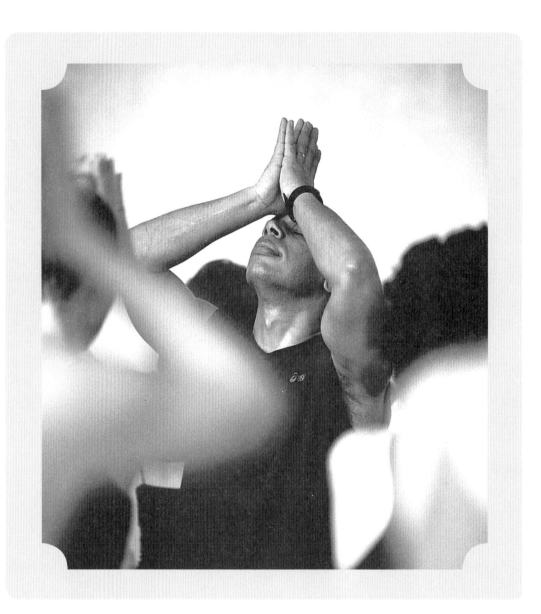

머 리 말

우리가 만든 고속도로를 달리는 미래의 세대, 나는 그들이 더 잘 이해하기를 바란다.
존 쿠거 멜렌캠프

우리는 더 나아지기를, 더 나은 세상을 후대에게 물려주기를 바란다. 요가나 명상을 수련하든, 민주당이나 공화당에 투표하든, 대중음악을 짓든 컴퓨터 코드를 쓰든, 우리는 세상이 더 나아질 수 있다는 생각, 우리의 올바른 삶이 후대의 올바른 삶에 이바지할 것이라는 생각을 품고 있다. 더욱이 우리는 세상을 더 나은 곳으로 만들어 왔고, 그러면서 내면이 어느 정도 평화로워진 것 같은 사람들과 함께 살고 있다. 인간의 역사는 극심한 역경에도 불구하고, 또는 아마도 그 때문에, 훌륭한 삶을 살았던 사람으로 가득하다.

그렇다 해도 대다수 우리에게는 그 길이 언제나 분명한 것은 아니다. 존 쿠거 멜렌캠프는 다음 세대가 우리보다 더 나은 삶을 (살 것으로 확신하는 것이 아니라) 살기를 바란다고 말한다. 우리가 실제 삶을, 마치 공연 전에 마지막 리허설을 하는 듯한 태도로 하루하루 보내기는 얼마나 쉬운가? "이게 그거야. 진짜 삶은 바로 지금, 바로 여기에 있어."라는 느낌이 떠나지 않는 의심처럼 자꾸만 다시 찾아오는데도 불구하고. 진짜 삶을 온전히 살려면 어떻게 해야 하는가? 우리의 길을 발견하려면 어떻게 할 것인가? 그러한 불확실성은 인간 조건의 일부분이며 언제나 그랬다. 이 오래된 질문의 답을 찾기 위해, 분명한 앎과 길을 찾기 위해 우리 인간은 오랜 세월에 걸쳐 수없이 많은 길을 만들었고, 그것을 종교, 철학, 정치 이데올로기 등 수많은 이름으로 불렀다. 요가는 영적 황무지를 가로지르는 길이며, 앞서간 사람들이 닦고, 수천 년에 걸쳐 무수히 많은 사람이 걸어가면서 다져진 고속도로다. 이 책은 그 무수히 많은 사람과 함께하기를 선택하는,

그리고 요가를 더 나은 이해로 가는 길로 삼아 탐구하기로 선택하는 사람을 위한 것이다.

내가 요가에 입문한 계기는 평범했다. 여자 친구(지금은 아내)에 이끌려 주말 수련회에 갔으니 말이다. 이전에도 그녀와 함께 두어 번 수업에 참여한 적이 있었지만, 요가에 강한 흥미를 느낀 것은 매사추세츠 주 서부에 있는 크리팔루 센터의 새벽 6시 수업에서였다. 그 수업 자체는 기억에 남은 것이 거의 없지만, 코로 색다른 행동을 하라는 지시를 받은 것만은 뚜렷이 남아 있다. 나는 나중에 그것이 프라나야마 즉 호흡 조절이라는 것을 알게 되었다. 당시 내게 인상 깊었던 점은 그 수련 후 아침을 먹으러 복도를 걸어갈 때의 느낌이었다. 그것은 그때까지 내가 아침 식사를 하러 걸어간 무수한 걸음 중 단연 최고의 걸음이었다. 나는 몸에서 기쁨을 느꼈다. 수십 년 동안 스포츠를 하고 운동에 몰두했지만 한 번도 맛보지 못한 기쁨이었다. 씨앗이 심겼다. 그 후 여러 해 동안, 단지 기분이 좋아진다는 이유로 매일 요가를 수련했다. 그 무렵 나는 많은 고통을 겪고 있는 청소년을 돕는 일을 하고 있었는데, 요가는 내가 그 힘든 일을 신체적으로나 감정적으로, 날마다 감당할 수 있게 해 주었다. 요가는 대단히 효과적인 자기관리법이었다.

나중에는 더 깊이 수련하기 위해 요가 교사 훈련 과정에 등록했다. 어디를 가든지 늘 요가와 함께하고 싶었다. 일 년이 지난 뒤 예기치 않게, 요가를 가르쳐 보라는 제안을 받았다. 내면의 목소리가 나에게 요가를 가르치는 일이 중요하다고 말하는 것 같았다. 이전에 딱 한 번 이 내면의 목소리를 들은 적이 있는데, 내게 남은 것이 아무것도 없던 그때에 모든 일이 다 괜찮아질 것이라며 나를 안심시켜 주었다. 그 첫 번째 목소리가 옳다는 것이 증명되었으므로 나는 그 목소리에 다시 귀를 기울였다. 대학원과 직업을 병행해야 해서 이미 바빴지만, 나는 열심히 가르쳤다. 체육관이나 무술 학원, 헬스장에서도 가르치고, 중역 회의실, 거실에서도 가르쳤다. 무언가가 내게 최대한 많이 가르쳐 보라고 말했다. 수강생들과 연결되는 느낌이 들 때, 수업의 마지막에 사바아사나를 하며 깊이 휴식하는 고요한 시간에, 먼 옛날로부터 전해 내려오는 좋은 것을 하고 있다고 느껴질 때, 그런 때는 가르치길 잘했다는 마음이 강하게 들었다. 하지만 아직 뭔가가 빠져 있었다.

그즈음 나는 에너지가 고갈되어 가고 있었는데, 열정적인 요가 교사인 배런 밥티스트가 케임브리지에 와서 요가원을 열었다. 나는 즉시 그에게 강한 흥미를 느꼈다. 수강생이 된 내게 수업을 마친 뒤 그가 건넨 첫마디는 "당신은 요가 교사입니까?"라는 질문이었다. 나는 그렇다고 대답했지만, 그 말은 진실이 아닌 것 같았다. 요가를 가르치고는 있었지만 참된 의미의 요가 교사는 아니었기 때문이다. 나는 배런에게 배웠고, 비로소 요가 교사가 되었다.

educator(교육자)라는 단어는 라틴어 동사 educere에서 왔는데, 이 단어는 '앞으로 이끌다' 또는 '끄집어내다'를 뜻한다. 출산을 돕는 조산사들은 이 단어를 '아기를 낳을 때 그 자리에 함께하는 것'이라는 의미로 사용했다. 요가를 가르친다는 것은 무엇보다도 수련생에게 이미 있는 것을 이끌어 내는 것임을, 나는 배런에게 배웠다. 정렬, 호흡, 자세들의 시퀀스…… 이것들은 단순히 요가 교사가 수강생의 관심을 끌기 위한 수단이 아니다. 만일 교육이 정말 개인의 타고난 능력을 기르도록 돕는 일이라면, 요가를 가르친다는 것은 자세들을 기계적으로 반복하고 장황하게 설명하는 데에 그치는 것이 아니라 그 훨씬 이상의 일이 된다. 나의 가르침을, 개인의 참된 자기가 탄생하는 현장에 함께하는 신성한 기회로 여기게 되었을 때, 나는 참된 의미의 요가 교사가 되었다. 요가 수련의 진정한 이로움은 완벽한 물구나무서기나 깊은 전굴 자세가 아니라, 매일 요가 매트에서 나와 삶으로 돌아가는, 새롭게 태어나는 자기 자신임을 알게 되었다.

얼마 지나지 않아 나는 참여하고 있던 대학원의 사회복지 프로그램을 그만두고 전업 요가 교사가 되었다. 내 봉사의 길을 발견했다. 《기적 수업》에서는 "가르친다는 것은 본보기로 보여 주는 것이다."라고 말한다. 내 보기에, 남에게 드러내 보여 줄 가치가 있는 것은 오직 사랑뿐이다. 이제 나는 우리 요가원에 오는 비범한 개인들에게 사랑을 보여 주며 하루하루 지낸다. 그것은 깊은 경험이자 계속 진행되는 교육이었다.

만약 당신이 내가 아는 대다수 수강생과 같다면, 아마도 요가 철학에 관해 아는 바도 없고 관심도 없는 채로 요가 수업에 처음 참여했을 것이다. 그러나 몇 달이 지나면서 꾸준한 요가 수련의 이로움을 경험하기 시작했을 것이다. 요가 수업 중에 배우는 이런저런 요가 철학 지식을 내면화하기 시작하고, 기분이 나아지기 시작하고, 삶의 문제를 좀 더 쉽게 다룰 수 있게 되고, 더 행복한 기분을 느꼈을 것이다. 그리고 수십 년간 괴롭힌 통증이 신기하게도 사라져 버렸을 것이다. 자신의 외모와 능력 부족에 대한 부정적인 믿음이 도전받기 시작하고, 허리의 통증과 엉덩이의 뻣뻣함이 사라지듯이, 점차 소멸되었을 것이다.

시간이 지나면서 갈망이 커진다. 요가 수업은 세상에 존재하는 새로운 길, 몸을 움직이는 새로운 길, 일상의 사건과 도전에 대응하는 새로운 길을 맛보게 한다. 마침내 우리는 요가가 줄 수 있는 것을 우리 삶에 더 많이 들여오고 싶어진다. 나는 수련생들이 요청하는 모든 개인 교습과 추가 교습을 지도할 시간을 내기 어렵다. 대체로 이들은 당신처럼 그저 요가를 자신의 삶에 좀 더 들여오려 하는 사람들이다. 신체적인 부분은 이미 요가 수업에서 익히고 있으며, 지금 그들이 요청하는 것은 영적인 부분이다. 요가라는 새로운 여행을 시작한 그들은 요가 교사와 얼마간, 한두 시간만이라도, 1 대 1로 시간을 보내면서 질문하고 함께할 기회를 얻고 싶어 한다. 우리 모두 그렇듯이.

이 책은 그런 친교의 필요에 대한 응답이다. 요가는 본래 내면으로 들어가는 여행이다. 70명에 섞여 요가 수업을 받든, 비디오를 보며 혼자 수련하든, 해변에서 파트너와 함께 짝을 지어 하든, 우리는 모두 혼자서 수련하는 시간을 경험한다. 요가를 수련할 때 교사의 도움을 받지 못할 상황이 많고, 순간순간 진정으로 요가다운 삶을 살고 싶을 때도 그들의 안내를 받기는 쉽지 않다.

군대에서 지도와 나침반만 가지고 목적지를 찾아가는 훈련을 했던 나는 약 90미터

마다 습관적으로 내 위치를 확인하는 법을 배웠다. 그러나 맨 처음 지도를 읽는 것이 언제나 가장 중요했다. 이어지는 모든 위치는 그 지점을 기준으로 정해지기 때문이다. 그러니 만일 황야를 통과하면서 길을 잃지 않으려면 출발점을 알아야 한다. 나는 이 책이 당신에게 매일의 출발점이 되기를 바란다. 여기에 실린 글을 하루에 하나씩 읽을 때, 나는 당신이 잠시 멈추고, 자신이 어디에 있는지를 확인하고, 그날의 여행을 계획하는 순간으로 삼아 보도록 초대한다.

이어지는 부분들은 어떤 요가원에서나 계속하는 수련의 자연스러운 결과물이다. 사지를 일깨우고 근육 깊이 호흡을 하고 가슴을 열다 보면, 자신의 영혼을 더 깊이 들여다보고 싶어진다. 내가 이 책에 담은 내용은 나 자신의 수련이고, 나 자신의 여행이며, 당신 안에 이미 있는 것을 끄집어냄으로써 가르치겠다는 나의 다짐이다. 나는 당신의 모든 질문에 답을 하지는 않을 것이고, 삼각 자세에서 어떻게 서는지도, 어깨서기 자세에서 발끝을 어떻게 세우는지도 말하지 않을 것이다. 대신에 우리는 한 해 동안 하루하루 나란히 걸으며 여행할 것이고, 우리 수련의 계절이 어떻게 변해 가는지, 우리가 매트 위와 매트 밖에서 어떤 것들을 발견하는지 지켜볼 것이다. 이제 여기에 요가 교사와 1대 1로 마주할 약간의 시간이 있고, 요가라 불리는 오천 년 된 길로 여행을 떠날 때 출발할 지점이 있다.

이 에세이들을 순서대로 읽으면, 각각이 서로를 기반으로 한다는 것을 알게 될 것이고, 전체 내용이 이해될 것이다. 하루에 한 편의 에세이씩 한 해에 걸쳐 읽어 보기를 권한다. 안내나 영감이 필요할 때는 한 번에 두어 편을 읽어도 좋을 것이다. 어떤 식으로든 자신에게 이로운 방식으로 읽되, 천천히 읽기를, 글을 소화할 시간을 가지기 바란다. 이 책에 담긴 힘이 당신의 삶에 들어오도록, 당신의 수련에, 일에, 관계에, 살아 있음의 경험에 넘쳐 흐르도록 허용하기 바란다.

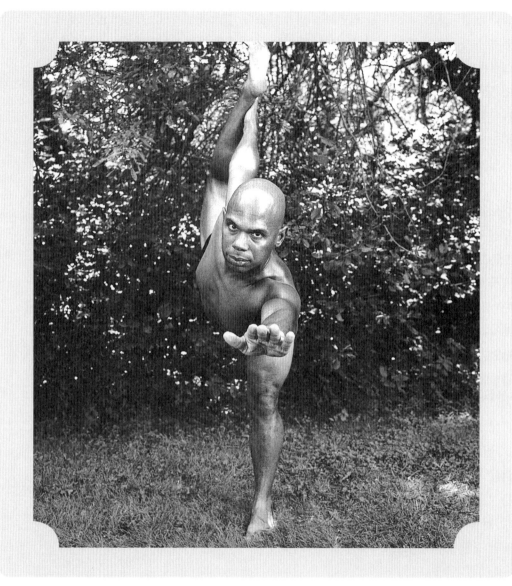

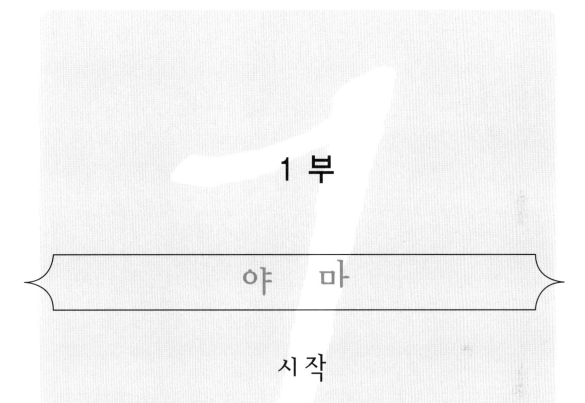

1부

야 마

시작

DAY 1

새로운 치유법을 적용하지 않으면 새로운 문제가 생길 것이다.
시간은 가장 위대한 혁신가다.
프란시스 베이컨 경

21세기에 접어들었을 때, 요가는 서구의 새로운 치유법처럼 보였다. 그런데 이 치유법은 사실 5천 년도 넘은 것이다. 이슬람교보다 훨씬 오래되었고, 기독교보다도 오래되었다. 오늘날 서구 어디에나 있는 요가원들에서는 가장 오래된 문자 중 하나인 산스크리트 어를 수업의 전문 용어로 사용한다. 그러니 우리는 물을 수 있다. 왜 요가인가? 왜 지금인가?

요가에 대한 우리의 열망, 요가를 영적 수행으로 삼으려는 열의는 우리가 그동안 성장했으며 변화하고 싶어 한다는 것을 보여 주는 증거다. 20세기에 일어난 대학살의 여파가 남아 있고, 가까운 시기에 일어난 사건들에 위협을 느끼는 우리에게는 불교학자인 로버트 서먼이 '차가운 혁명'이라고 부르는 것이 절실히 필요하다. 새로운 패러다임이, 불균형에 대한 우리의 애착을 대체할 패러다임이 필요하다. 요가는 균형을 배우는 공부이며, 균형은 모든 생명체의 목표다. 그리고 우리의 집이다.

이 책의 흐름은 파탄잘리가 지은 《요가 수트라(Yoga Sutra)》의 순서를 따른다. 이 수트라는 기원전 500~200년 사이에 편찬되었는데, 몇 세기 전부터 전승되던 영적인 길을 체계적으로 정리하여 기록한 것이다. 파탄잘리는 이 책에 인간이 처한 상황의 성격과 인간의 잠재력, 그 잠재력을 실현하는 방법에 관해 196개의 간결한 가르침을 담았다. 종합적이고 체계적이며 놀랍도록 정확한 요가 수트라는 모든 영적 수행의 정수를 정리하여 삶을 위한 기본 지침이 되게 했다. 당신은 이 고대의 문헌에서 어떤 주요 종교의 올바른 가르침에도 반하는 내용을 발견하지 못할 것이다. 대신, 올바른 삶으로 차근차근 안내하는 지침을 발견할 텐데, 그 지침은 어떤 영적 전통의 목표라도 보완하여 완전하게 해 준다.

영적 수행은 우리를 원래 상태로 되돌려 놓는 것이다. 다시 말해, 우리를 새로운 자신으로 데려가는 것이 아니라, 참된 자기의 본질로 돌아가게 한다. 요가는 '지금 있는 것'을 찬미하는 수련이다. 영웅은 여정의 끝에서, 어디에도 갈 필요가 없었음을, 자신이 찾고자 했던 모든 것이 언제나 자기 안에 있었음을 발견한다. 시공간을 가로질러 오즈의 나라로 여행했고, 고향 캔자스로 돌아오기 위해 몹시 애썼던 도로시는 실은 자신이 언제든지 집으로 돌아올 수 있었음을 깨닫는다. 그리고 여러 가지 모험을 한 뒤 마침내 도착한 곳은 그런 진실을 믿게 된 지점이라는 것을 배운다. 모든 영적 추구의 목표는 우리를 집으로 데려오는 것이며, 우리에게 필요한 모든 것이 이미 우리 자신에게 있음을 이해하게 하는 것이다.

우리는 지금 집에서 멀리 떠나 있고 오랜 여행으로 지쳐 있다. 해는 뉘엿뉘엿 저물고 있는데 목적지는 아직 보이지 않는다. 요가는 우리가 돌아갈 집의 창문을 환히 밝혀 주는 등불이며, 그 빛은 우리가 떠도는 영적 황무지를 가로질러 어스레하게 힐끗 보인다. 우리가 참된 집을 더는 느끼지 못할 때, 요가는 우리가 이미 거기에 있음을, 우리에게 필요한 것은 그저 분리되어 있다는 꿈에서, 불완전하다는 꿈에서 깨어나는 것뿐임을 일깨운다. 이 책이 당신을 깨우도록, 어둠 속에서 빛을 발하는 등불이 되도록, 매일 당신을 안내하도록, 집으로 돌아오는 길로 인도하도록 허용하기 바란다.

DAY 2

요가의 행위란 수련에, 자기 학습에, 경전 공부에 열의를 불태우는 것이며,
신에게 내맡기는 것이다.
B. K. S. 아헹가

요가 수트라는 행위에서 시작하여 '해탈에 이르는 앎'으로 나아가는 삶을 위한 지침을 전반적으로 설명한다. 이 지침 곧 길에는 여덟 개의 가지가 있는데, 이 가지들은 사다리의 계단보다는 바퀴의 살과 비슷하게 작용한다. 앞의 네 가지는 타파스(tapas) 즉 영적 수행의 가지들이다. 여기에는 야마(yama)와 니야마(niyama)가 포함되는데, 이 둘은 각각 요가의 다섯 가지 도덕적 자제와 다섯 가지 규범이다. 야마와 니야마는 모세의 십계명과 비슷하며, 요가 수행자다운 삶의 진정한 토대다.

타파스의 다음 두 가지는 아사나(asana)와 프라나야마(pranayama), 즉 요가 자세와 요가 호흡이다. 야마와 니야마, 아사나, 프라나야마는 함께 결합하여, 우리의 수련이 깊어지는 동안 따라야 할 행위의 길을 이룬다. 그것들은 우리가 몸으로 하거나 하지 않는 행위다.

야마와 니야마는 우리가 자기 자신, 다른 사람, 우주의 영성과 올바른 관계를 맺게 해 준다. 아사나는 우리의 신체를 정화하고, 감각을 더 깊이 알아차리게 하며, 집중력을 높여 준다. 프라나야마는 호흡의 흐름을 제어하게 해 주며, 그로 인해 우리는 생명 에너지와 춤을 추기 시작한다. 이 네 가지 수련은 몸에 새로운 활력을 주고, 마음을 정화하고, 가슴을 평화롭게 하여, 살면서 부닥치는 힘든 일들을 평정심으로 만날 수 있게 한다.

여덟 개의 가지로 이루어진 길에서 다음 두 개의 가지는 프라티야하라(pratyahara)와

다라나(dharana)이며, 이 둘을 가리켜 스와디야야(svadhyaya) 즉 자기 학습(스스로 하는 공부)이라고 한다. 프라티야하라는 원래 '안으로 돌림'을 의미하며, 마음이 지각되는 감각들로부터 물러나는 것을 뜻한다. 프라티야하라의 고요함에서 다라나(집중)가 계발될 수 있다. 그리고 우리 앎의 빛이 우리의 영혼을 비추기 시작할 수 있다. 그러면 가장 깊은 형태의 연결이 가능해진다.

디야나(dhyana)와 사마디(samadhi)는 바퀴의 마지막 살들을 이룬다. 이 둘은 개별적 자아를 우주적 자기에게 내맡기는 마지막 경지인 이슈와라(isvara)의 가지들이다. 디야나는 명상이며, 사마디는 명상 대상과의 합일이다. 사마디 상태에서는 명상이 더는 필요 없고, 우리는 본래의 하나임(Oneness)을 다시 경험한다. 우리는 집에 돌아온다.

여덟 개의 가지는 지도이지만, 삶에서 그렇듯이 요가에서도 여행 자체가 목적지보다 더 중요하다. 알코올 중독 갱생회(AA: Alcoholics Anonymous)에서는 "우리는 기꺼이 영적인 길을 걸으며 성장하려 해야 한다."라고 말한다. 그리고 그것이 사실상 우리가 요가 수련을 시작할 때 필요한 전부다. 우리는 그저 자신의 영적 잠재력에 열려 있어야 하며, 기꺼이 자신을 이롭게 하기 위해 행동해야 한다. 앞으로 우리는 여덟 개의 가지로 이루어진 길을 하나씩 차례로 검토할 것이다. 더불어 위대한 모험을, 유일한 모험을, 어둠에서 나와 빛으로 들어가는 여행을 경험할 것이다.

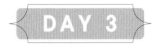

언제나 모든 것을 한다.
이글스

언뜻 보기에는 여덟 개의 가지로 이루어진 길이 순서대로 밟아 가는 직선적인 길처럼 보인다. 이를테면 첫째 가지를 마친 뒤 둘째 가지로 나아가고, 다시 다음 가지로 나아가는 방식이 알맞은 것처럼 보이는 것이다. 하지만 사실 우리는 모든 가지를 함께 수행한다. 이글스의 노래 가사처럼 우리는 언제나 모든 것을 한다. 처음 두 개의 가지인 야마와 니야마는, 다른 가지들의 수행이 어느 정도 뒷받침되어야만 제대로 수행할 수 있다. 셋째와 넷째 가지를 이루는 아사나와 프라나야마, 즉 요가 자세와 호흡을 수련할때는 몸과의 관계가 개선되어, 넷째 야마인 브라마차리야(brahmacharya, 성적 절제)에 필요한 환경이 만들어진다. 둘째 야마인 사티야(satya), 즉 진실한 삶을 실천하려면, 산만해지는 습관을 버리고 집중하는 습관을 기르겠다고 마음먹어야 한다. 집중은 여섯째 가지인 다라나에서 의도적으로 길러진다. 우리는 사실 언제나 모든 것을 해야 한다.

요가 수련은 이렇게 할 수 있게 해 준다. 요가 매트로 올 때마다 여덟 가지 길 전체를 수행할 기회가 순간순간 주어진다. 요가 자세를 이어 갈 때 우리는 그 길의 각 측면을 끊임없이 수행하고 있다. 우리의 몸과 호흡, 마음, 선택은 요가 매트라는 실험실에서 정련되고 있다. 이 교향곡이 요가 매트 위에서 자리 잡으면 우리의 삶에서도 자리 잡게 된다. 차를 운전하여 출근하는 일, 이메일을 쓰는 일, 친구를 만나 점심 식사를 하는 일이 모두 중단 없이 이어지는 요가 수행의 일부가 된다. 우리는 늘 요가를 하고 있다.

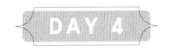

우리는 우리가 기다려 온 사람입니다.
호피 족의 장로

이제는 이 책이 어떻게 진행될지 짐작했을 테니, 함께 나아가 보자. 우리가 여덟 가지 길의 각 물줄기를 탐험하며 여행할 때, 요가 수트라는 우리의 여행 경로를 정해 줄 것이다. 하루에 하나씩 이어지는 다음 글들은 수행이라는 카누에 올라타서 요가의 강을 따라 내려가 보자는 초대장이다. 당신은 미지의 강물에 깊이 잠길 때도 있고, 강을 따라 내려가는 동안 틀림없이 힘든 일과 기쁜 일을 마주치게 될 것이다. 그러나 먼저 카누에 올라타야 하고, 출발해야 한다. 수업을 지도하는 동안 나는 자주 말한다. 수련 중에는 통제하려는 마음을 내려놓으라고……. 당신에게도 같은 제안을 하고 싶다. 잠시 운전석에서 나와 풍경을 즐겨 보기 바란다. 요가의 강이 당신을 자기의 목적지로 데려가도록 맡겨 보라. 급류를 맞닥뜨리면, 카누에 앉은 채로 계속 노를 저어라. 고요하고 잔잔한 강물을 만나도 똑같이 해 보라.

1999년 여름, 하지 축제를 위해 북미 원주민들이 애리조나에 모였을 때, 호피 족의 장로가 말했다. "지금 아주 빠르게 흐르는 강이 있습니다. 이 강은 아주 크고 물살이 빠르니 어떤 사람들은 이 강을 두려워할 것입니다. 그들은 강기슭을 붙잡으려 애쓸 것입니다. 자신이 갈기갈기 찢기고 엄청나게 고통받고 있다고 느낄 것입니다. 강은 자기의 목적지가 있다는 것을 아십시오. 원로들은 우리가 강의 가운데로 들어가서 눈을 뜨고 머리를 수면 위로 내놓고 있어야 한다고 말합니다. 누가 거기에 당신과 함께 있으면서 찬양하고 있는지 보십시오. 역사에서 이 시기에 우리는 어떤 일도 개인적인 일로 받아들이지 않아야 합니다. 우리 중 누구라도……. 왜냐하면 우리가 그렇게 받아들이는 순간, 우리의 영적 성장이 멈출 것이기 때문입니다. 외로운 늑대의 시대는 끝났습니다. 걱정하지 말고 마음을 차분히 가라앉히십시오. 여러분의 태도와 언어에서 '투쟁'이라는 단어를 몰아내십시오. 우리가 지금 하는 모든 일은 성스러운 방식으로, 찬양으로 해야 합니다. 우리는 우리가 기다려 온 사람입니다."

자, 요가 매트로 가서 강의 가운데로 들어가 보자.

DAY 5

부정적인 생각이 괴롭힐 때마다 반대되는 생각을 길러야 한다.
요가 수트라

요가의 모든 가르침의 중심에 있는 실용주의를 반영하여, 파탄잘리는 요가의 다섯 가지 자제(야마)를 간략히 설명하기 전에 잠시 시간을 내어, 요가의 길을 가다가 문제에 부닥치면 어떻게 해야 하는지 얘기한다. 그는 우리가 부정적인 행동에 빠져들 때마다 긍정적인 행동으로 향하는 시간과 생각, 에너지의 양을 늘려야 한다고 제안한다. 이 단순하고 현명한 생각은 메리앤 윌리엄슨의 영적 안내서인 《사랑으로 돌아옴(A Return to Love)》에 잘 표현되어 있다. 그녀는 말한다. "어둠을 끝내고 싶다면, 야구방망이로 어둠을 아무리 때려 봐야 소용이 없으며, 불을 켜야만 한다." 우리는 자기파괴적인 행동을 없애기 위해 결전을 치를 필요도 없고, 그것의 존재를 부인할 수도 없다. 그저 그것을 알아차려야 하고, 계속 나아가야 한다. 그리고 긍정적인 행동에 온전히 관심을 기울이는 법을 배워야 한다.

나는 디팩 초프라의 《성공을 부르는 일곱 가지 영적 법칙》을 읽고서, "그게 나한테 무슨 이익이 되지?"라는 나의 태도—아무리 미묘하든, 안 그런 척 가장하든—가 내 일에 걸림돌이 되고 있음을 이해하게 되었다. 초프라는 어떤 상황에서든 은총에 다가가는 가장 단순한 방법 중 하나는 "내가 어떻게 도움이 될 수 있을까?"라고 묻는 것이라고 말한다. 어느 날 나는 "그게 나한테 무슨 이익이 되지?"라고 묻는 것이 나의 전형적인 방식임을 알게 되었다. 나는 마음속에서 그 질문을 지워 버리려는 긴 싸움에 들어가는 대신, 그저 "내가 어떻게 도움이 될 수 있을까?"라는 질문으로 출발하는 근사한 여행을 시작했다. 내가 이 새로운 질문으로 에너지와 관심을 기울이기 시작하자마자, 그

오래된 질문이 사라졌다. 요가 수트라는 의도적으로 죽음을 위한 선택을 외면하고 삶을 위한 선택을 받아들이라고 제안한다.

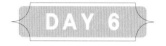

했던 것을 한다면, 얻던 것을 얻을 것이다.
무명씨

요가 수트라는 영적 수행의 두 가지 면을 제시하는데, 아비야사(abhyasa)는 수련이며, 바이라기야(vairagya)는 무집착 또는 포기다. 2천 년이 넘은 후대에 수련과 포기의 관념은 (알코올 중독자를 위한) 열두 단계의 금언인 "했던 것을 한다면, 얻던 것을 얻을 것이다."에 반영되어 있다. 포기는 그 자체만으로는 계속 유지할 힘을 갖지 못한다. 당신은 무척 좋아하는 바나나를 포기할 수 있지만, 만일 바나나로 가득한 거리에 있는 바나나로 가득한 집에 계속 산다면, 만일 바나나 창고에서 계속 일하고 바나나를 마구 먹는 친구들과 계속 어울린다면, 미처 알아차리기도 전에 바나나를 먹고 있을 것이다. 수련이란 할 일을 하는 것이다. 행동으로 의도를 실천하는 것이다.

우리 중 많은 이는 몇몇 요가 수업에 참여하고, 요가가 제공하는 다른 삶의 길을 좋아한다. 우리는 수업을 마치고 느끼는 기분에 기뻐하며, 어떤 행동들을 자연스레 하지 않게 되었음을 알고는 놀라워한다. 어쩌면 아침에 커피를 마시고 싶은 마음이 더는 들지 않을 수도 있고, 밤늦게까지 밖에서 놀고 싶은 마음이 줄어들 수도 있다. 아니면, 마음이 더 고요해지고 다른 존재에게 더 많은 연민을 느낄 수도 있다. 그러다가 문득, 모든 문제를 해결하는 쉬운 길을 만났다는 확신이 든다. 하지만 슬프게도 그리 쉽지만은 않다. 수련은 포기라는 어려운 일을 대체하지 못한다. 전형적인 요가 수업에서 하는 요가 자세들과 호흡 수련으로 당신의 삶이 변화될 것이다. 우리는 살아가면서 어려운 선택을 해야 하고 불가피한 삶의 기복을 견뎌야 하는데, 이 수련, 곧 아사나와 프라나야마는 이때 필요한 에너지를 우리에게 가득 채워 준다. 그러나 우리가 영적으로 성장하기 위해 저마다 교훈을 배워야 하는 힘든 수업을 요가 수련이 대신하지는 못할 것이다. 포기는 쓰디쓴 시험이다. 그것은 한 걸음 한 걸음 직접 걸어가야 하는 길이다.

내 수업에 오는 수련생 중 일부는 음식과 외모에 관한 문제를 안고서 요가를 하러 온다. 누구는 폭식하고, 누구는 일부러 굶고, 누구는 관장으로 장을 청소하고, 누구는 이 세 가지를 다 하고, 누구는 개인의 성장에 걸림돌이 될 만큼 심하게 집착한다. 어떤 경우든 끝냄과 새로운 시작이 필요하다. 오래된 행동을 직시하고 포기해야 한다. 요가 수련은 더없이 중요한 그 과정을 대체하지는 못하지만, 우리가 변하겠다고 결심할 때 도와줄 수 있다. 일단 포기의 첫걸음을 떼면, 요가 수련은 다시 태어나는 우리에게 필요한 것을 주어 자라게 한다. 포기 없는 수련은 회피다. 수련 없는 포기는 오래가지 못한다. 수련과 포기가 함께할 때 우리의 모든 꿈이 이루어질 수 있다.

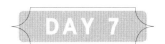

풀잎마다 천사가 있어 굽어보며 속삭인다.
"자라렴, 자라렴."
탈무드

우리 중 많은 사람은 세상의 고통을 개선하려 애쓰면서 세월을 보내지만, 정작 자신의 고통을 먼저 직면하지는 않는다. 요가 수트라에서는 자신을 먼저 치유하지 않고도 세상을 치유할 수 있다는 믿음을 가리켜 참된 지식의 결여라고 한다. 진실은, 우리가 행복할 때는 행복을 퍼뜨리고, 우리가 괴로울 때는 괴로움을 퍼뜨린다는 것이다. 만일 우리의 목적이 세상의 고통을 줄이는 것이라면, 자기 마음과 몸의 고통을 줄이는 것부터 시작해야 한다. 우리는 요가를 해야 한다. 여덟 개의 가지로 이루어진 길을 따라 행할 때마다 우리의 평화와 행복이 커지며, 우주는 우리의 행복을 반긴다. 우리는 앞으로 내디디려는 발걸음을 두려워할 필요가 없다. 아무리 작고 보잘것없는 행위라도 올바른 행위를 하면 즐거움과 안도감을 경험할 것이다. 우리가 빛을 향해 한 걸음 한 걸음 내디딜 때마다 우주는 크게 기뻐한다. 자신의 고통을 놓아줄 때 우리는 모든 생명체의 구원에 참여한다.

DAY 8

바이라기야는 진보와 정화에 방해되는 것을 없애는 것이다.
B. K. S. 아헹가

'더 많이'를 추구하는 문화에서는 '더 적게'라는 관념을 받아들이기가 어렵다. 소로우는 말한다. "그냥 내버려 둘 수 있는 것이 많을수록 풍요로워진다." 그는 우리가 바라는 힘을 얻는 길은 무위(無爲)를 통한 길임을 직관적으로 알았다. 다행히 요가는 현실에 바탕을 둔 철학이다. 어디에서나 우리는 실천되고 있는 요가의 사례를 본다. 문제를 악화하는 행동을 버리면서 살라는 요가의 권유는 따로 설명할 필요가 없고 방어할 필요도 없다. 이 책을 읽고 있다면, 아마 당신은 의식하든 못하든 바이라기야 곧 '놓아 버림'을 이미 한동안 실천하고 있을 것이다. 이 단순한 관념을 그동안 많은 요가 문헌에서 자세히 설명한 이유는 우리가 주저하는 성향을 지니고 태어난 것 같기 때문이다. 우리는 한 번 선택한 것을 계속 붙잡는 경향이 있다.

이해하기 어렵게 만들고 합리화하고 미루고 지나치게 분석하고 일반화하고 경시하는 것은 인간의 성향이다. 그렇지만 수련에 헌신하다 보면, 우리의 진보를 가로막는 것들이 갑자기 또렷이 보이게 된다. 그럴 때면 바이라기야의 실천이 필요하다. 도덕경은 말한다. "지식을 추구하면 매일 뭔가 더해지지만, 도(道)를 수행하면 매일 뭔가 줄어든다." 우리가 요가적인 삶을 살기 시작할 때도 이와 같아서, 우리의 진보를 방해하던 것들을 버리기 시작하면 해방되고 가벼워지는 기분을 느끼게 된다.

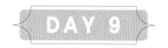

우리는 바람에 맞아 날려 가네, 바람에 날려 가네. 오, 거기에 갈 때
나는 당신과 함께 가겠네. 내가 할 수 있는 건 그게 전부라네.
U2

내가 진지하게 영적 수련을 시작한 지 6개월쯤 지났을 때, 누나가 스스로 목숨을 끊었다. 누나는 서른한 살이었고, 나는 세상 누구보다 더 누나를 사랑했다. 그때 나는 군 복무를 마친 뒤 누나 부부와 살기 시작한 참이었다. 누나는 젊고 건강하며 성공적인 삶을 살고 있었고, 나는 누나를 존경했다. 누나가 죽고 나서 매형과 나는 점점 더 가까워졌다. 우리는 함께 라켓볼을 치면서 지냈고, 최선을 다해 서로를 도왔다. 누나가 죽은 지 몇 주일쯤 지난 어느 날 밤, 라켓볼을 시작하기 전에 매형은 가슴에 난 혹을 보여 주었다. 나중에 알게 된 사실이지만, 그는 암에 걸려 있었다. 매형이 내게 그 소식을 전했을 때, 우리는 망연히 서로를 바라볼 뿐이었다. 아무 말도 할 수가 없었다. 두 달 전만 해도 우리는 세상을 발아래 둔 듯한 재능 있는 젊은이였다. 이제 우리는 최악의 악몽을 꾸고 있는 것 같았다.

몇 주 뒤 우리가 체육관으로 가고 있을 때, 나는 아비야사(수련)라는 단어의 참된 의미를 이해하게 되었다. 아비야사는 요가 수련만이 아니라 수련을 대하는 태도까지 가리킨다. 아비야사는 조건이 없다. 아비야사는 자신이 믿는 것을 온 마음으로 흔들림 없이 실천하는 것이다. 그날 나는 다른 삶의 흔적인, 몇 년 전에 유럽에서 산 차를 몰고 매형의 차를 뒤따르고 있었다. U2가 부르는 노래가 라디오에서 흘러나왔다. 앞서가는 매형의 차를 지켜보면서 나는 노랫말을 들었다. "우리는 바람에 맞아 날려 가네, 바람에 날려 가네. 오, 거기에 갈 때 나는 당신과 함께 가겠네. 내가 할 수 있는 건 그게 전부라네."

　　문득 나는 깨달았다. 우리 둘은 우리가 이해하는 신에게 완전히 내맡겼음을……. 우리는 운명의 손아귀에서 끔찍하게 두들겨 맞고 있었지만, 여전히 자신의 신념을 살아내고 있었다. 심한 고통을 겪으면서도 각자 나름대로 올바른 행동을 하고 있었고 수련에 힘쓰고 있었다. 이 노래의 가사를 들었을 때, 내 영적인 길에 대한 헌신의 깊이가 분명히 느껴졌다. 누나의 죽음은 분명 내가 기대한 영적 삶에 들어 있던 것이 아니었다. 영성이 장밋빛 길일 것이라는 희망은 꺾였다. 그 순간 내가 이해한 것은, 더 깊은 내면 수준에서 매형과 내가 무조건 수련에 전념하기로 이미 결정했다는 것이다. 이 전념은 미래의 결과를 위한 것이 아니었고, 가장 힘든 난관을 만나더라도 꾸준히 이어 가겠다는 결심이었다. 정확히 언제 그런 결정을 했는지는 모른다. 어쩌면 내가 결정한 게 아니라 그 결정이 저절로 내려진 것인지도 모른다. 나는 아비야사가 의지력으로 얻거나 이룰 수 있는 것이 아니며, 수련을 통해서, 자발적인 마음을 통해서 깨어나는 인간의 타고난 능력이라고 믿는다. 아비야사는 우리가 쓸 때 우리의 삶에 쌓이는 에너지다. 그리고 편안한 시기에 그 에너지를 기른다면, 어렵고 힘든 시기에 쓸 수 있게 될 것이다.

나는 탄생과 죽음을 본 적이 있으나
둘은 다르다고 생각했다.
이 탄생은 우리에게 힘들고 쓰라린 고통이었다.
그 죽음처럼, 우리의 죽음처럼.
우리는 우리의 자리로, 이 왕국들로 돌아왔지만
더는 여기서 편안하지 않다. 낡은 체제에서는……
T. S. 엘리엇

'동방박사들의 여행'이라는 시에 있는 이 아름다운 시구에서, 세 명의 현자 중 한 명이 자신이 겪은 그리스도의 탄생에 관한 경험을 회상한다. 그의 이야기에는 바이라기야 (포기)의 강력한 면이 담겨 있다. 우리가 무언가를 진실로 포기할 준비가 되기 전에는, 포기는 헛된 희생처럼 보인다. 우리는 말한다. "물론 나는 매일 아침 달리기를 하고 싶지만, 늦잠 자는 게 정말 더 좋아."

하지만 그 뒤 인식의 전환이 일어난다. 우리 삶의 한 부분을 차지하고 있던 것이 옮겨지고, 우리는 어쩔 수 없이 관심을 기울이게 된다. 동방박사들의 경험에서 탄생은 오래된 삶의 방식의 죽음을 나타낸다. 그러나 흔히 이러한 인식의 전환은 어떠한 종류의 상실, 이를테면 문자 그대로 죽음이나 거짓 자아의 어떤 면의 죽음과 연관이 있다. 우리는 갈망하던 기회를 잃어버릴 수도 있고, 언제나 열려 있으리라고 생각하던 문이 예기치 않게 쾅 닫혀 버릴 수도 있다. 갑자기 우리는 새로운 눈으로 세상을 보고 있다. 이러한 죽음에 뒤이어 우리는 새로운 이해력을 가지고 태어난다. 이전의 낡은 체제는 더이상 편안하게 느껴지지 않는다. 우리는 친구, 습관, 선택을 살펴보고, 그 모든 것을 새로운 시각으로 보게 된다. 그동안 당연하게 여기던 생각과 믿음이 떨어져 나가면서……

　우리 삶의 토양은 바이라기야(포기)를 위해 준비되어 있다. 그런데 요가의 길의 한 면은 포기라고 말하면, 당신은 내가 옷장에 (고행할 때 입는) 거친 삼베옷을 걸어 두고 있고, 당신에게도 그런 옷을 입어 보라고 권유할 것으로 생각할지 모른다. 그러나 오래가는 변화는 모두 덜 급진적이라는 점을 기억하는 것이 중요하다. 사실, 우리가 오래된 행위에 대해 죽기 훨씬 전부터 새로운 행위를 위한 길이 닦이고 있었다. 무언가를 놓아 버리는 결정을 실제로 할 때쯤이면, 우리는 '또 하나의 죽음을 기뻐하게' 될 것이다. 놓아 버릴 준비가 되면, 후련한 마음으로 놓아 버릴 것이다. 포기를 죽음이 아니라 탄생으로서 경험할 것이다.

DAY 11

장인은 자신의 도구를 고수한다.
노자

노자는 아비야사(수련)의 핵심을 포착한다. 일자리를 얻든 얻지 못하든, 결혼을 하든 하지 않든, 가정이 화목하든 문제가 있든, 친구들이 성공하든 실패하든, 악마들이 사라지든 문 앞에 있든, 삶에 대한 사랑으로 깨어나든 근심거리를 가득 안고 깨어나든, 삶에서 사랑받을 자격이 있다고 느끼든 자격이 없다고 느끼든…… 그 모든 상황에서 우리는 요가 매트로 돌아오고, 명상 방석으로 돌아오며, 그때그때 해야 할 일을 한다.

　나는 종종 내 수련이 보잘것없었다고 느낀다. 내 수련이 뛰어나고 고결했던 때를 기억하고서, 그러한 때와 현재의 변변찮은 상태를 비교한다. 그럴 때면 즉시 내겐 수련할 자격조차 없는 것처럼 느껴진다. 다른 날에는 온 세상이 내 발아래에 있는 것 같다. 내가 정말로 뭔가를 깨달은 것 같고, 나는 세상에 꼭 필요한 존재이며, 나의 운명을 맞이하는 것이 수련보다 더 중요하다고 느낀다. 그 뒤 내가 (한쪽으로 치우치지 않은) 중도(中道)에 있는 시기들이 있다. 그럴 때면 나도 알맞은 상태에 있고 내 수련도 알맞은 상태가 된다. 그러나 손을 놓고 이 중도의 시기가 오기를 기다릴 수만은 없다. 모든 기복을 겪으면서 꾸준히 수련하고 있지 않다면, 나는 결코 중도로 돌아오지 못할 것이다.

나의 첫 수련은 열두 단계를 이용해서 술을 끊는 것이었다. 2년 정도 그 수련을 했을 때, 한 여성이 나에게 삶에서 원하는 것이 무엇이냐고 물었다. 나는 25년 후에 27년 동안 금주한 상태이고 싶다고 말했다. 그녀는 만일 내가 그것을 계속 원한다면 그 일이 일어날 것이라고 말했다. 아비야사(수련)는 어떤 것을 우선순위에 두는 일이다. 우선순위를 정하면 그것을 뒷받침하기 위해 우리 삶에 에너지가 모인다.

내가 처음 술을 끊었을 때, 몇 년간 매일 술을 마신 노숙자들에 관해 듣고서 깜짝 놀랐다. 나는 그들이 어떻게 그럴 수 있었는지 도무지 이해할 수가 없었다! 내가 깨닫지 못했던 것은 무언가를 우선시하는 힘이다. 음주를 우선시한다면, 집이 있건 없건 술을 마실 방법을 찾을 것이다.

요가 수련을 선택하는 행위로, 우리는 영적 성장이 우리에게 중요하다고 말하고 있다. 우리는 영적 성장을 우선시한다. 수련은 영적 자아를 위해 짓는 보호소다. 수련은 영적으로 성장하도록 보호하고 지원하기 위해 하는 일이다. 삶의 세찬 바람이 이 보호소를 끊임없이 닳게 하지만, 우리가 수련을 고수한다면 보호소는 유지될 것이다.

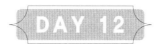

DAY 12

놓아 버리는 마음으로 모든 것을 하라.

아잔 차

나는 적어도 신입 수련생이 한 명도 없는 요가 수업을 해 본 적이 거의 없다. 초보자와 함께 하는 수업은 우리가 요가 매트로 가져오는 것이 무엇인지를 지켜보는 탁월한 기회를 준다. 나이도 다양하고 성(性)도 다르며, 사회경제적, 문화적, 신체적으로도 다르지만, 우리는 모두 같은 장애물을 경험한다. 무용수든, 전업주부든, 대학원생이든, 은퇴한 경찰관이든, 에어로빅을 그만둔 사람이든 간에 요가를 배우다 보면 똑같은 장애물에 직면하게 될 것이다. 나는 수련생들이 그 장애물에 매일 맞닥뜨리는 것을 보는데, 그것은 자존심과 두려움이다.

당신이 요가를 처음 배운다면 아마 자세뿐만 아니라, 자신의 노력에 대한 자신의 부정적인 판단과도 씨름하게 될 것이다. 그러나 자신에게 좀 더 너그러워지겠다고 결심한다면, 자신의 수련을 더 즐기게 될 것이다. 그렇지 않다면, 곧 수련을 아예 회피해 버리기 위한 온갖 구실을 만들고 있을 것이다. 그것은 너무 괴로운 일이 될 것이다.

우리에게 도전해 오는 경험들을 회피할 때는 보통 우리의 자존심이 앞을 가로막기 때문이다. '자존심'은 사실 두려움의 다른 말이다. 충분치 않음에 대한 두려움. 말론 브란도는 이 진실을 영화 '지옥의 묵시록'에서 훌륭하게 전달하는데, 영적 파산 상태의 구렁텅이에 빠져 불안해하는 그는 자신을 죽이러 온 대위에게 "우리를 패배시키는 것은 우리의 부정적인 판단이라네."라고 말한다. 자신의 노력을 심판하는 자리에 앉아 있을 때 우리는 자신을 처형하는 자가 된다. 판단 없이 행동할 때만 진정으로 삶에서 꽃을 피운다. 요가는 하나 됨을 의미한다. 판단함으로써 서로 분리될 때 우리는 연결과 통합의 기회를 방해하게 되는데, 요가는 연결과 통합이다. 그래서 나는 당신에게 저 카누에 올라 강물을 타고 나아가라고 격려한다. 전념하고 돌아보지 마라. 몸이 열리려면 먼저 놓아 버려야 한다. 방어하느라 긴장되어 있는 근육들이 이완되어야 한다. 하지만 먼저 마음이 놓아 버려야 한다.

의식하며 알아차리는 과정의 첫걸음은 철저한 자기수용이다.
스티븐 베철러

요가에서 자제해야 하는 것들을 살펴보기 전에, 앞에서 다룬 주제의 중요한 면을 보완하고 싶다. 우리가 어떤 것에 저항하면 오히려 그것이 지속한다는 것을, 불교의 가르침은 내게 상기시켜 준다. 우리 대부분은 유대-기독교 전통의 죄 관념에 깊은 영향을 받았는데, 이 때문에 우리가 두려움, 자만심, 정욕, 야망, 탐욕, 완벽주의, 또는 다른 것들을 살펴보려고 하면, 인간적인 성정들에 대한 자신의 반발이 장애로 작용하는 경우가 많다. 나 자신의 영적 여정 내내 나를 가장 괴롭힌 것은 나의 화 자체가 아니라, 화가 났다는 사실에 대한 나의 화였다. 화가 더 많은 화를 일으키는 이 화의 악순환에 갇힐 때, 내가 할 수 있는 최선은 그 상황에서 빠져나와, 자신에게 더 많은 해를 끼치기 전에 떠났다가, 화가 가라앉으면 나중에 돌아와서 사과하는 것이다. 화가 났다는 사실에 대해 내가 화를 내는 반응을 보인 까닭은 화를 내면 안 된다는 생각 때문이었다. 내가 영적인 사람이라면 자신을 꾸짖고 화는 내지 않았을 것이라는 생각 때문이었다. 나 자신과 상황이 그렇게 걷잡을 수 없어지도록 내가 용인했다는 사실에 분노하게 된다.

자신에 대한 부정적인 판단의 횡포에 굴복할 필요가 없다. 우리는 알아차리면서 자신의 반응을 관찰할 수 있고, 그런 반응을 놓아 버릴 수 있다. 여러 해가 지나면서 나는 영적 수련이란 자신의 다루기 힘든 모든 면을 가두어 놓는 것이 아니라는 것을 깨닫게 되었다. 영적 수련은 등불을 켜는 것이며, 그 빛은 사랑이다.

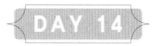

목욕물을 버릴 때 아기까지 버리지 마라.
속담

요가를 할 때 우리는 요가 자세에 머물고 자세를 유지하는 법을 배운다. 어려움, 불편함, 두려움, 지루함, 산만함 등 온갖 생각과 감정이 일어나며, 우리는 그저 그것들이 오고 가는 것을 지켜본다. 그리고 이렇게 일어나는 것들을 활용하여, 현재의 요가 자세에 관해 알게 되고, 앞으로 하게 될 요가 자세에 준비되는 법을 배운다. 그러나 "고통 없이는 얻는 것도 없다."는 청교도의 유산 때문에 우리가 빠지기 쉬운 함정이 있다. 좋은 뜻으로 열심히 노력하는 요가 수련생은 흔히 그야말로 100퍼센트 뼈 빠지게 노력해야 할 것이라고 생각한다. 이러한 오해는 부상이라는 좋지 않은 결과를 낳을 수 있으며, 씁쓸함과 비난으로 이어지는 경우가 많다. 너무 힘든 수련을 하도록 가르친다며 요가 선생들을 비난할 수도 있겠지만, 현재의 자신보다 더 잘하지 못한다며 자신을 책망하는 일이 더 많을 것이다. 좋은 날에는 삶이 기대에 부응하여 의기양양해하지만, 나쁜 날에는 좌절과 실패로 가득 찬다. 판단하고 평가하는 이 부정적 순환에 사로잡힐 때는 자신의 성장에 가장 큰 도움이 되는 요가의 여러 가지 면을 가로막게 되고, 최악의 경우에는 수련을 계속할 수 없게 된다. 좌절한 우리는 포기하고 떠나면서, 자신이 실패했고 요가는 자신에게 맞지 않는다고 믿는다.

　다른 길이 있다. 우리는 휴식을 수련의 일부로 삼는 법을 배울 필요가 있으며, 지치고 좌절감을 느끼기 훨씬 전에 그런 휴식을 취할 필요가 있다. 초심자는 아기 자세(child's pose)로 쉬면서 몸과 마음을 가다듬을 수 있고, 다음 자세로 넘어가기 전에 고요히 가라앉히는 호흡을 몇 차례 할 수 있다. 휴식 시간을 수련의 능동적인 일부로 여기기 시작하면, 몸이 들려주는 말에 귀를 기울이게 되고, 그 말에 따라 행동하게 될 것이다. 중급 수련생은 자세 안에서 쉬는 법을 배울 수 있다. 이것은 중요한 개념이다. 요가 자세에 들어가면 체온이 높아져서 얼마 후에 그 자세에서 나오고 싶어진다. 이렇게 물러나는 것도 하나의 선택지다. 그러나 다른 선택지는 그 자세 안에서 조금 물러서서, 한두 번 호흡하면서 쉰 다음, 그 자세로 더 깊이 들어갈 수 있는지 보는 것이다.

젊을 때 나는 주변의 나이 든 사람들이 일이나 프로젝트를 위해 오랫동안 꾸준히 노력을 기울이는 모습을 보면서 놀라워했다. 그때는 이 사람들이 자세 안에서 쉬는 법을 배웠다는 것을 알지 못했다.

DAY 15

수행자가 명상의 대상과 하나 된 상태.
B. K. S. 아헹가 _삼매에 대한 설명

최근 나는 유명한 수우 족 전사인 '성난 말'이 소년 시절에 받은 훈련을 묘사한 글을 읽었다. 그는 낮에는 친구들과 평원을 돌아다니면서 사냥하는 법, 말 타는 법, 자신을 돌보는 법을 배웠고, 부족의 가난한 사람들에게 음식도 나누어 주었다. 저녁이면 아버지가 그에게 낮에 본 것들을 하나하나 자세히 물어보았다. 나무는 어느 쪽 껍질이 더 밝은색이더냐? 어느 쪽 나뭇가지가 더 고르게 자랐더냐? 어치(새 이름)의 울음소리는 무슨 의미였느냐? 제비들이 날 때 입은 차 있더냐 비어 있더냐? 19세기에 평원에서 살던 북미 원주민은 2천 종이 넘는 식물의 약효를 알고 있었다. 이러한 교육이 이루어진 방식은 단순했다. 그들은 젊은 북미 원주민이 자신의 세계에 있는 생명체들에 주의를 기울이고, 자신이 보는 것을 실제로 잘 보도록 가르친 것이다.

요가에서 자세로 들어갈 때 첫걸음은 응시를 확고히 하는 것이다. 이때 우리의 눈길은 문자 그대로 한 점에 모여 있다. 그 응시는 순간순간 알아차리며, 우리는 바라보는 것을 실제로 본다. 요가는 모습, 소리, 느낌 등 감각을 이용해 우리를 현재로 데려온다. 이 드리쉬티(drishti) 즉 응시점 수련은 자신이 보고 있는 것을 실제로 보도록 아이들을 가르치는 북미 원주민 어른의 교육과 같다. 하나의 인류인 우리에게는 유대하고 교감하고 현재에 존재하며, 우리가 신성에 둘러싸여 있고 신성과 하나라는 사실을 찬미하는 경이로운 유산이 있다. 요가 수련은 우리가 이 전통에 참여할 수 있게 한다. 보고 있는 것을 제대로 보려는 마음이 이 전통을 영속시킨다.

DAY 16

어중간한 조치는 우리에게 아무런 도움이 되지 못했다.
알코올 중독 갱생회

예전에 나는 몇몇 승려에 관한 이야기를 들었다. 그들은 밤에 강으로 내려가 보트를 타고서 온 힘을 다해 열심히 노를 저었는데, 동틀 녘에 보니 한 발짝도 나아가지 못하고 있었다. 보트 매 놓은 줄을 푸는 걸 잊었기 때문이다. 이 일화는 내게 야마와 니야마, 즉 요가의 다섯 가지 도덕적 자제와 다섯 가지 규범이 중요함을 훌륭하게 보여 준다. 대다수 미국인은 요가 수업에 와서 요가를 처음 만난다. 그런데 이런 수업들은 사실 아사나 수업이다. 다시 말해, 요가 자세 수업인 것이다. 아사나 즉 요가 자세는 여덟 개의 가지로 된 길에서 셋째 가지다. 야마와 니야마는 그 길의 첫째와 둘째 가지이며, 이어지는 모든 수련의 토대를 이룬다.

그래서, 앞의 두 가지 영적 수행을 충분히 하지 않은 채 요가를 시작한 우리에게는 시작부터 빠진 조각이 있다. 뭔가 빠져 있다는 이런 느낌은 흔히 더 많은 것을 바라는 태도로 나타난다. 더 많은 요가 자세, 더 어려운 요가 자세, 더 많은 주중 요가 수업, 더 많은 강습회, 더 많은 요가 선생, 더 많은 종류의 요가, 더 많은 기법……. 우리는 오래된 일상을 쫓아내고 새로운 요가적 일상을 들이고, 오래된 직업을 버리고 치유의 길에 있는 새로운 직업을 찾고, 오래된 친구 집단과 결별하고 요가 친구들과 사귀려 한다. 그러나 우리의 새로운 알아차림은 무언가 옳지 않다는 느낌을 더 깊이 느끼게 할 뿐이다. 요가적인 것으로 새롭게 바꾸려 하고 더 많은 것을 바라는 마음은 사실 변화가 필요함을 보여 주는 유용한 현상이다. 우리에게 필요한 것은 새 우물을 파는 것이 아니라, 우리가 이미 들어가 있는 우물을 계속 더 깊게 파는 것이다.

더 깊게 파는 수단이 야마와 니야마다. 이 둘은 우리가 변화하도록 돕는 도구들이다. 야마와 니야마는 우리에게 에너지와 균형, 필요한 통찰, 요가 길의 나머지 가지들을 수련할 동기를 제공한다. 여덟 개의 가지로 된 길은 직선이 아니다. 그 길은 서로를 기반으로 차곡차곡 쌓이는 에너지의 춤이다. 그러나 야마와 니야마가 없다면 이 길의 나머지 가지들은 공허한 기법에 지나지 않는다. 온 마음과 영혼을 다하지 않은 채 수련하면 선창에 매인 보트 속의 승려들과 같다.

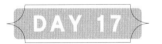

DAY 17

말과 혀로만 사랑하지 말고 행함과 진실함으로 하자.
요한일서 3장 18절

요가의 첫 네 개의 가지(야마, 니야마, 아사나, 프라나야마)는 실천하는 사랑이다. 특히 야마와 니야마는 '행함과 진실함으로 하는' 사랑이다. 내일 우리는 요가의 첫째 가지인 야마(영적인 삶에 필요한 도덕적 자제)의 끝없는 여행을 시작할 것이다. 야마와 니야마는 아비야사(수련)와 바이라기야(무집착)의 요가적 균형을 나타낸다. 야마는 우리가 껴안아야 할 포기이고, 니야마는 길러야 할 수행이다. 둘은 함께 바람직한 결과를 낳는 삶의 토대를 이룬다.

이 여행을 준비할 때, 우리는 그저 나아가지 못하도록 가로막는 걸림돌을 제거하며, 영적 성장에 필요한 에너지를 기르고 있음을 기억하는 것이 중요하다. 내가 처음 요가와 사랑에 빠진 아쉬람은 훌륭한 요기(yogi, 요가 수행자)가 이끌고 있었는데, 그는 거의 평생 요가를 수련하여 많은 것을 이룬 사람이었다. 하지만 불행히도 그는 몇 가지 야마를 소홀히 했고, 그 결과 자신이 세운 공동체를 주변에서부터 무너뜨리고 말았다. 그가 전적으로 실패한 것은 아니지만, 자신이 저지른 행위의 고통스러운 결과를 피할 수도 없었다. 그는 많은 사람에게 상처를 주었지만, 전적으로 실패하지는 않았다. 그는 여전히 살아 있고 요가를 계속 수련하고 있으며, 야마와 니야마에 내포되어 있듯이, 자신이 저지른 과거의 실수로부터 배우고 더 나은 선택을 할 기회를 계속 얻고 있다.

만일 우리 온 인류에게 야마와 니야마를 어기는 성향이 아예 없다면, 야마와 니야마는 필요하지 않을 것이다. 역설적이게도, 우리의 참된 본성이 사랑이 아니라면, 사랑이 우리의 목표이자 집이 아니라면, 우리는 야마와 니야마를 지킬 수 없을 것이다. 야마와 니야마를 수행하려면 우리 본성의 이중성을 용인하는 성숙함을 내면에서 발견해야 하며, 자신의 어두운 면을 극복할 가능성을 허용해야 한다. 사랑은 생각이 아니라 행동이다. 그리고 우리가 하는 사랑의 행동 하나하나는 우리에게 더 많은 에너지를 불어넣어 미래에 다시 사랑의 행동을 할 수 있게 한다.

말, 생각, 행위에서 비폭력이 자리 잡을 때,
수행자의 공격적인 성향이 사라지며,
그와 함께 있는 사람들은 적대감을 버린다.
요가 수트라

첫째 야마는 아힘사(ahimsa), 즉 해를 끼치지 않음이다. 아힘사는 말, 생각, 행위의 수준에서 비폭력을 껴안으라고 한다. 아힘사는 심오하고 근본적인 개념이며, 진실로 삶의 방식으로서 요가의 주춧돌이다. 아힘사 수행은 내가 젊을 때 받은 훈련과 정반대에 있는 것이었다.

내가 자란 세계에서는 경쟁과 투쟁, 적의 말살을 옳은 것이라고 했다. 레슬링 선수일 때 내가 좋아하던 활동은 다른 학교에 가서, 동네에서 제일 잘하는 선수를 그의 팬들이 보는 앞에서 패배시켜 그들을 낙담시키는 것이었다. 학사 장교 후보생이었을 때, 나는 미육군 특수부대 신병 모집자가 특수부대원들은 고도의 충격과 폭력을 수반하는 임무에 특화된 능력을 갖추게 된다는 설명을 들었다. 나는 "이거 아주 멋지군."이라고 혼잣말을 하고는 입대지원서에 서명했다. 명령을 받으면 사람을 죽여야 하는 일로 사회생활을 시작한 나 같은 사람이 어떻게 지금 있는 자리, 해를 끼치지 않는 삶의 길에 헌신하게 되었느냐는 질문을 숱하게 받았다. 사실, 그러한 비약적 변화는 사람들이 생각하는 것처럼 대단한 게 아니다. 그저 인식의 문제일 뿐이다. 나는 폭력적인 사람이었지만 그때는 정말 옳은 일을 하고 있다고 생각했다. 내 주위의 모든 사람도 그렇게 생각했다. 나는 우리 사회가 젊은 사람이라면 마땅히 해야 한다고 말하는 일을 했고 헌신적으로 복무했다.

시간이 지나면서 옳고 그름에 대한 나 자신의 견해를 기르기 시작했다. 어릴 때는 주변 사람들의 가치관을 나 자신의 것으로 받아들였다. 하지만 시간이 흐르고 삶의 경험이 쌓이면서 나 자신의 분별력을 키우기 시작했다. 어린 시절과 청소년기를 거쳐 지금도 이어지는 것은 봉사 활동이다. 내가 버린 것은 좋은 사람과 나쁜 사람이 있다는, 도와야 하는 사람과 죽어야 하는 사람이 있다는 생각이었다. 한 친구가 스리랑카에서 온 구루(영적 스승)의 일화를 들려주었다. "인간성을 망치는 것은 무엇일까요?"라는 질문을 받은 그는 이렇게 대답했다. "당신과 나 사이의 분리입니다." 아힘사는 우리에게 분리의 관념을 버리라고 요청한다.

DAY 19

그래, 어둠의 허기는 채워지지 않고,
빛이 부르는 소리는 잘 들리지 않아.
인디고 걸스

유엔이 기소하는 범죄 목록에 새로운 전쟁 범죄가 추가되었다는 사실을 최근에 기사로 읽었다. 한동안 이 소식을 음미하면서, 피해자들을 마음속에 그려 보고 가해자들을 상상해 보았다. 나의 형제이자 자매인 그들을……. 전쟁이라는 생지옥에 빠져 헤매는 인간의 고통을 잠시 느껴 보려 했다. 나는 꽤 조용한 편인 미국의 마을과 도시에서 아이들, 가족들과 일하는데도 그러한 고통은 어디에나 있다는 느낌이 들었다. 고통에는 끝이 없다. 그런데 우리는 이 진실을 대수롭지 않은 듯 축소해 버리거나, 어떻게든 자신과는 상관없는 일로 치부해 버린다. 그런 태도가 자신에게 해로운 줄 알면서도.

얼마 전에 어느 친구는 마약 문제로 도움을 청하는 전화를 하기 위해 주유소까지 가야 했다. 마약을 구하려고 전화기마저 팔아 버려서 집에서는 전화할 수 없었기 때문이다. 어느 정도 행동을 바로잡은 것 같았던 그녀는 몇 달 뒤 다시 마약에 손을 댔고, 이번에는 훨씬 심각한 결과를 겪어야 했다. 우리 중 누군들 좌절의 나락에 빠져 본 적이 없고, 내 친구와 같은 길을 걸을까 봐 두려워한 적이 없겠는가? 누가 채워지지 않는 어둠의 허기를 모르겠는가?

"빛이 부르는 소리는 잘 들리지 않아." 그러나 우리가 그 소리를 듣기로 선택할 때마다 그 소리는 조금씩 더 분명해진다. 우리는 다른 사람들을 판단하라는, 두려워하라는, 그들에게 해로운 행위를 하라는, 또는 자신에게 해로운 행위를 하라는 목소리에 시달리며 살아가고 있다. 하지만 우리는 이런 목소리를 따를 의무가 없으며 책임질 의무는 더더욱 없다. 그런 목소리들은 우리가 떠나온 자리에는 있겠지만, 우리가 나아가는 자리에는 없다. 거기에는 다른 목소리, 환히 빛나는 목소리가 있다. 아힘사는 빛의 목소리에 귀를 기울이고, 그 목소리를 키우고 신뢰하며, 그 목소리에 따라 행동하는 수행이다.

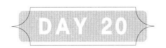

'나'와 '내 것'이라는 모든 생각에서 해방된 사람은
완전한 평화를 발견한다.
바가바드 기타

야마와 니야마에 따라 살기 시작할 때 우리는 즐거운 발견을 한다. 처음에는 이런 삶이 힘든 도전의 연속이고 머지않아 실패하고 말 것이라고 생각하지만, 그 대신에 옛사람들이 발견한 진실에 도달하게 된다. 이런 지침들에 따라 살면 실제로는 안심하게 된다는 진실을……. 우리는 사실 이 다섯 가지 자제와 규범이 우리의 본성에 잘 들어맞는다는 것을 깨닫는다. 우리 인간은 조화롭게 살아야 하며, 야마와 니야마는 단지 우리 삶에서 내적, 외적 균형을 기르는 수단이다.

아힘사(해 끼치지 않음)에 관한 에세이를 쓴 뒤 동네의 유기농 식품매장에 갔다. 나는 매일 방문하는 손님이고 나의 수련생들도 많이 가는 까닭에, 그 매장에 갈 때마다 아는 사람들과 대화하는 데 많은 시간을 쓰는 편이다. 그렇지만 해를 입히지 않는다는 개념이 내 마음에 무척 새롭게 와닿은 뒤, 나는 계산대에 줄 서 있는 낯선 사람들에게도 말을 걸었다. 그들에게 다가가고 싶은 마음을 강하게 불러일으킨 것은 아힘사의 핵심에 있는 영적 권고였다. 나와 남을 가르는 선을 긋지 말라는, 모든 존재를 우리의 형제자매로 보라는 권고. 놀랍게도 그날 아침 나는 낯선 사람들과 얘기하는 것을 즐기고 있었다. 친구들이나 수련생들과 나누는 얘기를 즐기는 것만큼이나.

곰곰이 생각해 보니, 이런 대화를 꾸준히 실천하지 못하게 가로막은 것은 그들에게 거부당할까 봐 두려운 마음, 나에 대한 남들의 평가를 두려워하는 마음이라는 것을 깨달았다. 나는 낯선 사람과 연결될 때 마법 같은 특별한 경험과 기쁨을 경험한 적이 아주 많았다. 하지만 그런 연결을 습관으로 만들지 못한 이유는 나 자신의 두려움 때문이었다. 아힘사의 참된 의미를 이해하게 되자, 나의 세계와 더 많이 연결됨을 알게 되었다. 나는 안심하면서 타인에 대한 두려움을 놓아 버리기 시작했다. 낯선 사람들에 대한 두려움은 내가 삶에서 겪는 고통의 일면이었는데, 이 야마가 그것을 극복하도록 도전한다. 우리의 고통은 불균형과 망상의 반영이다. 야마와 니야마는 우리가 망상에서 빠져나와 맑은 마음과 균형으로 들어가게 해 준다. 그리고 균형과 함께 온전한 평화가 오고, 우리가 찾는 기쁨이 온다.

DAY 21

내가 가야 하는 곳으로 감으로써 배운다.
시어도어 레트키

어느 날 아침, 나는 한 여성과 아침 식사를 했는데 그녀는 요가 지도자로 성장하도록
도와 달라고 했다. 그래서 그녀를 돕는 방법의 하나로, 지금까지의 삶에 대해 몇 가지
질문을 했다. 내 질문 중 하나는 "어떤 일이 힘들었나요?"였다. 그녀는 숨을 한 번 깊이
들이쉰 뒤 이야기를 들려주었다. 몇 년 전, 둘째 아이를 밴 지 두 달이 되었을 때, 의사
들은 태아에게 심각한 문제가 있는데 그게 뭔지는 확실하지 않다면서, 낙태가 가장 좋
은 선택일 것이라고 부부에게 말했다. 하지만 부부는 임신을 유지하기로 결정했고, 결
과를 알 수 없는 불확실함 속에서 남은 일곱 달을 보냈다. 다행히 아기는 모든 면에서
건강하게 태어났고, 지금은 예쁘고 생기 넘치는 여자아이가 되었다. 아이를 가만히 바
라볼 때마다 부모는 믿음과 용기로 견뎌 낸 그 기나긴 일곱 달이 아직도 떠오른다고
한다.

　진실은, 우리 모두가 아주아주 연약하다는 것이다. 삶은 있는 그대로다. 우리는 자녀
의 건강조차 통제하지 못한다. 우리가 통제할 수 있는 것은 우리의 태도뿐이다. 우리는
매 순간 삶 아니면 죽음을, 사랑 아니면 두려움을 선택할 수 있다. 그리고 매 순간 그
선택에 따른 책임을 진다. 요가를 꾸준히 수련하기 시작할 때 이 점이 더없이 분명히
드러난다. 우리는 더 나은 자신이 되기 위한 여정을 시작하지만, 머지않아 건강을 위해
힘쓰겠다는 다짐을 깨뜨릴 온갖 이유를 찾게 된다. 오늘은 힘든 수련의 길을 선택하는
게 너무 어렵다고 말한다. 그런데 사실은 우리의 길에 놓인 장애들이 바로 길이다. 자
신의 저항과 두려움을 넘어 전진할 때마다 우리는 삶을 선택한다. 그리고 삶을 선택할

때마다 두려움은 우리를 지배하는 힘을 잃게 된다. 우리 모두는 자신이 안다고 생각하는 것보다 더 많이 알고, 자신이 강하다고 믿는 것보다 더 강하다. 요가 매트로 올 때, 우리는 삶으로 나아오며, 자신이 가야 하는 곳으로 감으로써 배운다.

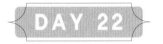

무지는 다른 모든 장애를 낳는다.
요가 수트라

언젠가 한 여성이 여행을 사랑한다면서, 다른 사람들이 어떻게 사는지 볼 기회를 얻기 때문이라고 했다. 그때 나는 요가 수련을 시작한 지 얼마 되지 않았고, 솔직히 사람들이 왜 꼭 여행을 가야 한다고 느끼는지를 이해할 수 없었다. 그래서 그녀의 말이 내 기억에 남았다. 나는 이십대 초반에 해외에서 몇 년간 군복무를 했지만 배운 것이 별로 없었다. 관심을 기울이며 배우려 하지 않았기 때문이다. 요가를 배우기 시작하자 수련에 관한 모든 것이, 내가 알 필요가 있는 것을 바로 지금, 바로 여기에서 배울 수 있다고 말하는 것 같았다. 내가 보기에 내 문제는 내가 누구인지, 무엇이 될 수 있는지, 심지어 무엇이 되고 싶은지를 거의 모른다는 점이었다.

요가 수련은 나 자신과 주위 사람을 이롭게 하는 방식으로 일상생활에 관심을 기울이는 법을 가르쳐 주고 있었다. 나는 평범함의 대단함과 일상의 신성한 아름다움을 어렴풋이 알아차리고 있었다. 좋은 하루를 살 능력을 갈고닦기 위해서라면 백 번의 생애라도 살 수 있을 것 같았다. 나의 가치관에 맞는 방식으로 세상에서 살아갈 능력을 갖추는 것, 나 자신과 다른 사람들에게 도움이 되는 것은 크나큰 성취로 여겨졌다. 이를 위해 내가 다른 어떤 곳으로 갈 필요가 있는가? 무엇이 지구상의 한 곳을 다른 곳보다 좀 더 효과적인 훈련장으로 만드는가?

몇 년 뒤, 아내와 함께 코스타리카로 휴가 여행을 떠났을 때, 이 질문에 대한 답을 얻었다. 매사추세츠 주의 케임브리지에서 몹시 추운 1월의 아침에 깨어나, 그날 밤 정글에서 잠드는 것은 특별한 경험이었다. 나는 여행이 중요하다는 것을 코스타리카에서 깨달았는데, 집을 떠나면 다른 사람들이 어떻게 사는지를 볼 기회가 주어지기 때문이었다. 이 경험은 내게 두 가지 교훈을 주었다. 첫째는 우리가 받아들일 준비가 된 것만 들을 수 있다는 것이다. 생산성의 구루(스승)인 데이비드 앨런은 "정보는 언제나 주어져 있지만, 우리가 언제나 그 정보를 이용할 수 있는 것은 아니다."라고 지적한다. 그 여성과 대화할 때는 내가 여행의 이로움에 관해 배울 준비가 되어 있지 않았다. 그때 나는 다른 종류의 배움, 즉 모든 에너지를 현재에 집중하는 법을 배우는 일에 깊이 전념하고 있었다. 더 중요한 점은 우리 둘 다 옳았다는 것이다. 여행하는 것도 중요하고, 지금 여기에 현존하는 것도 중요하다.

아쉬탕가 요가를 가르치는 지도자이자 작가인 베릴 벤더 버치는 그녀의 연구소를 '단단함과 부드러움'이라고 이름 붙였는데, 삶과 수련에 이 두 가지가 다 필요하다고 여기기 때문이다. 우리는 둘 다 취하는 윈윈 정신을 배우고, '둘 다'/'그리고'라는 태도를 지향할 필요가 있다. 요가는 우리에게 열린 관심, 집착이나 판단 없는 관심을 기르는 법을 가르쳐 준다. 내가 여행의 이로움을 이해하지 못하고 계속 모르는 상태로 있게 된 원인은 이 여성의 관점에 대한 나의 판단이었다. 다행히도 교훈들은 우리가 마침내 이해할 때까지 계속 돌아온다.

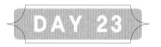

수행자가 진실함의 실천에 굳게 자리 잡으면,
그의 말은 강한 힘을 갖게 되어 무슨 말을 하든 실현된다.
요가 수트라

첫째 야마인 아힘사(ahimsa)는 사랑에 관한 것이고, 둘째 야마인 사티야(satya)는 진실에 관한 것이다. 진실을 말하고 진실하게 살려고 열심히 노력할 때, 우리는 상당한 의지를 가지고 주의를 기울이며 사티야를 실천하기 시작한다. 모든 대화와 일상적인 모든 활동은 자신이 진실한지 확인해 볼 기회가 된다. 우리는 생각에서, 말에서, 행동에서 진실한가? 그러나 오랜 시간 의지를 가지고 주의를 기울이며 성공적으로 실천하면 나중에는 이 둘이 필요하지 않게 된다. 우리는 처음에는 사티야를 구체적인 사건과 말에 관한 것으로 경험한다. 약속을 지켰는가, 지키지 않았는가. 진실하게 말했는가, 그러지 않았는가. 그러다가 그럴듯하게 꾸미고, 모호하게 말하고, 좋지 않은 면을 축소하고, 자신을 더 대단한 사람처럼 보이려 하고, 어떤 부분을 일부러 빼고 말하고, 자기를 합리화하고, 과장하는 행위와 같은 오래된 습관을 조금씩 알아차리고 버리게 된다. 이 과정에는 상당한 자제력이 필요하다. 모든 면에서 진실함을 실천하려면 강한 의지력이 필요한 것이다. 처음에는 사티야를 바깥의 행위들에 관해 실천하게 된 다. 그러나 나중에는 진실함의 실천에 온전히 자리 잡게 되어, 내면으로부터 사티야로 살기 시작한다. 켜켜이 쌓인 거짓의 층들이 하나씩 벗겨질 때, 우리는 점점 더 진실해지고 친밀해진다. 그러다 마침내 우리의 진실만이 남게 된다. 진실은 우리의 본질과 본성, 가장 깊은 소망이 되며, 숨 쉬는 공기가 된다.

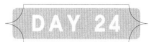

이 파산한 세상에서 유일하게 쓸 수 있는 화폐는
우리가 괜찮지 않을 때 함께 나누는 진실이야.
영화 '올모스트 페이머스'의 대사

'올모스트 페이머스(Almost Famous)'라는 영화에서 인용한 이 대사는 사티야(진실함)의 심오하게 아름답고 평범한 양면을 보여 준다. 즉, 가식을 버리고, 다른 사람에게 자신에 관한 진실을 말하라는 것. 누구나 가식 없이 진실을 나누는 놀랍도록 정직한 순간들을 경험해 보지 않았을까? 어쩌면 낯선 이와 긴 버스 여행을 함께 하던 중에, 또는 어느 여름 밤하늘에 빛나던 별들 아래에서, 또는 사랑하는 이의 병상 옆에 앉아 있을 때, 또는 이따금 치료를 받는 동안? 이런 순간은 멋져 보이려고도 숨기려고도 하지 않고, 자신을 다른 사람에게 있는 그대로 진실하게 드러내는 거룩한 순간이다. 삶의 가장자리에서 효과를 발휘하는 요가를, 영화 스크린을 가로지르며 춤추는 사티야를, 뉴욕 타임즈 일면의 토론 주제가 아힘사(해 끼치지 않음)임을 보게 될 때, 우리는 다신론(多神論)을 이해하게 된다. 우리는 자신의 믿음들에 갖가지 꼬리표를 붙이고, 이런 믿음들을 다양한 방식으로 떠받들고 실행할지 모른다. 그러나 우리는 사티야가 신성한 에너지임을, 우리 삶에서 개인적으로, 집단적으로 그 뜻을 드러내는 에너지임을 알아볼 수 있다. 우리가 거대한 스크린 위에서 어느 훌륭한 배우와 나누는 순간의 힘을 주는 것은 미소 짓는 여신 사티야다.

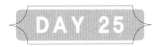

교만에는 파멸이 따르고, 거만한 마음에는 몰락이 따른다.
잠언 16장 18절

수련하는 동안 나는 이 잠언을 자주 생각하며, 수련생들에게 "교만과 야심은 다치게 하고, 겸손은 회복시켜 줄 것입니다."라고 상기시킨다. 요가 매트 위에서 사티아(진실함)를 실천하는 길은 겸손하게 수련하는 것이다. 우리는 교만과 야심, 두려움 사이에서 흔들리는 경향이 있다. 거의 완성 단계에 이른 요가 자세를 생각해 보라. 당신은 그 자세에 거의 숙달했고 완성된 자세의 느낌을 잠깐씩 맛보기도 한다. 이럴 때 지금 밀어붙이고 싶은 마음, 에고를 개입시켜 나머지를 직접 완성하고 싶은 마음은 얼마나 유혹적인가. 하지만 그런 야심으로 과욕을 부릴 때는 수련의 핵심을 놓치게 된다.

이제 자신이 회피하는 요가 자세를 생각해 보라. 최근 한 수련생이 그날 아침 수업이 좋았다고 말했다. 어떤 점이 좋았느냐고 묻자 그녀는 "까마귀 자세를 안 해서요."라고 대답했다. 그녀는 우리 모두를 대변한다. 나는 개인적으로 독수리 자세를 좋아하지 않는다. 내 어깨와 넓적다리는 근육이 무척 두툼해서, 한쪽 다리와 팔을 다른 쪽 다리와 팔 위로 교차한 뒤 한쪽 다리로 서서 균형 잡을 때면 내가 독수리보다는 은퇴한 미식축구 선수에 훨씬 가깝다고 느껴진다. 그러나 어떤 요가 자세를 회피할 때 우리는 자신의 믿음이 현실을 좌우하도록 허락하고 있다. 우리는 왠지 자신이 오른쪽이나 왼쪽에 있는 사람보다 더 못하는 것 같다고 믿는다. 진실은, 우리가 정직하게 만나기만 하면 어떤 악마도 친구가 되며, 친구들이 계속 친구로 남기를 바란다면 그들을 현명하게 대해야 한다.

교만이나 야심, 두려움이나 회피 대신에 우리는 진실의 빛이 필요하다. 겸손은 양면이 있다. 많은 사람이 "잘난 체하지 마라."는 말을 한 번쯤 들어 보았을 것이다. 우리는 그 말이 무슨 뜻인지 정확히 안다. 겸손은 나쁜 결과만이 아니라 좋은 결과도 놓아 버리는 것이다. 그러나 겸손에는 또 하나의 면이 있는데, 그것은 너무 소심하게 행동하지 않는 것이다. 우리는 몸이 준비된 상태보다 더 힘든 자세를 해내려고 요가 매트 위에서 밀어붙이기도 하지만, 정반대의 태도로 너무 소심하게 굴 수도 있다. 우리는 뒤로 물러서서 안전지대에 머물며, 온갖 변명거리를 마련해 놓는다. 나는 그렇게까지 단련되어 있지는 않아. 저 자세가 그들에게는 좋겠지만 내게는 아니야. 나는 균형감이 좋지 않아. 무릎이 안 좋아. 시력이 안 좋아. 요가 매트가 적당하지 않아. 너무 더워. 너무 추워. 나는 너무 어려. 나는 너무 늙었어. 우리는 자신을 과소평가한다.

겸손은 우리가 너무 소심하게 굴지 못하도록 하는 알아차림이다. 겸손은 우리를 균형 잡히게 하는 사티야의 일면이다. 우리는 두려움이나 야심을 뿌리 뽑을 필요가 없다. 그 둘은 우리 삶에 필요한 에너지다. 그러니 뿌리 뽑으려 하는 대신, 그 순간에 그것들이 균형 잡히게 해야 한다. 그러면 두 에너지가 건강하게 분배된 상태로 요가 자세를 수련할 수 있다. 그럴 때 우리의 요가 자세들은 붙잡음과 놓아 버림, 행위와 무위, 야심과 자제 사이에서 절묘한 균형을 이루게 된다. 그러한 균형을 이루는 데 필요한 것은 겸손과 진실함의 실천이다.

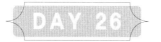

진정한 발견의 여행은 새로운 풍경을 찾는 데 있는 것이 아니라, 새로운 눈을 갖는 데 있다.
마르셀 프루스트

우리는 모르는 것을 알지 못한다. 자리에 앉아서 명상하거나 요가 매트 위에서 시간을 보낼 때마다, 나는 많은 시간을 산만하게 보낸다는 것을 문득 알아차린다. 일주일 요가 수련회를 지도하기 위해 멕시코로 떠나기 전날 밤에 이 글을 쓰고 있다. 나는 스스로 준비되기 위해 거의 온종일 명상 센터에서 보냈다. 거기서 오래 명상하며 고요함에 잠기게 되자, 서서히 내가 어떤 상태였는지 알아차리게 되었다. 지난주에 나는 우리 요가원에서 초청한 요가 강사를 접대하고, 건물 내부를 대대적으로 수리하고, 요가원의 요가 수업에 네 명의 새로운 강사를 참여시키는 활동을 주재했는데, 이곳 보스턴에서는 3일 내내 강한 눈보라가 몰아치고 있었다. 그러는 동안에도 매일 원고를 쓰고, 요가 수련회를 준비하고, 감당하기 힘든 개인 교습 일정을 소화하고, 새로운 수업 형식을 만들고, 정규 수업을 지도하고, 아내와 개와 시간을 보내고, 나만의 요가 수련을 위한 시간을 내야 했다.

이번 주에는 일상적인 일 말고는 아무것도 경험하지 못했다. 일상적인 일로 가득 채워져 있었기 때문이다. 초청 강사, 새로운 요가 강사들, 수련생들, 공사 담당자들, 아내, 우리 개를 상대하는 동안 내가 얼마나 많은 스트레스를 받고 있었는지를 알아차리지 못했다. 그런 스트레스로 판단력이 흐려지도록 내버려 둔 나의 책임을 알아차리지 못했다. 마침내, 오늘 명상 센터에서 발견한 깊은 고요함이 나를 그런 알아차림으로 데려와 주었다. 하나의 상황에서 다음 상황으로 바삐 옮겨 갔던 그 일주일 내내 내가 놓치고 있던 그 알아차림으로……. 사실 꾸준히 수련하고는 있었다. 하지만 때로는 그것만으로는 충분하지 않다. 우리가 평소에 하는 것보다 주기적으로 더 멀리 물러나고 더 깊이 들어갈 때, 거기에 힘이 있다. 일상생활에서 겪는 도전과 기회, 기쁨, 슬픔을 헤치며 앞으로 나아갈 때는 새로운 눈으로 삶을 바라볼 필요성도 존중해야 한다. 그리고 기회는 언제나 주어진다. 침묵에 잠겨 있는 어느 날 아침에, 요가 수업을 하는 어느 저녁에, 아무도 없는 교회에서 고요히 기도하는 한 시간 동안에, 명상하는 오후에, 또는 주말 묵상 모임에……. 그리고 우리는 삶의 진실을, 삶에서 우리가 하고 싶은 역할을 재발견하고 재경험한다.

DAY 27

어려워서 도전하지 못하는 게 아니라, 도전하지 않아서 어려운 것이다.
세네카

요가 수업에서 사티야(진실함)를 주제로 얘기하는 순간, 진실에 관한 열띤 논쟁이 늘 뒤따른다. 만일 아내가 어울리지 않는 새 드레스를 입고 아래층으로 내려와서 당신에게 어떻게 생각하느냐고 묻는다면, 어떻게 대답하겠는가? 직장 상사 때문에 미쳐 버릴 것 같다면, 그에게 솔직히 얘기하겠는가? 고용주가 경비를 허위로 부풀려 기재하라고 지시한다면, 이의를 제기하겠는가? 그리고 오래전에 있었던 성관계들에 대해서는 어떠한가? 야마와 니야마에 관해 토론할 때마다 이처럼 하나하나 따지는 얘기가 많이 나오지만, 결실을 보는 경우는 거의 없다. 그렇게 따지는 얘기들은 실천을 지연시키려는 에고의 완강한 저항이라고 나는 믿는다. 이러한 얘기들은, 지금 술을 끊고 싶지만 연말연시 연휴가 다가오고 있으니 내년에 금주하는 편이 낫겠다는 알코올 중독자의 주장과 같다. 또는 최근에 이혼했고 연인도 없지만, 백설탕을 끊으면 자신의 결혼식 때 웨딩 케이크를 먹을 수 없으니 곤란하다는 음식 중독자의 염려와 같다.

사티야는 자신의 진실에 따라 사는 것이다. 그렇게 단순하다. 그래서 사티야를 실천하는 방식은 실천하는 사람만큼이나 많이 마련이고, 당신이 자기 내면의 진실을 귀담아듣거나 발견하는 법을 알려 줄 수 있는 사람은 아무도 없다. 신뢰하는 사람과 어떤 문제에 관해 이야기를 나누는 것은 좋지만, 그 대화의 의미는 자신의 진실에 더 가까이 다가가는 것이지, 자신의 진실을 알아차리는 책임을 상대방이 대신 져 주는 것이 아니다. 자신의 진실을 만나려면 먼 길을 되돌아가야 하는 사람도 있을 것이다. 우리는 진실을 만나기 힘든 문화 속에 살고 있기 때문이다. 우리의 직장 환경, 가정생활, 친구 관계는 거짓이 스며들기 쉽다. 우리는 미디어의 모토나 지도자의 약속, 정치인의 추천사, 사업가의 세무 신고서를 신뢰하지 않는다. 우리 중 많은 사람은 체면을 실제 모습보다 중시하는 가정에서 자랐다. 어떤 사람들은 자녀가 부모를 돌보거나, 부모의 필요에 맞게 정해진 역할을 하도록 요구받는, 거꾸로 뒤집힌 가정에서 성장했다. 문제를 숨기라는 무언의 규칙은 해체되어야 한다. 오래된 두려움은 풀려나야 한다. 표현하지 않는 습관은 재고되어야 한다. 우리가 진실을 말하지 못하는 까닭은 다른 사람을 보호하거나 배려하려는 바람 때문인가? 누가 진실하지 않은 정보를 말할 때 우리는 어떻게 반응하는가? 자기 안에 있는 진실하고 선한 것과 어떻게 접촉하는가? 우리가 자신과 다른 사람들에게 진실을 가려 온 방식의 목록은 그러한 가림이 일으키는 고통만큼이나 끝이 없다.

사티야는 직접 실천해 보기 전에는 너무 힘든 일처럼 느껴질 수 있다. 하지만 우리에게는 저마다 내면의 나침반이 있다. 거친 들판에 가만히 서서 자신의 위치를 확인해 보면 진실을, 자기 자신의 진실을, 우리를 둘러싼 세계의 진실을 이해할 수 있다. 그리고 일단 사티야를 실천하기 시작하면 결코 뒤돌아보고 싶지 않을 것이다. 우리가 잃는 것은 오직 자신의 고통뿐일 것이다. 플라톤이 말했듯이, "진실은 하늘에서든 땅에서든 모든 좋은 것의 시작이다. 그리고 사람이 복을 받고 행복해지려면 먼저 진실에 참여해야 한다. 그래야 신뢰받을 수 있기 때문이다." 시간이 흐르면서 이 아름다운 실천이 자신의 삶에서 정직하고 참된 방식으로 꽃피어 날 것이며, 당신은 그것을 지켜보는 즐거움을 누릴 것이다. 진실을 말하는 법을 배울 때 자신에게 진실해지는 법을, 자기 안의 가장 좋은 모든 것에 진실해지는 법을 배울 것이다.

아무것도 남아 있지 않아. 그게 중요하지 않아? 아무것도 남아 있지 않아.
펄 잼

힌두교의 사상에서 인간의 여행에는 네 단계가 있다. 첫 단계는 즐거움에 대한 욕망, 둘째는 성공에 대한 욕망, 셋째는 공동체에 대한 욕망, 넷째는 해탈에 대한 욕망이다. 이 네 단계의 진행은 직선적이면서도 직선적이지 않은데, 그 이유는 네 단계가 인간의 생애에서 서로 다른 시기에 해당하면서도, 우리 삶의 매 순간에 한꺼번에 일어나고 있기 때문이다. 이렇게 점진적으로 진보하는 단계라는 관념은 21세기에 미국에서 살고 있는 요가 교사인 내게 특히 유용하다. 왜냐하면 요가는 풀려나는 과정이고, 우리 사회는 지금 성공을 추구하는 데 갇혀 있기 때문이다.

성공에 대한 욕망을 헤치고 나아가, 더 큰 무엇—영적인 관계와 공동체 의식—에 대한 갈망을 발견한 많은 수련생이 요가를 하러 온다. 여전히 성공을 추구하는 사람들도 우리 요가원에 오는데, 결국 요가를 통해 더 깊은 영적 갈망과 연결된다. 그때 앞으로 나아가 인간의 여정의 다음 단계로 들어가려면, 과거와 단절해야 한다.

이것은 작은 일이 아니다. 우리의 성공에 대한 욕구는 가족, 성별, 계층, 사회, 전체와 연관되어 있다. 일반적인 상황에서는 성공한 사람이라는, 삶이라는 게임의 승자라는 자아상을 놓아 버리는 것이 어려운 일이다. 그것은 그야말로 자아의 죽음이며 다른 자기의 탄생이다. 젊은이의 야망을 숭배하는 데 갇혀 있는 많은 미국인에게는 이것을 깨뜨리는 것이 반역 행위와 같다. 우리 문화에서는 인도인들이 인식한, 영적으로 성숙해 가는 일반적인 과정이 성스러운 모든 것을 부정하는 것처럼 보인다. 우리는 지금 젠체하는 뉴에이지 인간이 되어, 세상에서 제대로 경쟁하지 못하는 무능함을, '자기를 돌보라'고 말하는 상투적인 '영적' 문구들로 감추려 하고 있지는 않은가? 그리고 만일 이러한 변화가 필요하고 심지어 바람직하다면, 새롭게 우선순위에 둔 것들을, 우리가 성공을 위해 희생한 그 모든 세월과 어떻게 양립시킬 수 있을까? 우리 요가원은 이러한 딜레마가 이 나라에서 펼쳐지고 있는 많은 무대 중 하나이며, 나는 그 드라마를 지켜보는 많은 사람 중 한 명일 뿐이다.

우리 모두는 길을 가는 중에 어딘가에 갇혀 있다. 좋은 소식은, 마침내 우리는 놓아 버리고 다시 나아가는 것 말고는 다른 선택지가 없음을 알게 된다는 것이다. 우리는 미루고 합리화하고 타협할 수 있다. 세상을 비난할 수도 있고 비통해할 수도 있다. 그러나 결국에는 다시 성장하기 시작한다. 누나가 죽은 뒤, 나는 몇 년 동안 상실감에 맞서 싸웠다. 누나의 죽음을 애도할 때조차 그 일의 부당함을 비난하며 욕설을 퍼부었다. 누나는 그렇게 죽기에는 너무 젊고 씩씩했으며 너무나 유망하고 가능성으로 가득 차 있었다.

긴 시간이 흐른 뒤, 마침내 이 장벽을 돌파하고 놓아 버릴 수 있었다. 나는 그녀의 삶이, 나의 분노가 진정으로 끝났음을 깨달았다. 누나는 떠났다. 그리고 내가 누나를 정말 사랑했다면, 누나의 죽음은 내 삶에서 영적인 열매를 맺을 것이며, 그렇다면 그건 누나 덕분이다. 그런 일이 일어나려면 내가 놓아 버려야 했다. 그러자 마음이 깊이 편안해졌다. 아무것도 할 게 없었다.

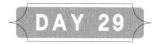

비범한 지각을 하게 하는 이러한 집중의 형태들은 마음이 더욱 안정되게 한다.

요가 수트라

영적인 길을 가는 사람들은 우리가 필요한 것을 얻을 뿐, 원하는 것을 얻는 것은 아니라고 종종 말한다. 우리는 "오, 아주 좋아. 모든 친구가 멋진 삶을 즐기는 동안, 나는 이 변변찮고 단조로운 삶을 살 거야. 왜냐면 그게 내게 필요한 거니까."라고 생각한다.

나는 우리가 저마다 풍요로운 삶을 살 수 있음을 경험으로 배웠다. 내 생각에, 지금부터 5년 안에 정말 가지고 싶은 모든 것을 적어 둔다면, 그리고 그사이에 계속 영적 수련을 한다면, 5년이 끝날 무렵에는 사실상 자신을 과소평가했음을 알게 될 것이다. 왜냐하면 우리 한 사람 한 사람을 위해 우주가 저장고에 보관하고 있는 것은 우리가 상상하는 것보다 훨씬 크기 때문이다.

그렇다면 왜 우리는 그처럼 근시안적일까? 우선 한 가지 이유는 많은 사람이 자신의 참된 잠재력을 거의 알지 못한다는 것이다. 우리가 진짜 누구인지를 알았다면, 요가와 같은 수련이 필요하지 않았을 것이다. 우리는 자신을 '유리잔에 어렴풋이 비친 모습처럼' 부분적으로만 볼 뿐, 전체를 보지 못한다. 주위 사람이 그 자신을 아는 것보다 우리가 그를 더 잘 알지 모르지만, 우리 자신에 대해서는 조금밖에 알지 못한다. 많은 사람에게 건강을 향한 첫걸음은, 자신에게 무엇이 가장 좋은지를 늘 알지는 못한다는 사실을 깨닫는 것이다.

우리의 상상이 제한되는 또 하나의 이유는 영적 수행의 효과를 충분히 파악할 수 없기 때문이다. 내가 말하는 영적 수행이란 요가 자세를 하거나 명상 방석에 앉는 것이 아니라, 올바른 행동을 하는 것, 날마다 꾸준히 그 길을 걷는 것이다. 하나의 올바른 행동은 대단히 긍정적인 영향을 미친다. 그리고 서로 연관된 일련의 올바른 행동은 이른 시일 내에 당신의 삶을 알아보기 어려울 만큼 변화시킬 것이다. 우리는 주위 어디에서나 이런 일을 목격한다. 영적 수행을 하는 것 같지 않은데도 부러울 만큼 멋지고 나무랄 데 없이 훌륭한 친구를 생각해 보라. 이미 다정하고 사랑이 많은 그녀는 늘 올바른 행동을 한다. 그녀의 삶은 마법의 보호를 받는 것 같고, 그녀 앞에서 장애들이 사라지므로 그녀가 순조롭게 살아가는 것처럼 보인다. 하지만 사실 이 친구는 언제나 마땅히 할 일을 하고 있고, 올바른 행동을 당연히 해야 하는 것으로 받아들이는 법을 배웠다. 그리고 할 일을 하면 마음이 더욱 안정된다. 왜냐하면 결국 할 일을 하는 것이 할 일을 피하는 것보다 훨씬 기분 좋게 느껴지기 때문이다.

올바른 행동을 할 때―예를 들어, 청구서 요금을 낼 때, 소탐대실하지 않도록 충동적인 행동을 자제할 때, 골치 아픈 문제를 해결하려고 전화를 걸 때, 휴가를 얻을 때, 휴가를 얻지 않을 때, 승낙할 때, 거절할 때, 지금 여기에 현존하며 당면한 일을 할 때―우리에게는 더 많은 에너지가 쌓인다. 그리고 각각의 올바른 행동은 우리에게 올바른 다음 행동을 할 수 있는 에너지와 능력을 불어넣는다.

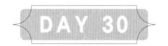

그러므로 집중력을 길러야 하고 모든 고통을 일으키는,
깨달음의 걸림돌들을 제거해야 한다.
요가 수트라

내가 아는 한, 나는 평생 평발이었다. 어릴 때는 신체 상태가 아주 좋다는 말을 들었다. 그래서 발을 포함한 내 몸의 모든 것이 최상급이라고 여겼다. 청소년기에도, 이십대 초반에도 내 발보다 훨씬 중요해 보이는 활동에 몰두하느라 발에는 관심 두지 않은 채 지냈다. 그러나 서른 살쯤 되었을 때는 내 몸이 뛰어나게 좋다고 생각하지 않게 되었고, 내 삶이 그다지 흥미진진하지도 않았다. 나는 요가를 할 준비가 되었다.

이상하게도 나의 요가 선생님은 내 발이 요가를 할 만큼 준비되어 있지 않다고 생각했다. 그녀는 내 발이 평발일 뿐 아니라 어떤 성격적 결함도 나타낸다고 말했다. 그녀는 내 발이 진짜 평평한 것은 아니며 단지 게으를 뿐이라고, 그러니 발바닥의 오목한 부분을 들어 올리는 법을 배워야 한다고 주장했다. 아연히 그녀를 바라보던 나는 내 발을 내려다보았다. 거기에 발이 있었다. 내가 놓아둔 그 자리에. 그녀의 말이 이해되기 시작했다. 발이 평평했다! 선생님은 끈기 있게 설명하면서, 내가 정말 요가를 수련하려고 한다면, 선 자세를 하는 동안 발의 아치(발바닥 오목한 부분)를 들어 올리는 법을 알아야 한다고 말했다. 이 말이 처음에는 이빨을 구부려 보라는 말처럼 들렸지만, 그녀는 분명히 그렇게 할 수 있다고 장담했다. 나는 시도해 보았다. 그러자 발가락들이 꽤 잘 반응했다. 발가락에게 들어 올리라고 요구하자 쉽게 들렸고, 벌리라고 지시하자 조금 벌려지기까지 했다.

발가락들과의 관계를 정립하려 노력하자, 다음의 미개척 영역인 발바닥을 위한 준비 작업이 되었다. 여섯 달 동안 한 발가락 들어 올리기, 벌리기, 움켜잡기를 집중적으로 훈련하니 발바닥에 놀랄 만한 영향을 미쳤다. 발바닥이 더 강해지고 더 활력이 생겼다. 발바닥이 아주 크게 발달하여 이제 발근육을 쿠션 삼아 걷고 있었다. 나의 자신감은 드높아졌고 내 발의 아치도 높이 들렸다. 잘 움직이는 발가락과 잘 발달한 발바닥을 갖춘 나는 마침내 나의 아치를 쉽게 움직일 수 있었다.

이제는 즐겁게 발의 아치를 들어 올리지 않고 지나가는 날이 거의 없다. 나의 발은 내 수련과 삶에 안정적인 기반을 제공한다. 사실은 나의 전체 골격계가 새롭게 조정되는 과정을 거쳤다. 꾸준한 수련으로 심각한 척추 옆굽음증이 교정되었고, 15년간 계속되던 척추의 통증이 사라졌다. 내 경험은 특별한 것이 아니다. 우리는 요가를 통해서 몸의 특정 부위와 삶의 특정 영역에 주의를 기울이고 유지하는 법을 배우며, 그 결과는 기적과 같다. 분명한 게 하나 있다면, 우리가 요가로 갈고닦는 몸과 의지, 마음의 힘이 어느 정도일지는 상상할 수 없다는 것이다. 우리 스스로 그런 변화를 경험해야 한다.

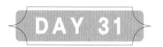

훔치지 않기가 확고히 자리 잡으면, 귀한 보석들이 주어진다.
요가 수트라

셋째 야마는 아스테야(asteya), 즉 훔치지 않기다. 아스테야는 우리가 훔치는 크고 작은 모든 방식, 예를 들면 책장에 아직 꽂혀 있는 빌린 책들, 내지 않은 세금, 직장에서 업무와 상관없이 보낸 시간 등을 알아차리도록 상기시키는 자명종과 같다. 아스테야를 의식하면서 실천하기 시작할 때, 우리는 어떤 부분을 어떻게 변화시켜야 하는지 알게 된다. 그러면 갑자기 우리가 해 오던 합리화와 타협이 더는 편안하게 느껴지지 않는다.

더 깊은 수준에서 우리는 아스테야를 통해 무집착의 힘을 처음 만난다. 자신이 훔쳐 온 방식들을 정직하게 볼 때는 그런 경우마다 어떤 결과에 집착하고 있으며, 그런 결과를 더 깊은 가치보다 중요하게 여긴다는 것을 이해하게 된다. 우리는 좋은 파트너가 되기보다 냉장고에 남아 있는 마지막 오렌지를 더 원한다. 직장에서 고된 일주일을 보냈다면, 저녁 식사 때 식당 종업원에게 팁을 덜 줄 것이다. 집착의 아래에는 두려움이 있다. 필요한 것을 얻지 못할 것이라는 두려움. 모든 일을 우주에 맡겨 버린다면 우리가 돌봄을 받지 못할 것이라는 두려움. 요가 수트라는 그 반대가 진실이라고 선언한다. "훔치지 않기가 확고히 자리 잡으면, 귀한 보석들이 주어진다." 바꿔 말해, 원하는 것을 얻는 가장 확실한 방법은 원하는 마음을 놓아 버리는 것이다. 우리에게 필요한 것은 우주가 일하는 방식을 완전히, 온전히, 순전히 신뢰하는 것이다. 이러한 신뢰는 훔치는 행위와는 영적으로 정반대이며, 올바른 행동과 함께하면 우리의 타고난 풍요를 가로막는 걸림돌이 치워진다.

천국은 마치 좋은 진주를 구하는 장사와 같으니 극히 값진 진주 하나를 발견하매
가서 자기의 소유를 다 팔아 그 진주를 사느니라.

마태복음 13장 45절

깨달음의 성질에 관한 신약성서의 이 구절에서, 우리는 다시 아스테야(훔치지 않기)의 배후에 있는 근본적인 진실과 힘을 본다. 아스테야는 신뢰를 실천할 기회를 준다. 우리는 영적 성장인 진주를 위해서 자신이 가진 모든 것을 기꺼이 포기하려 하는가? 우리 중 대다수는 "아직은 아니야."라고 대답한다. 아스테야는 거울처럼 자신을 자신에게 보여 준다. 자기에게 있는 알아차림의 빛으로 훔치지 않기를 집중 조명하면, 신뢰 대신에 불신으로 행동하는 다양한 방식을 보기 시작한다.

　나는 멕시코의 외딴 해변에서 열린 일주일 요가 수련회에서 요가를 지도한 뒤 막 돌아왔다. 이 수련회는 이제껏 지도한 수련회 중 가장 강렬한 경험을 내게 안겨 주었다. 나는 일주일 내내 요가를 수련하거나 지도하거나 명상을 하거나 찬팅을 하거나 단식을 했다. 폐회식에서는 65명의 참가자가 저마다 치유되고 변화된 이야기를 들려주었는데, 그 이야기들이 내게 깊은 감동을 주었다. 다음 날 아침, 나는 호텔 직원에게 가위를 빌려서, 우리가 그 요가원의 벽에 붙여 놓았던 좋은 인용문들을 떼기 시작했다. 가위를 쓰던 중, 이곳에서 3주 뒤에 수련회가 다시 열리니 가위가 또 필요하겠다는 생각이 들었다. 그래서 가위를 인용문들과 함께 내 가방에 챙겨 넣었다.

　체크아웃을 하러 갔을 때, 호텔 관리인이 가위에 관해 물었다. 우리는 마을에서 몇 마일 떨어진 밀림에 있었고 나무에서 가위가 자랄 리는 없으니, 나는 이 사랑스러운 여성 앞에서 내 가방을 연 뒤 그녀의 가위를 꺼내 돌려주어야 했다. 내가 아스테야에 관

한 글을 쓰던 중에 일어난 일이었다.

미수에 그친 가위 절도 사건은 나에게 잠시 멈춘 뒤 생각해 볼 기회를 주었다. 그 일은 영적 수행을 많이 하는 것과, 진정으로 영성에 서 있는 것의 차이를 실감하게 해 주었다. 알코올 중독 갱생회의 책자에는 "신은 있거나 없다."라는 말이 있다. 훔칠 때마다 우리는 빌린 것을 돌려주기를 잊어버리며, 몹시 탐내거나 질투하려는 충동에 굴복하는 순간마다 "나의 신은 없다."고 말하는 것과 같다. 아스테야를 실천하려면, 우주의 보살핌에 자신을 내맡겨야 한다. 우리는 하나의 참된 것을 위해서 자신이 가진 모든 것을 기꺼이 포기하려 해야 한다. 순간순간, 모든 생각과 말과 행동으로 "나의 신이 있다."고 말해야 한다.

DAY 33

가장 사소한 모든 일에서 생명의 성령에게 온전히 정직한 사람은
삶이 모든 일에서 그를 돕는다.
찰스 존스턴

아스테야(훔치지 않기)에서 처음 할 일은 도둑질이라는 분명한 행위에 관한 것이다. 놀랍게도 많은 사람이 이 행위에 관해 중요한 할 일이 있다는 것을 발견한다. 각각의 야마는 신뢰의 훈련이며, 야마를 수련할 때는 신뢰를 실천하게 된다. 물질적인 영역에서 훔치지 않기는 실은 우주가 우리의 필요를 돌볼 것임을 정말로 믿으면서 그 믿음에 따라 행동하는 것이다. 그러면 우리의 삶에 큰 영향을 미치게 된다. 우리가 이 일에 더 깊어지면, 기꺼이 다음 걸음을 내디딜 의지가, 즉 우리의 습관적인 생각과 태도, 믿음을 주의 깊게 살펴볼 의지가 생긴다.

앞의 글에서 나는 가위를 훔치려 한 일을 고백했다. 물론 이 잘못된 행동의 배후에는 내가 자세히 살펴보지 않은, 결핍에 관한 믿음이 있었다. 그때 나는 가위를 가져가는 것이 현명한 행동이라고 느꼈다. 다른 사람들처럼 나도 삶은 무질서해서 필요한 때에 필요한 것을 늘 얻을 수는 없다고, 그러니 필요한 것을 얻으면 계속 갖고 있는 편이 낫다고 믿었기 때문이다. 그래서 세상 사람들의 방식에 비추어 보면 내가 현명하게 행동하는 것이라고 스스로 확신하는 데는 별 힘이 들지 않았다. 나는 사실 힘들게 얻은 경험의 지혜에 따라 행동하고 있다고 생각했다. 그러자 우주는 "틀렸어! 수고했어. 이제 저 멋진 숙녀에게 가위를 돌려주고, 다시 아스테야를 시도해 봐."라고 말했다.

뭔가를 훔치게 만드는—그런 사소하고 대수롭지 않아 보이는 도둑질을 별 생각 없이 하게 만드는—빈곤 의식을 인정하기 전에는 우리의 행동을 두드러지게 변화시킬 수 없다. 아스테야는 빈곤 의식을 놓아 버릴 기회다. 우리는 "당신이 이기면 내가 진다."는 생각을 더는 믿을 필요가 없다. 더는 우리의 견해를 방어할 필요가 없으며, 그 문제에 관해 다른 무엇도 방어할 필요가 없다. 우리는 점차 삶의 흐름과 조화를 이루며 살아갈 수 있다. 자신을 비버로 착각하여 열심히 강물을 막으며 댐을 쌓아 보금자리를 만들기 시작하는 연어처럼 살아왔다는 것을 우리는 깨닫는다. 비버의 이빨과 발 없이 이 일을 하는 건 극도로 어렵다는 것을 알면서도, 우리는 완벽한 비버 연못을 만들려 애쓰면서 일생을 보낸다. 그때 진실을 깨달은 연어가 찾아와서 말해 준다. 우리가 애쓰지 않아도 강이 우리를 바다로—우리가 속한 곳이자, 우리가 자라서 온전히 연어의 삶을 누릴 수 있는 그곳으로—데려다줄 것이라고……. 우리는 강물을 막고 더 많이 가지려 애쓰느라 너무 많은 에너지를 소모했지만, 그 강은 사실 끝이 없으며 우리를 상상할 수 없이 풍요로운 곳으로 데려갈 것이라고……. 우리가 할 일이란 단지 그릇된 믿음과 그릇된 노력으로 강물의 흐름을 가로막는 짓을 그만두는 것뿐이다.

DAY 34

신이 모든 사람에게서, 모든 상황에서 좋음으로 표현할 수 있고 표현한다는 것을
알기 전까지, 우리의 시야는 어둡고 앞길은 막혀 있다.
어니스트 홈즈

수업이 끝나면 수련생들은 두 종류의 문제를 들고 내게 온다. 어떤 수련생들은 신체적인 문제가 지속되고 있거나, 운동이나 스포츠를 하다가 부상을 당했다. 다른 수련생들은 감정적인 상처가 있다. 그들은 이혼을 겪고 있거나 실직 중이거나 승진하지 못하고 있다. 또는 불안이나 우울로 고통받고 있거나, 아니면 삶이 힘들게 느껴지거나 슬픔을 느낀다. 이 모든 괴로움을 나도 대부분 겪어 보았으니, 그리고 이 가운데 어떤 문제에 관해서도 내게는 전문적인 식견이 없으니, 내가 줄 수 있는 것은 오직 나 자신의 고난을 어떻게 대처했는지 들려주면서 공감해 주는 것뿐이다. 시간이 흐르면서 나는 점점 더 정직해졌고, 그러면서 내가 해 주는 말도 점점 더 단순해지고 있다.

요가 매트 위에서 움직이는 우리에게 악영향을 미치는 신체의 문제는 우리가 하는 행동에 더 깊은 주의를 기울일 기회이자, 자신의 치유 능력을 신뢰할 기회다. 요가 매트 밖에서 겪는 삶의 문제도, 국세청에 관한 문제든 어린 시절 당한 학대의 문제든, 그 모든 문제는 우리의 행동에 더 깊은 주의를 기울일 기회이자, 자신의 치유 능력을 신뢰할 기회다.

한때 나는 이런 상황들은 알아차림을 기를 기회라고 말하면서, '알아차림'이라는 용어를 사용했다. 하지만 그 이후에는 그 말을 세분해 볼 필요가 있다고 느꼈다. 고통을 겪고 있는 사람은 상황이나 상태를 세분하여 들여다볼 필요가 있다. 알아차림은 주의를 기울이는 방법이다. 하지만 알아차림에는 그 이상의 무언가가 더 있다. 알아차림이

란 사랑의 우주를 계속 신뢰하면서 주의를 기울이는 것이다. 우리는 가슴 졸이며 살도록 태어난 것이 아니며, 결과와 사건을 통제하려는 의도로 주의를 기울이는 것은 바람직하지 않다. 우리는 삶의 상황이 어떠하든 그 가운데 굳건히 서서, 그 순간을, 그 순간 우리의 경험을 알아차리기 위해 태어났다. 그럴 때, 찰스 존스턴의 말을 빌리면, "우리는 영적인 힘에 둘러싸여 있으며 그 힘의 도움을 받는다." 우리가 도움 받을 것임을 신뢰하며 주의를 기울일 때, 우리는 정말로 성장할 수 있고, 우리의 시야는 깨끗해지며, 우리의 길은 걸림돌이 없어지고, 우리는 "모든 사람, 모든 상황에서 좋음"을 볼 수 있다.

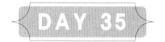

요가 자세는 결코 끝나지 않는다.
롤프 게이츠

나는 하나의 요가 자세가 다음 자세로 물 흐르듯 이어지는 플로잉(flowing) 스타일의 요가를 가르친다. 자세에서 자세로 이행하는 동작도 그 자체로 자세다. 호흡과 명상은 끊이지 않는다. 모든 스타일의 요가가 다 그런 것은 아니고, 그렇게 물 흐르듯 이어져야만 어떤 방식의 요가가 바람직한 결과를 낳는 것도 아니다. 그렇지만 여기에는 배울 점이 있는데, 우리는 요가 자세에만 주의를 기울일 뿐 자세 사이의 빈 공간에는 그러지 않는 경향이 있다는 것이다. 삶에서도 마찬가지다. 우리는 어떤 인간관계나 직장을 떠난다. 그리고 다음에 올 인간관계나 직장에 관심을 기울인다. 우리는 할 일 목록에서 하나의 일을 지운 뒤, 다음에 할 일로 뛰어든다. 우리는 요가 자세가 끝난다고 착각한다. 실제로는 자세는 결코 끝나지 않으며, 하나의 형태에서 다음 형태로, 하나의 수업에서 다음 수업으로, 하나의 기회에서 다음 기회로 옮겨갈 뿐이다. 숨을 들이쉬고 있든 내쉬고 있든, 어떤 사람과 관계를 맺고 있든 끝내든, 세상을 구하고 있든 임시직을 구하고 있든, 우리는 늘 삶에서 배우는 학생이다. 자세는 결코 끝나지 않는다. 나는 아내의 눈을 들여다볼 때도 요가 자세를 하고 있고, 웨이터의 눈을 들여다볼 때도 요가 자세를 하고 있다. 둘 다 거룩한 주고받음이다. 우리는 분리가 있고, 중요함의 정도가 다르고, 시작과 끝이 있다고 착각한다. 요가는 자세가 결코 끝나지 않음을 이해하게 해준다.

DAY 36

이 모래밭에서, 바위들의 갈라진 틈에서, 바닷속 깊은 곳에서, 소나무들의 삐걱거리는
소리에서 그대는 은밀한 발자국들을 알아차리고, 저 멀리 귀향의 축제에서 들려오는
목소리를 들으리라. 이 땅은 여전히 오디세우스를 간절히 기다린다.

호머

이 구절에 담긴 귀향을 향한 간절한 소망, 아주 오래된 은밀한 갈망이 내 가슴을 뭉클하게 한다. 여기에 있는 슬픔과 공허함이 어찌나 깊은지 바위와 나무들까지 그것을 느낀다. 대기에는 슬픔이 배어 있고, 슬픔은 쌉쌀하면서도 달콤하다. 좋았던 시절, 잃어버린 천진함을 떠올리게 해 주기 때문이다. 요가를 하기 전, 우리 각자는 영웅의 귀환을 갈망하는 그 땅과 같다. 오래전에는 부드럽고 자연스러웠으나 너무 일찍 뻣뻣해지고 의지할 수 없게 된 근육에서, 뼈에서, 움직임에서 우리는 이러한 갈망을 느낄 수 있다. 그때 있던 활기찬 생명력이 사라지니 그 빈 자리가 더욱 두드러진다 그러나 시간이 지나면서 이 상실감은 미묘하게 변하는 우리 삶의 배경에 한 면이 된다. 그렇다. 우리는

한때 젊음의 활력이 있었지만, 우리 중 다수는 첫 요가 수업에 오기 한참 전에 이미, 그런 활력과 에너지를 가진 적이 있음을 잊어버렸다. 그 뒤 귀향의 순간이 도래한다. 뜻밖에, 예기치 않게, 우리는 현관으로 다가오는 낯익은 발소리를 듣는다. 내게는 그 일이 나의 첫 요가 수업들 중 하나가 끝날 때 일어났다. 사바아사나를 하기 전, 나는 무릎 꿇고 비트는 자세를 하고 있었다. 그 수업의 나머지는 기억나지 않지만, 다시 경험하리라고는 기대하지 않았던, 척추에서 일어나던 갑작스러운 열림과 유연한 느낌을 기억한다. 그 느낌은 너무나 충분해서 다시 느끼고 싶은 바람을 놓아 버릴 정도였다.

우리 안에는 절망보다 강한 지혜가 있다. 거기에는 건강을 향한 움직임이 있는데, 우리의 지성은 그것을 이따금 힐끗 볼 수 있다. 그것은 식물이 해를 향하게 하고, 동물이 어린 새끼를 돌보게 하고, 땀을 전혀 흘리지 않는다고 말하는 사람이 핫 요가 수업을 시도해 보도록 충동하는 힘과 같다. 이 생명력은 우리에게 아주 귀중하고 기적 같은 요가 수련의 기회를 준다. 우리가 할 일이란 열린 가슴을 키우고, 매트 위와 매트 밖에서 감사함을 표현하고, 우리 영웅의 귀환을 축하하는 것뿐이다.

DAY 37

수행자가 성적 절제에 확고히 자리 잡을 때 앎과 활력, 용기, 에너지가 그에게 흐른다.
요가 수트라

넷째 야마는 브라마차리야(brahmacarya) 훈련이다. 브라마차리야는 원래 '신과 함께 걷는다'는 뜻이다. 브라마차리야는 종종 성적 접촉이 없는 '동정'으로 번역되지만, '성적 절제'도 의미한다. 이것은 한마디로 우리에게 '절제'를 실천하라는 권유다. 브라마차리야와 가장 많이 연관되는 영역은 성생활이고, 이 야마는 흔히 성생활을 하지 말라는 말로 오해된다. 성생활을 하지 않는 요가 수행자가 더 쉽게 깨달을 수 있다고 여기기 때문이다. 그렇지만 브라마차리야의 요지는 분명히 그런 것이 아니다. B. K. S. 아헹가는 브라마차리야에 관해 설명하면서 요기(yogi) 바시슈타에게는 백 명의 자녀가 있었지만 그는 여전히 브라마차리야를 벗어나지 않으면서 살고 있었다고 지적한다. 성생활을 하지 않는 데에 초점을 맞추면 마지막 야마의 힘을 완전히 놓치게 된다. 브라마차리야는 성행위를 하지 말라는 게 아니라 절제하라는 권유다. 브라마차리야를 실천할 때 우리는 균형 잡을 기회를 얻는다. 그것이 우리가 하는 모든 일에서 요가(합일)를 이루는 길이다. 우리는 생각과 말, 행동을 절제할 수 있다.

우리는 분명히 무절제한 세상에 살고 있다. 산업혁명 이래 미국 문화에서 가장 주요한 단어는 '더 많이(more)'다. 나는 최근 신용으로 3만 달러까지 쓸 수 있는 신용카드를 발급해 줄 수 있다는 전화를 받았다. 제대 직후 오륙 년간 수입이 부족해 4천 달러의 신용카드 빚을 지고 살면서 고생했던 나는 2, 3만 달러의 신용카드 빚이 점점 불어나서 악몽으로 변할 수도 있겠다고 생각했다. 이런 제안은 자멸적인 무절제로 이끄는 초대장이며, 우리는 모두 매일 쏟아지는 이런 초대장에 시달린다. 아껴 쓰고 다시 사용하고 단순하게 살자는 간곡한 호소들은 '더 많이'라는 거대한 바다에 떨어지는 물 한 방울에 불과하다. 브라마차리야는 우리에게 지나친 탐닉의 문화에 저항하고 절제의 정신을 삶에 들여올 기회를 준다.

브라마차리야의 실천은 아주 단순하며, 그 결과는 즉시 나타난다. 요가 수트라는 용기와 활력, 앎과 에너지가 절제를 실천하는 사람에게 흐른다고 말한다. 우리의 삶을 간단히 살펴보면, 우리가 주어진 영역에서 어떻게 하고 있는지 알아차리게 될 것이다. 성생활은 나를 용기와 활력, 앎과 에너지로 채워 주는가? 아니면, 근심과 불안, 혼란과 스트레스를 일으키는가? 음식은 어떠한가? 나는 음식에서 활력을 얻는가, 아니면 음식에 사로잡혀 있는가? 나는 음식에 관한 선택으로 해방감을 느끼는가, 아니면 근심과 불안, 스트레스로 가득 차는가? 이어서 돈, 일, 시간관리, 취미, 운동 등 일상생활에서 우리의 마음을 사로잡는 것과 자신의 관계가 어떠한지 한번 살펴보기 바란다. 이 질문들을 정직하게 숙고할 때, 우리는 무절제한 곳이 어딘지, 절제로 가는 작은 첫걸음이 어떻게 삶을 변화시킬 수 있는지 더 쉽게 알 수 있다.

브라마차리야는 우리가 중독적인 갈망을 놓을 때 찾아오는 자유의 느낌이다. 먹기 위해 사는 게 아니라 살기 위해 먹을 수 있을 때, 일하기 위해 사는 게 아니라 살기 위해 일할 수 있을 때, 편안한 마음으로 확고히 서서 삶의 자세들을 취하고 있을 때……

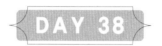

나는 바람에 귀 기울인다, 내 영혼의 바람에.
캣 스티븐스

브라마차리야(절제)는 우리 문화에서 몹시 부당한 평가를 받고 있다. 우리는 대부분 절제를 억압과 비슷한 것이라고 생각한다. 이야기의 영웅은 아름다운 아가씨를 사랑하게 되고 열정적으로 사랑하는데, 그 뒤 억압하는 외부 세력이 개입하여 그날을 망친다. 절제의 기쁨이나 균형 잡힌 욕망에 주어지는 보상을 노래하는 시나 극본, 송가(頌歌)를 바치는 사람은 아무도 없는 것 같다. 우리 인간은 나무만 보고 숲은 보지 못하는 것 같다. 과잉과 무절제가 우리의 꿈을 파괴한다는 엄청난 양의 증거에도 불구하고, 우리는 인간의 욕망이 가장 강하게 작용하는 영역에도 실제로 균형과 절제를 통해 다가갈 수 있음을 보지 못하는 것 같다. 브라마차리야를 삶에 실제로 적용해 보면, 이 야마가 정말로 의도하는 것은 자신의 가슴을 진실하게 따르는 것임을 알게 된다. 무절제의 혼돈은 우리를 고통과 번민으로 데려가며, 절제를 통해 풀려난 고요하고 맑은 에너지는 우리에게 모든 꿈을 실현할 기회를 준다.

절제의 마차에서 떨어지는 순간, 내 마음은 내가 더는 나의 잠재력에 따라 살지 못한다는 것을 알게 된다. 내 마음은 강박적인 근심으로 가득 찬다. 나는 내가 어떤 방식으로 나 자신의 삶을 방해하는지 너무나 잘 안다. 나의 가슴은 평화를 갈망한다. 그러던 어느 날 아침, 나는 잠에서 깬 뒤 내가 결심했다는 것을 알게 된다. 그리고 나를 사로잡는 것이 무엇이든 놓아 버릴 준비가 된다. 내 삶에서 브라마차리야를 다시 확립할 준비가 된다. 내 가슴을 따를 준비가 된다. 내 영혼의 바람에 귀 기울일 준비가 된다.

DAY 39

그분에게서 아무 말도 듣지 못했다면, 그건 당신이 부르지 않았다는 뜻이에요.
밴 모리슨

어제 나는, 어느 날 아침 잠에서 깬 뒤 나를 사로잡고 있던 것을 놓아 버릴 준비가 된 일에 관해 썼다. 아마도 당신은 "좋아요, 멋진 말이군요. 그렇지만 어떻게 그럴 수 있었나요?"라고 생각했을 것이다. 바이라기야(포기)나 브라마차리야(절제)에 관해 얘기하다 보면 필연적으로 기도에 관한 이야기로 이어지게 된다. 나는 이 책에서 기도가 아니라 요가에 관해 얘기하고 있지만, 기도가 영적 수행의 원형이라는 점을 언급하는 것이 중요하다고 느낀다. 우리가 아무 수행도 하지 못한 지 오래되어도, 우리가 아무리 심한 고통 속에 있든 아무리 자기파괴적인 삶을 살았든, 그럴 때도 기도는 할 수 있다. 그리고 기도는 우리에게 벼랑 끝에서 돌아오는 데 필요한 에너지를 제공할 것이다. 붓다와 예수의 메시지, 요가의 메시지는 우리가 되살아날 수 있고, 구원받을 수 있고, 새롭게 태어날 수 있음을 말한다. 기도는 부활의 열차를 이끄는 기관차다.

만일 삶에서 모든 야마와 니야마를 정말로 실천해 보고 싶은 마음이 든다면, 영적인 힘, 영적인 추진력이라는 것을 살펴보아야 한다. 진정으로 야마와 니야마에 따라 살려면 근본적인 변화가 필요하다는 것을, 정직한 사람이라면 누구나 인정할 것이다. 사실 모든 야마와 니야마의 실현을 삶의 목표로 삼는다면, 그것은 불가능한 것을 소망하는 것과 같다. 그러나 기도는 불가능한 것을 가능하게 한다. 기도는 우리가 우주의 치유력을 쓸 수 있게 한다. 우리는 야마와 니야마를 '행하지' 않는다. 그것들이 우리를 통해서 행해지도록 허용할 뿐이다. 우리는 자신을 야마와 니야마에 내맡김으로써 그 에너지들이 세상에서 점점 더 커지도록 허용한다. 기도는 우리가 공식적으로 내맡기는 수단이다. 요가 매트로 가는 것은 내맡김의 한 모습이다. 폭력의 자제와 진실함은 내맡김의 모습이다. 기도는 내맡김이다. 내가 아는 가장 단순한 기도는 "당신의 뜻이 이루어지이다."이다. 그다음 가장 단순한 것은 "이 일을 도와주소서."이다. 기도할 때는 단순하게 하고 사심 없이 하는 것이 좋다. 누구에게 기도해야 할지 모르겠다면, 나도 마찬가지다. 그걸 아는 사람은 분명히 아무도 없다. 혹시 그걸 아는 사람을 만나게 되면, 그 사람이 쓴 책을 읽어 보라. 그 사이 요가 수행자가 되고, 이런저런 실험을 해 보면서 자신에게 효과 있는 것을 찾아보라. 나는 기도할 때마다 일들이 상상 이상으로 훨씬 좋게 잘 이루어진다. 이런 일은 지금까지 무척 자주 일어났다. 그래서 기도가 내 삶에 가져온 아름다움을 두려움 때문에 받지 못하는 사람들이 있다는 것을 생각하면 눈물이 난다. 기도의 힘이 스스로 증명하게 해 보라. 그리고 만일 우주의 영혼에게서 아무 말도 들어 본 적이 없다면, 그것은 단지 당신이 부르지 않았다는 뜻이다.

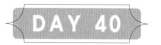

옳은 일을 하라, 아무도 두려워 마라.
댄 케플, 미국 해군특수부대 네이비실

내가 읽은 모든 요가 수트라 번역서는 브라마차리야 즉 절제를 용기와 연결 짓는다. 무절제 상태를 생각해 보면 그 연결은 타당하다. 삶의 어떤 영역에서든 무절제와 연관된 공포보다 우리를 더 나약하게 만드는 것은 없다. 적극적인 중독 상태에 있을 때는 자신이 곧 파멸하고 말 것이라는 공포에 사로잡히게 된다. 덜 극단적인 상황에서도 그런 두려움은 자신에 대한 믿음을 심하게 해친다.

어떠한 형태의 무절제든 그 핵심에는 자신의 현재 모습이 괜찮지 않다는 잘못된 믿음이 있다. 자신이 불완전하다는 믿음은 고통을 일으킨다. 그러나 고통의 진짜 원인은 자신의 불완전함이 아니라, 자신이 불완전하다고 여기는 잘못된 믿음이다. 자신이 불완전하다는 잘못된 억측에 따라 행동하면서, 우리는 균형을 만들어 내기 위해, 고통을 끝내기 위해 자신의 바깥으로 향한다. 이런 노력은 당연히 성공할 수 없다. 그러면 우리는 훨씬 더 노력하고 자신에게 훨씬 더 많이 요구한다. 우리의 모든 노력, 모든 애씀은 오히려 상황을 악화시키고, 자신에게 결함이 있다는 믿음을 강화할 뿐이다. 만성적인 고통과 고통을 줄이려는 잘못된 시도의 악순환에 빠져서, 우리는 균형을 잃고 자신과 갈등하며 하루하루를 보낸다.

해결책은 두 가지다. 우선, 균형을 잃게 하는 행동을 모두 멈춰야 한다. 구덩이에 빠져서 나오지 못할 때는 우선 더 깊이 파는 행위를 멈추어야 한다. 둘째 단계는 먼저 무절제한 행동을 하게 만드는 믿음들을 파악하는 것이다. 브라마차리야는 첫째 단계에 해당하며, 점점 더 나락으로 떨어지게 하는 행동을 그만두고 물러날 용기를 키워 준다.

우리는 '하지 않음' 속에 '힘'이 있음을 발견한다. 절제를 실천하면 바람이 배의 돛에 실리기 시작한다. 우리는 무절제에 수반되는, 늘 있던 불안감이 사라지는 것을 알게 된다. 그리고 어떤 행위에서 자라나는 두려움이 삶의 모든 면을 오염시켰다는 것을 깨닫는다. 그래서 마침내 음식에서, 성생활에서, 알코올에서, 빚에서, 공허감을 메우려는 행위에서 벗어날 때, 우리는 두려움도 떠난다. 갑자기 우리는 다시 사람들과 눈을 맞추게 되고, 자신의 상황을 더는 변명하지 않는다. 삶의 색깔들이 더 밝고 더 선명해진다. 옳은 일을 할 때 우리는 아무도 두려워하지 않는다.

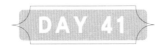

두려움 때문에 협상을 시작하지는 맙시다. 그러나 협상하는 것을 두려워하지도 맙시다.
존 F. 케네디

요가 매트 위에서 브라마차리야(절제)는 정신의 유연함이다. 요가 매트로 다시 또다시 돌아올 때, 우리는 자신이 여러 면에서 굳어지는 것을 경험한다. 우리는 어떤 시간에, 어떤 온도로, 어떤 형태의 요가로, 어떤 순서로, 어떤 요가 강사와 함께, 어떤 옷을 입고, 어떤 매트에서, 수련실의 어떤 장소에서, 어떤 수건으로, 어떤 결과를 위해 수련하는 데 단단히 집착할 수 있는 것이다. 이 목록은 끝이 없다. 이러한 집착 가운데 많은 것은 해롭지 않다. 대다수 수련생은 특정한 형태의 요가, 특정한 철학이 몸에 배어 있는데, 우물을 깊게 파려면 그럴 필요가 있다. 그렇지만 모든 집착의 뿌리는 두려움이며, 두려움에 바탕을 둔 수련은 우리를 다치게 할 수 있고 좋은 성과를 거두지도 못한다. 요가 매트 위에서 브라마차리야는 이러한 집착을 민감하게 알아차리는 것이다. 어디서 어떤 방식으로 내 균형이 무너졌을까? 내가 일주일 내내 수련하는 이유는 체중을 조절하거나, 세상에서 내게 힘이 되리라 생각하는 몸매를 만들기 위해서인가? 나는 요가를 삶에 충실하기 위한 수단으로 수련하는가, 아니면 삶을 피해 숨기 위한 수단으로 수련하는가? 나를 지도하는 요가 강사를 좋게 보는 이유는 삶을 직시하도록 내게 도전하기 때문인가, 아니면 내 삶을 직시하게 하지 않기 때문인가? 요가 매트 위에서 이런 탐구를 발전시킬 때, 우리의 수련은 균형 잡힌 훈련이 된다.

내 수련 경험을 보면, 나는 스스로 만족하여 안주하는 것을 피한다. 이는 두 가지를 의미한다. 쉬고 싶은 것보다 더 많이 쉬고, 하고 싶지 않을 때조차 수업을 받는 것이다. 내가 하고 싶은 정도보다 더 힘껏 밀어붙이는 것이 내게 좋다고 믿고, 휴가를 내거나 전혀 밀어붙이지 않고 수련하는 것이 내게 똑같이 좋다고 믿는다. 만일 어떤 강사가 내 마음에 안 들면, 그것은 내가 아직 화해하지 못한 나 자신의 한 면을 그 강사가 반영하고 있기 때문이라는 것을 나는 안다. 결코 졸업하지 못하리라는 것도 알고, 내 몸을 신뢰할 수 있다는 것도 안다. 요가 매트 위의 브라마차리야는 다른 모든 곳에서의 브라마차리야와 같다. 그것은 개인의 책임을 뜻하는 산스크리트 어다.

DAY 42

카르마는 인간의 자유에 대한 영원한 선언이다. ……
우리의 생각과 말, 행동은 우리가 주위에 던지는 그물의 실이다.
스와미 비베카난다

브라마차리야(절제) 수행에 더 깊이 들어가면, 요가의 토대 중 하나인 카르마의 법칙과 연결된다. 모든 과학도는 모든 작용이 동등한 반작용을 일으킨다는 뉴턴의 개념을 안다. 카르마도 같은 방식으로 작용한다. 뿌린 대로 거두는 것이다. 우리가 세상에 내놓는 것은 무엇이든 우리에게 돌아온다. 우리가 저마다 자신이 짠 거미집의 한가운데에서 산다고 상상해 보라. 거미집의 줄은 우리의 생각과 말, 행동이며, 이 가닥들은 다 함께 우리의 카르마를 이룬다. 요가는 카르마를 의식적으로 제어하는 것이다. 요가는 해로운 카르마를 피하고 긍정적인 카르마를 쌓는 법을 연구한다. 요가의 궁극의 목적은 카르마의 거미집을 뛰어넘어 우리의 신성과 다시 하나 되게 하는 것이다.

브라마차리야는 카르마의 법칙이 작용함을 볼 좋은 기회를 준다. 거기에는 중도(中道)가 있고, 그 길을 가는 동안 우리는 '지식, 활력, 용기, 에너지'를 경험한다. 하지만 한시라도 무절제에 빠져 있으면, 즉시 다른 경험―죄책감, 후회, 강박적 근심, 나태함 등―을 하기 시작한다. 정말 그렇게 단순하다. 우리는 지나친 과식, 지나친 소비, 지나친 음주에 따르는 대가를 안다. 몇 분간의 즐거움에 몇 시간의 죄책감과 후회가 뒤따르는 것이다. 그러나 중도에 머물기를 선택한다면 편안한 만족감을 경험한다. 중도에 있을 때 나는 자유롭다. 무절제한 생활을 할 때 나는 해를 입고 곁길로 새며 부정적인 생각에 얽매인다. 이러한 교훈을 경험할 때 우리는 자신의 선택이 내면세계에 얼마나 많은 영향을 미치는지 배우기 시작한다. 우리가 발견하는 평화는 오직 절제를 통해서 온다는 사실을 보기 시작한다. 우리가 어떻게 손을 움직여서, 자신이 사는 세계를 창조하는지 마침내 이해하게 된다. 카르마는 운명의 압제적인 손이 아님을 보기 시작한다. 오히려 카르마는 우리가 자유롭다는 '영원한 선언'임을 보기 시작한다.

DAY 43

너와 나, 몇몇 사람이 언젠가 세상을 새롭게 할지는 두고 봐야겠지.
하지만 우리는 자기 내면에서 매일 세계를 새롭게 해야 해.

헤르만 헤세

두 달 전, 이 책을 쓰고 삶에 적용해 보면서 나는 음식을 더 절제하게 되었다. 그러자 변화가 뒤따르면서 내 몸이 더 젊고 가볍고 아름다워졌다. 나의 수련은 더 정확하고 부드러워졌다. 나는 실제로 내 몸에서 여성적인 우아함을 느꼈는데, 마치 나 자신이 부드럽고 가볍고 아름다워지는 것 같았다. 자, 내가 몸무게 79kg의 전 레슬링 선수이자 미식축구 선수라는 것을 기억해 보라. 그러니 이 모든 형용사는 상대적인 표현이다. 그렇긴 하지만 이런 표현들은 내 새로운 몸의 경험을 정확히 묘사한다.

며칠 전 밤에 택시를 타고 공항에서 집으로 올 때, 나는 뒷좌석에 가뿐하게 들어맞는 탄력 있는 엉덩이로 앉아 있었다. 그때 한동안 머리로는 알고 있던 임상적 진실, 즉 비만한 사람 중 상당수는 살을 빼려는 노력이 물거품으로 돌아간다는 진실이 문득 이해되었다. 왜냐하면 건강한 몸무게로 돌아올 때 그들은 이전의 자아로도 돌아오기 때문이다. 더 연약한 자아, 그들이 견딜 수 없는 방식으로 쉽게 상처받던 자아로……. 어떤 무의식 수준에서는, 그런 옛 자아를 경험하는 고통보다는 비만의 고통이 더 참을 만할 수 있고, 그래서 몸무게가 다시 돌아오기 시작하는 것이다. 그날 밤 택시에 앉아서, 청소년기를 보낸 도시 보스턴을 지나고 있을 때, 나는 부드럽고 가볍고 아름다운 몸에 관해 품었던 청소년기의 모든 관심사를 다시 한 번 느꼈다. 그리고 우리가 왜 여러 겹의 갑옷을 껴입어 자신을 보호하려 하는지, 왜 젊고 상처받기 쉬운 자아를, 지방이나 근육으로 몸을 키워서 옷처럼 입히려 하는지가 난생처음 직관적으로 이해되었다. 그것은 세상에 대항해 자신을 보호하기 위해 스스로 무장하려는 잠재의식 수준의 시도였다.

요가 자세를 꾸준히 수련하다 보면 세월을 비껴가는 듯 젊어진다. 우리는 몸을 스트레칭하고 강화하고 움직이면서 시간을 거슬러 여행하고, 일련의 과거의 자아들을 통과하며 나아간다. 수련을 계속하면 이전에는 해결할 수 없던 수많은 문제를 해결할 기회를 얻는다. 그 과정은 아주 신날 수도 있지만, 가슴이 아프고 힘들고 불안정할 수도 있다. 우리 몸은 우리의 기억들을 내부 깊숙이 품고 있고, 요가는 그 기억들을 다시 한 번

전면으로 데려온다.

　요가는 특히 육체적 영적 훈련이다. 그것은 몸에 관한 것이다. 우리는 몸에 대한 두려움과 부정적인 믿음들로부터 이익을 취하는 문화에서 살고 있고, 우리 중 많은 사람이 그 부정성을 내면화해 왔다. 육체적 훈련을 수용할 때, 우리는 자신의 모든 부정적 믿음과 이미지를 직접 대면하게 되는데, 이는 사실 우리가 평생 할 일이다. 그러나 이 이미지들은 참된 우리 자신이 아니다. 수련은, 그리고 그 결과인 변화는 우리에게 놓아버릴 기회를 준다. 진정으로 몸에서 살며 참된 힘을 경험하기 시작할 때, 우리는 계속 나아갈 수 있고, 더이상 우리의 것이 아닌 것을 내버릴 수 있다.

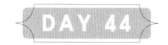

마음을 괴롭게 하는 매듭을 푸는 열쇠는 무엇일까?
위대하게 행동하라. 사랑하는 이여, 언제나 위대하게 행동하라.
하피즈

얼마 전 새로운 회계사와 만났다. 내 모든 재정 문제를 그에게 넘겨주면 나는 이런 문제에서 풀려나 더 영적인 일에 전념할 수 있으리라고 기대하면서 며칠 동안 이 만남을 손꼽아 기다렸다. 그런데 내 기대와는 달리 그는 내게 몇 가지 숙제를 낸 뒤 일주일 안에 연락해 달라고 요청했다. 그 숙제를 하는 데 다섯 주가 걸렸다. 먼저 휴가가 있었고, 돌아왔을 때는 처리해야 할 온갖 일이 있었으며, 마지막으로 한 주 한 주 지나면서 재정적 자유라는 환상이 악몽으로 바뀌는 것 같아 마음이 괴로웠다. 결국 나는 나 자신의 조언에 주의를 기울이고 올바른 행동을 하기로 결심했다. 조금 쑥스럽고 수줍은 마음으로 내 정보를 보냈고 건전한 재정을 위한 조치를 취해 갔다.

여덟 개의 가지로 된 요가의 길은 모두 행동에 관한 것이다. 우리의 행동에 관한 것이지, 선한 의도에 관한 것은 아니다. 자신을 존중하고 싶다면 존중받을 만한 행동을 해야 한다. 행위에 강조점이 놓여 있다. 14세기의 수피 시인 하피즈는 늘 위대하게 행동하도록 권했다. 그는 기분이 좋을 때까지 빈둥빈둥 기다리다가, '기분 좋게' 시작할 마음이 생기면 그때 위대하게 행동하도록 권한 것이 아니다. 그는 기분이 좋든 좋지 않든 위대하게 행동하라고 권고했다. 그러한 이상에 미치지 못하는 우리는 그럴 수 있을 때까지 흉내라도 내야 한다.

이 조언은 이 길의 모든 수행에 유효하다. 운이 나쁜 날에 만족하는 법을 수행하든, 생애 첫 요가 수업을 서툴게나마 어찌어찌 마치든, 자리에 앉아 명상하면서 이리저리 돌아다니는 마음을 지켜보고 있든, 핵심은 같다. 그저 그것을 하라. 우아하게 움직이고 싶다면, 부정적인 생각에 귀 기울이지 마라. 그러는 대신, 마치 우아한 듯이 행동하라. 당당하게 존재하며 위대하게 행동하라. 과장된 우아함과 정확함으로 움직여라. 그러면 오래잖아 당신의 몸이 정말 그렇게 바뀔 것이다. 명상하고 싶다면, 엉덩이를 방석에 붙이고 계속 앉아 있어라. 머지않아 마음이 점점 고요해질 것이다. 절제를 실천하고 싶다면, 덜 쓰고, 더 천천히 먹고, 할 일의 목록을 반으로 줄이고, 시작하라. 우리는 새로운 것, 익숙하지 않은 것에 서투를 수밖에 없다. 그러나 첫걸음에 서툴다는 것이 우리에게 주어진 삶의 영역에서 균형 잡을 기회를 거부할 이유는 되지 않는다. 자신에게 우아함을 허용하는 만큼 삶에서 우아해질 것이다.

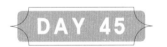

DAY 45

상(賞)은 과정 중에 있다.
배런 밥티스트

하루는 수업이 끝난 뒤 어떤 여성이 자신의 수련에 관해 물으러 내게 왔다. 그녀는 이틀마다 요가 수련을 하고 있는데, 원하는 만큼 진도를 나가지 못하는 걸 보면 이 수련이 자신에게는 효과가 없는 것 같다고 말했다. 그녀의 이야기를 들어 보니, 자신의 요가 자세에서 "우와!" 하고 느낄 만큼 확실히 발전되었다는 느낌을 좋아하는 것이 분명했다. 그녀는 나중에 요가를 지도해 볼 마음이 있어서, 자신이 취하는 자세들의 겉모습에 대해서도 신경을 많이 쓰고 있었다.

이 수련생의 걱정은 두 가지 공통된 문제를 떠올리게 한다. 얼마나 자주 수련해야 하는가? 이 여성은 일주일에 5~6일을 수련하는 편이 그녀의 몸에 더 좋을 것 같았다. 그래서 그녀에게 더 자주 수련하는 실험을 해 보되, 수련의 양을 늘려서 어떤 안 좋은 증상이 나타나는지 주의 깊게 살펴보라고 제안했다. 그러나 우리 모두는 아사나를 하는 데 어느 정도의 시간을 쓰는 게 자신에게 알맞은지를 스스로 알아내야 한다. 그리고 이 시간은 매주, 순간순간 변할 것이다. 우리의 시간을 요구하는 다른 일들이 생길 것이고, 에너지도 차오를 때와 줄어들 때가 있기 때문이다.

그녀의 다음 질문은 집착에 관한 것이었다. 그녀의 경우는 수련 진도에 대한, 신체적인 난관을 돌파할 때 느끼는 흥분에 대한, 특정한 결과들에 대한 집착이었다. 불행히도 요가에서는 에고를 만족시키는 결과를 이루고 싶은 합리적인 욕망을 버려야 한다. 만일 진정으로 요가를 수련하고 요가의 지침에 따라 행동하고 있다면, 우리는 결과가 아니라 노력 자체에 관심을 기울이고 있을 것이다. 이 수련생의 이야기에서 드러나듯이 진도에 집착하는 것은 요가의 참된 목적에 반할 뿐 아니라, 부상과 탈진으로 가는 편도 승차권이다. 요가에서 얻을 수 있는 것에 초점을 맞출 때, 우리는 핵심을 놓친다. 그럴 때 우리는 자신을 신체적 위험에 빠뜨리게 되며, 수련과 바람직한 관계를 맺지 못하도록 스스로 방해하게 된다. 삶에서 요가의 아름다움을 실현하려면, 상(賞)은 그 과정에 있다는 것을 잊지 말아야 한다.

금 간 꽃병이 오래간다.
무명씨

어느 날 아침, 나는 차를 몰고 시내를 돌아다니고 있었다. 그러면서 마음속으로는 거기에 없는 사람들과 심하게 갈등하며 언쟁하고 있었고, 내가 이기고 있었다. 경찰차의 번쩍이는 경광등을 보고서야 정신이 번쩍 들어 몽상에서 빠져나왔는데, 그 직후에 차량 검사증이 만료되었는데도 차를 운전했다는 이유로 교통 위반 딱지를 받았다. 나는 평소 '좋은 사람에게 나쁜 일이 일어날 때' 하는 훈련, 즉 놓아 버리기 등등을 훈련하고 집으로 돌아왔다. 며칠 뒤에는 다른 갈등에 휘말렸고, 그 일로 괴로워하면서 몇 시간을 보냈다. 하지만 이번에는 잠시 멈추었고, 마음속 갈등에 에너지를 부어넣다 보면 내가 책임진 일을 자각하지 못한다는 것을 알아차렸다. 최근에 일어난 갈등의 감정들에 사로잡혀 있을 때는 내 삶의 현실과 단절되어 있었다. 나는 현실을 살아야 하지만, 갈등이 일어나면 그 속에 쉽게 빠져 버린다는 것을 깨달았다. 내가 아직 돌보지 않았던 책임 중 하나는 차를 자동차 검사소에 맡기는 일이었다. 교통 위반 딱지를 뗀 경찰관은 내게 제자리로 돌아오라고 부르는, 현실이 보낸 사자(使者)였다.

요가에서 부상은 현실의 경찰관 같은 역할을 할 때가 많다. 요가를 할 때 입는 부상에는 요가 하는 사람만큼이나 많은 온갖 이유가 있고, 어떤 부상은 특별한 메시지를 품고 있지 않을 수도 있다. 하지만 나의 개인적인 경험과, 부상에 관해 나와 논의한 적이 있는 모든 수련생의 경험으로 볼 때, 부상은 아무 맥락 없이 진공 상태에서 일어나지 않는다. 사실, 부상은 우리의 마음과 몸, 영혼, 관계들이 서로 연결된 거미집의 일부 가닥이다. 부상은 교훈을 주는 경우가 많다.

아쉬탕가 요가의 프라이머리 시리즈를 배우는 동안, 내 팔꿈치에 있던 작은 힘줄 염증이 더 커졌다. 그전에 자전거를 타고 여러 해 동안 도시의 거리를 다니다 보니 팔꿈치에 힘줄 염증이 생겼는데, 그래서 단지 오래된 부상이 고개를 쳐드는 것일 뿐이라고 말하고 싶은 유혹을 느꼈다. 그러나 내가 하는 요가를 분석해 보니, 차투랑가 자세에서 '위로 향한 개 자세'로 전환할 때 몹시 성급하고 부주의했다는 점을 스스로 인정하지 않을 수 없었다. 아쉬탕가 요가에서는 두 시간의 수련 과정 동안 그런 자세 전환을 수없이 하는데, 나는 점점 지루해하면서 대충 하고 있었다. 교통 위반 딱지를 끊기기 직전까지 생각에 빠져서 현실을 멀리 떠나 있었듯이, 당시에 나는 온전히 지금 여기에 현존하지 못하고 수련에서 멀어져 있었다. 몸을 우아하게 앞으로 위로 보내야 하는 움직임에 주의를 기울이지 않고 있었다. 내 팔꿈치의 힘줄 염증은 현실로 돌아오라는 초대였다.

늘 우리가 잘못하여 부상을 입는다거나, 모든 부상이 산만함이나 부주의한 수련의 결과라는 말이 아니다. 하지만 부상은 충분히 주의를 기울일 기회를 준다. 그 초대를 받아들이고, 부상의 근본 원인과 치유에 필요한 일을 자각하면, 우리의 수련 수준이 더 깊어진다는 것을 늘 발견한다. 가장 큰 부채가 가장 큰 자산이 될 수 있다.

DAY 47

이제는 물질과 확실한 것을 관찰한 결과의 분명함과 타당함으로 돌아가야 할 때다.
로버트 훅

올해 아카데미 시상식을 지켜보면서, 모든 영적 가르침의 정수는 바로 우리 눈앞에 있다는 것을 상기하지 않을 수 없었다. 그 메시지가 이보다 더 분명하거나 명백할 수는 없었다. 시상식에서 우리는 지상에서 가장 아름답고 힘 있는 사람들을 본다. 그들은 아주 아름답고 화려하게 차려입었으며, 큰일을 좌우하고 원하는 결과를 얻을 수 있는 사람들이다. 그들은 우리가 가장 귀하게 여기는 세속의 권력과 성공을 얻었다······ 잠깐, 저 사람은 3년 전에 아주 인기 많던 아무개 아닌가? 그리고 저 사람은 끔찍한 이혼 과정을 겪고 있고, 몇 년간 좋은 영화에 출연하지 못하고 있는 아무개 아닌가? 지난해 수상자에게서 올해의 아카데미상을 받는 저 사람은 정말 아름답고 힘 있고 행복해 보여. 그런데 지난해 수상자는 어때? 그는 더 늙어 보이고, 좀 덜 행복하고 좀 덜 특별해 보여. 요즘 어떻게 지낸 거지? 활기 없이 가만히 서 있는 모습이 그래 보이지 않아? 작년의 그 자신감과 당당함은 어디로 가 버린 거지? 그리도 유능하고 힘 있어 보이던 이 사람이, 우리가 얻으려고 열심히 애쓰는, 강한 힘을 가지고 있다는 표시는 어디에 있지?

로마의 장군이 승전보를 들고 영원한 도시(로마의 별칭)로 돌아오자 군중이 구름처럼 모여들었고, 말을 타고 주피터 신전을 향해 행진하는 장군을 열렬히 환영했다. 그때 시종이 그의 귀에 대고 속삭였다. "영광은 한순간입니다." 모든 것이 일시적이며 무상함을 보여 주는 표시들은 우리 주변 어디에나 널려 있지만, 우리는 언젠가는 이와 다른 메시지를 받을 것이라는 희망을 계속 붙들고 있다. 스포츠에 관심 있는 팬이라면 90년대 중반의 시카고 불스 농구팀이 불후의 팀이었음을 기억한다. 그들의 성취는 견줄 데가 없었다. 그러나 지금 그들은 어디에 있는가? 누가 삶을 멈출 수 있고, 시곗바늘을 되돌릴 수 있겠는가? 그렇다고 해서 삶보다 더 큰 무엇을, 영원한 무엇을 믿고 싶은 갈망이 부적절한 것은 아니다. 그것들은 단지 오도되었을 뿐이다.

아카데미 시상식 동안 우리는 두 가지 점에서 진정한 위대함을, 시간의 파괴를 견디는 인간의 능력을 잠시 보았다. 동료 배우들이 자신들의 멘토에게 수여하는 두 개의 공로상이 있었다. 이 상을 받은 사람은 둘 다 80대였고 영화산업에 평생을 바쳤다. 그들은 자신이 한 일을 돌아보면서 수상 실적이나 업적을 열거하지 않았다. 대신, 작품을 향한 열정적인 사랑에 관해, 도움이 될 수 있을 때 느낀 기쁨에 관해 말했다. 바가바드 기타에서는 우리의 재능을 타인에게 봉사하는 데 열심히 쓰는 만큼 고통을 넘어선다고 말한다. 삶의 끝에 가까워지고 있는 그들이 우리에게 들려주고 싶은 말도 이와 같은 것 같다.

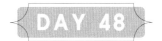

조국이 당신에게 최선을 요구할 때면 어김없이 새벽 3시에 비가 내리고,
당신은 두 지도가 교차하는 지점에 있다.
미 육군 장교의 농담

군대에서 이 말을 수없이 들었지만, 그리고 이 말이 사실인 것도 아니지만, 나는 지금도 그 의미를 되새긴다. "이런 곤경에 빠지지 않는 유일한 길은 미리 대비하는 것뿐이다." 그런 뜻에서 군대의 지혜 중 하나인 이 말은 내게 도움이 되었다. 내가 이 말을 경고로 새겨들었기 때문이다. 눈을 가리는 빗물을 훔쳐 내면서 다른 병사들의 필요를 자신의 필요보다 우선했던 선배 군인들, 군인들의 세대가 면면히 이어지도록 저마다의 역할을 다한 그 모든 선배 군인들의 이미지를 떠올리면 저절로 안심하게 되었다. 나는 이런 상황을 기꺼이 감내하려 한 개인들의 의지에서 인간 정신의 아름다움을 엿본다. 이 금언은 또한 젊은 신병에게 힘든 상황을 너무 중대하게 여기지 말라고 상기시키는 말이다. 우리가 깜깜한 어둠 속에서 빗줄기 사이를 응시하면서, 비에 젖어 금세 망가지는 두 지도가 교차하는 지점에 서 있을 때는 늘 새벽 3시일 것이라는 선배들의 경고는 우리 자신에게는 본래 그런 난관을 극복할 힘도 있음을 알려 준다.

우리는 대부분 자신의 요가 수련에 대해, 요가의 가르침을 실천할 능력에 대해 높은 기대를 품고 있다. 그리고 새롭게 발견한 평정심이, 내적인 삶과 외부 현실의 조화로운 균형이 쉽사리 확고해질 것이라는 높은 꿈을 꾼다. 불행히도 우리 대부분은 이 꿈에 무언가 못 미치는 하루하루를 보낸다. 아이를 기르고, 배우자를 사랑하고, 교통 체증 속에 갇혀 있고, 망쳐 버린 선거의 개표 결과를 근심하며 기다리고, 좋은 정장에 오렌지 주스를 쏟고, 연로한 부모님을 모시고 외식하러 나가면서, 우리는 현실의 삶을 수용하기 위해 끊임없이 우리의 이상을 조정해야 한다. 우리가 요가를 실천하는 삶이 세상에 절실히 필요할 때, 우리는 비 내리는 새벽 3시에, 두 지도가 교차하는 지점에 서 있는 경우가 적지 않다. 하지만 우리는 그렇게 할 수 있다. 그리고 멋지게 해낼 것이다.

DAY 49

> 우리는 자신을 빛 속에 거주하고, 영적인 힘에 둘러싸여 그 힘으로 살아가는 불멸의 존재로 생각해야 한다. 이런 생각을 유지하려는 꾸준한 노력은 잠들어 있고 깨어나지 않은 힘을 깨울 것이며, 이 힘은 영원이 가까이 있음을 우리에게 보여 줄 것이다.
>
> 찰스 존스턴

요가에 관한 이 아름다운 말에는 두 가지 교훈이 있다. 첫째는 "빛 속에 거주하고, 영적인 힘에 둘러싸여 그 힘으로 살아가는" 우리의 참된 본성에 관한 것이다. 우리는 타고난 선함과 아름다움을 믿을 수도, 믿지 않을 수도 있다. 이것은 우리 각자가 결정할 일이다. 우리의 참된 본성에 관한 거짓말을 믿으며 평생을 보낼 수도 있고, 자신의 선한 본성을 믿을 수도 있다. 둘 중 어느 쪽이든, 우리 대부분은 삶에서 매일, 매 시간, 매 순간 자신에 관해 믿는 바를 선택해야 한다. 요가 수트라는 우리 자신의 신성 안에 서 있으라고, 우리 자신이 기적 같은 존재임을 의식적으로 경험해 보라고 권유한다.

둘째 문장에서 찰스 존스턴은 요가 수트라의 주요 진실 중 하나를 들려준다. 에너지는 근육과 같아서 사용할수록 커진다는 것이다. 올바른 행동을 할 때마다 올바른 행동을 할 능력이 길러진다. 이 생각을 유지하려는 노력을 꾸준히 하면, 우리 안에 잠들어 있는 깨어나지 않은 힘이 깨어날 것이며, 이 힘은 우리가 추구하는 것에 우리를 더 가까이 데려다줄 것이다. 그러면 우리의 신성이 확인되고, 이 신성이 나타나게 할 수 있는 방식을 어느 정도 알게 된다. 우리가 믿고 그에 따라 행동하면, 이 믿음은 우리 삶에서 점점 자라난다. 우리가 연민을 믿고 실천하면, 그 연민은 우리 삶에서 점점 자라난다. 우리가 사랑을 믿고 실천하면, 그 사랑은 우리 삶에서 점점 자라난다. 우리가 자신의 빛 안에 서서 빛을 따라 살면, 그 빛은 내면에서 점점 자라난다. 우리에게 필요한 것은 오직 시작하는 것뿐이다. 그러면 그 시작은 우리 내면에서 앞으로 나아갈 힘을 길러줄 것이다.

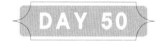

DAY 50

탐욕을 확고히 정복한 사람은 삶의 방식과 이유를 깨닫게 된다.
요가 수트라

마지막 야마는 아파리그라하(aparigraha), 즉 무소유와 쌓아 놓지 않음이다. 그러한 여행의 마지막 지점에 걸맞게 아파리그라하는 놓아 버림에 관한 것이다. 요가 수트라는 애초에 진짜 우리 것이 아닌 것을 붙잡는 데 어떤 에너지도 허비하지 말라고 조언한다. 우리가 교육비보다 국방비를 더 많이 쓴다는 사실은 "우리는 무엇을 방어하고 있고, 왜 그것을 방어하는가?"라는 질문을 불러일으킨다. 여전히 진행 중인 이 정치적 논쟁을 끝낼 수 있는 것은 아파리그라하의 지혜와 메시지다. 우리가 건전하지 않은 집착을 방어하는 데 들이는 에너지는 세상을 더 나은 곳으로 만드는 데 쓰일 수 있다.

아파리그라하를 우리의 생각에도 적용할 수 있다. 생각에 집착하는 것은 정치적 이념이나 인간관계, 물건에 집착하는 것만큼이나 에너지를 낭비한다. 나는 양성 불평등을 바라보는 나의 시각이 좀처럼 진보하지 못해서 괴로웠다. 나는 여성운동이 시작되던 시기에 태어나서, 남녀의 성역할이 달라지고 변하여 모호해지고 구분하기 어려워지는 것을 보면서 자랐다. 여성을 사랑하고 평생 약자를 지지했지만, 인생을 제로섬 게임으로 보는 시각은 여전히 지속되고 있었다. 당신이 이기면 내가 진다는 개념이 거의 자동으로 작용했던 것이다. 로스쿨에서 여학생이 남학생보다 많아졌다는 글을 읽으면, 로스쿨에 가고 싶은 마음이 전혀 없다는 사실에도 불구하고 나 자신이 미래에 무기력해지는 이미지가 떠오르면서 두려워졌다. '여성해방운동'에 대한 이런 비이성적인 두려움은 (내가 태어날 무렵에는 그런 두려움이 스며 있는 분위기였다) 나의 영혼에 어느 정도 좋지 않은 영향을 미쳤다.

이제는 놓아 버릴 시간이다. 안팎으로 집을 깨끗하게 할 시간이다. 아파리그라하는 또한 우리가 가장 소중히 여기지만 고통을 일으키는 믿음들을 놓아 버리는 것이다. 아파리그라하는 모든 집착을 끝내려는 것이다. 두려움을 놓아 버리고 욕망을 놓아 버려 자유로워지기 위한 것이다.

DAY 51

절제하는 사람은 자신의 생각에서 해방되어 있다.
노자

아파리그라하는 영적인 길을 가는 동안 적은 짐만 지니고 가볍게 여행하기를 권한다. 새로운 것이 들어올 공간을 마련하려면 낡은 것을 놓아 버려야 한다. 죽은 사람을 슬퍼하되, 그 뒤에는 살아 있는 사람을 사랑하기 위해 놓아 버려야 한다. 아파리그라하를 적용할 수 있는 명백한 일이 많다. 옷장이 낡은 옷으로 가득 채워져 있으면 옷장을 쓸 수 없다. 우리가 새로운 직원을 좋아하지 않는 까닭은 옛 직원에게 작별 인사를 하지 못했기 때문이다. 이렇게 놓아 보내는 일이 쉽지만은 않지만, 우리의 눈앞에 있는 명백한 일이므로 마음만 먹으면 당장 실천할 수 있다. 필요한 것은 오직 다른 수준의 내맡김, 신뢰의 도약뿐이다.

더 어려운 일은 낡은 믿음에 관해 아파리그라하를 적용하는 일이다. 우리가 일상생활에서 이런저런 선택을 하게 만드는 기본적인 억측들은 대부분 무의식적이며 눈에 보이지 않는다. 우리는 타이어 구매에 관한 삼촌의 조언을, 붉은색에 관한 이모의 시각을, 6학년 골목대장의 보스턴 레드삭스 야구팀에 대한 경멸을 받아들였고, 평생 제대로 경청하지 않으면서 대화를 했으며, 다른 사람의 조언을 오해했다. 그리고 그 모든 정보가 우리의 일상적인 의사 결정에 영향을 미친다.

어머니는 내게 "우리는 예의 바른 집안이란다."라고 자주 말씀하셨다. 그것은 사실이 아니었지만, 어머니의 그 말씀은 지금까지도 내 마음속에서 한 번씩 들려온다. 내 말은, 우리 모두가 때로는 의도적으로, 때로는 무심코 프로그래밍 되어 왔다는 것이며, 우리 대부분은 그렇다는 것을 어렴풋이 느낄 뿐이다. 우리 자신의 믿음들도 그처럼 강력한 힘을 지니고 있는데, 그런 믿음들은 우리 삶의 이전 시기들, 이전 삶의 상황들에서 생겨나 계속 이어져 온 것이다. 이 모든 오래된 생각과 관념은 우리 삶에서 지금 이 순간을 앗아가는 에너지다. 아파리그라하는 어제의 낡은 믿음들을 벗어나라고 초대한다. 오래된 옷들을 상자에 담아 구세군에 가져가듯이, 오래된 생각들을 하나씩 버릴 수 있다. 남성과 여성, 인종과 종교, 축복과 저주에 관한 어제의 정의는 우리를 지배할 힘을 더는 가지지 못한다. 우리는 자신이 지각하는 지금 이 순간의 진실을 점차 신뢰할 수 있다. 그럴 때 우리는 힘을 얻게 되며, 마음과 영혼이 자유로워진다. 우리는 자신의 믿음들을 헐렁한 옷처럼 느슨하게 걸칠 수 있다. 그리고 자신의 생각에서 자유로워질 때 오는 가벼움을 경험할 수 있다.

DAY 52

영적 삶이란 언제나 놓아 버리는 삶이다. 계속 붙잡고 있는 것이 아니다.
제시 리 피터슨 목사

제시 목사는 나의 명상 선생님이다. 현대의 성자인 그는 로스앤젤레스에서 목회를 하고 있으며, 명상을 우리 시대의 가장 어려운 문제들을 효과적으로 다루는 수행의 주춧돌로 사용한다. 각계각층의 사람들이 그에게 명상을 배우는데, 그의 가르침을 따른 사람들은 한결같이 성공적인 결과를 경험했다. 마틴 루터 킹 목사의 막내딸은 최근, 오늘날 아버지의 발자국을 따르는 사람이 누구냐는 질문을 받고서, 아버지의 영적 상속자로 제시 목사를 지목하면서, 이 지도자의 메시지에 킹 목사의 가르침의 정수가 담겨 있다고 말했다. 제시 목사의 가르침 중 하나에는 아파리그라하의 정수가 담겨 있다.

　제시 목사의 길에서 건강한 삶으로 가는 첫걸음은 용서다. 그는 우리가 붙잡고 있는 화가 우리를 지배하며 해친다고 말한다. 나는 오랫동안 명상을 하고 요가를 수련하고 기도하고 봉사했지만, 화를 없앨 수는 없었다. 교통 체증, 휴대전화 요금청구서, 아내, 개, 친구들, 적들…… 이 모두가 나를 자극하여 비이성적으로 화내고 원망하게 만들 수 있었다. 나는 왜 화에 관해서는 나아지는 게 별로 없는지 이해할 수 없었다. 제시 목사의 명료한 설명을 듣기 전까지는……. 내가 누구에게 화를 내고 있는 한, 나는 화를 품고 있었고, 그래서 나는 화가 난 사람이었다. 이 점에 관해 곰곰이 생각해 본 뒤, 나는 오랫동안 원망하는 마음을 품고 있던 일들을 하나하나 떠올리면서 목록으로 만들었다. 전에도 원망하는 사람들에 관한 이야기를 글로 썼고, 그 감정들에 대한 책임을 받아들였고, 심리치유 상담가에게도 얘기했지만, 원망하는 사람들을 용서한 적은 없었다. 용서하여 깨끗이 씻어 내겠다는 결심은 하지 않은 채, 나는 계속 원망했고 화를 냈다. 나의 많은 원망은 아파리그라하를 거스르는 것이었다. 나는 이런 원망들을 계속 붙잡고 있었을 뿐 아니라 소중히 간직하기까지 했다. 나는 원망할 거리를 계속 쌓았다. 그러면서도 내 안에 화가 계속 남아 있는 이유를 알지 못해 당혹해했다.

　제시 목사는 수만 명에게 들려준 말을 내게도 똑같이 해 주었다. 용서를 할 때까지는 영적인 면에서 자유롭지 못할 것이라고……. 나는 내가 원망하고 있던 상대방 한 명한 명에게 돌아가서, 우리 관계의 어떤 점에 관해 솔직히 얘기하고, 그들을 공식적으로 용서해야 했다. 오래된 적대감들을 놓아 버린 뒤에야 나는 진정으로 자유로워질 것이다. "예, 하지만 저는 다릅니다", "예, 하지만 이 상황은 다릅니다", "예, 하지만 아무개는 죽었습니다", "예, 하지만 제가 얘기해 보려 해도 아무개는 절대로 저와 얘기하려 하지 않을 겁니다."라고 주장하는 사람들에게 제시 목사는 대답한다. "영적인 삶이란 언제나 놓아 버리는 삶입니다. 계속 붙잡고 있는 것이 아닙니다." 놓아 버리고 자유로워져라.

DAY 53

평화가 첫째 조건이다. 평화 없이는 아무것도 안정될 수 없다.
스리 오로빈도

어제의 글에서는 용서와 놓아 버림, 자유가 연관되어 있음을 말했다. 그 글을 쓰는 동안, 방방곡곡에서 이의를 제기하는 목소리들이 합창을 이루며 들리는 것 같았다. 그래서 오늘은 용서의 개념에 관해 좀 더 많은 시간을 쓰기로 마음먹었다. 요가는 젊어지게 한다. 척추는 유연해지고, 근육은 점차 단단해지며 젊어진다. 우리는 오랫동안 잃어버리고 있던 육체의 힘을 되찾는다. 요가 자세들이 우리 몸에 그런 영향을 미치듯이, 용서는 우리의 영혼과 인간관계에 그런 영향을 미친다.

최근 나는 소중한 옛친구와 시간을 보냈다. 그리고 제시 목사의 조언에 따라, 우리 관계에서 내가 잘못한 점들을 사과했고 그가 내게 잘못한 일들을 용서했다. 우리는 10년 동안 친구였는데, 그렇게 세월이 흐르는 동안 해결되지 못한 불만들이 쌓이면서 우리의 관계가 시들어 갔고, 우리가 한때 나눈 친밀감을 가로막고 있었다. 잘못을 바로잡고 용서를 구하고 용서하는 어려운 작업을 통해 우리의 우정은 새롭고 신선해질 수 있었다. 우리는 다시 시작하는 사람이 될 수 있었고, 우리의 우정은 다시 한 번 젊어졌다.

당신은 말할지 모른다. 그래, 하지만 내가 소중히 여기지 않는 사람들은? 어릴 때 나를 겁에 질리게 하고 신경도 쓰지 않던 무서운 삼촌은? 나를 폭행하고는 그런 적이 없다고 부인하는 부모는? 인종 차별이나 남녀 차별로 내 동심을 짓밟은 사람들은? 용서를 구하지도 않고 용서받을 자격도 없는 사람들을 내가 왜 용서해야 하지?

용서는 전적으로 자기만을 위한 것일 수 없다. 우리는 자신의 영적 성장을 위해 다른 사람을 용서하지만, 용서를 하는 가장 중요한 이유는 우리 모두가 서로 연결되어 있다고 믿기 때문이다. 우리는 모두 하나다. 그래서 우리가 다른 사람의 어떤 면을 용서할 수 없다면, 우리 자신의 그 면도 용서할 수 없다. 우리가 어떤 것을 다른 사람에게 주지 않고 있다면, 우리 자신에게도 그것을 주지 않고 있다. 다른 사람에 대한 비판은 궁극적으로 자기 자신에 대한 비판이다. 너와 내가 없고, 오직 우리만 있기 때문이다. 그러므로 용서는 자기를 사랑하는 행위이고, 자신을 사랑함으로써 우리는 온 인류를 사랑한다. 우리 자신의 비난이라는 올가미에 걸리면 우리는 결코 평화를 발견할 수 없다. 용서는 이러한 곤경에서 우리를 해방시키고, 영적인 삶을 세울 기반을 다져 준다.

당신은 쌓아 두려는 사람이 아니에요. 버리지 못하는 사람이지.
엘레노어 윌리엄스

화요일에 나는 나의 프라나야마 교사인 엘레노어 윌리엄스와 한 시간을 함께했다. 엘레노어는 아헹가 전통 출신의 대단히 현명하고 위트 있는 요가 교사인데, 이 책을 쓰는 동안 많은 도움을 주었다. 우리는 크리스털 샹들리에가 드리운 넓은 식당에서 함께 시간을 보냈는데, 그녀는 그곳을 요가원으로 개조했다. 오후의 햇살이 깨끗한 나무 바닥을 환히 비추는 가운데 엘레노어는 나의 역량을 철저하게 시험했다. 보통 우리는 가벼운 요가 이야기로 수업을 시작한다. 지난주에는 내가 야마에 관한 글을 끝내 가고 있고, 야마에 관해 글을 쓰는 경험이 삶을 변화시킨다는 것을 알게 되었다고 얘기했다. 나는 그녀에게 아파리그라하에 관해 말했고, 내가 빌린 창고의 (빼곡히 차 있는) 상태를 묘사했다. 그녀는 미소를 지으며 말했다. "당신은 쌓아 두려는 사람이 아니에요. 버리지 못하는 사람이지."

　이 말을 듣고서 불현듯 아파리그라하에 관해 할 일이 남아 있음을 새로운 시각으로 보게 되었다. 나는 다른 사람에게 털어놓거나 놓아 버리는 편이 나을 관념이나 대상들을 비이성적인 두려움 때문에 붙잡고 있다는 사실에 관해 자세히 얘기했다. 그런데 엘레노어는 거울을 들어 나를 비추어 주었고 나는 그 거울에 비친, 내 마음속에 깊이 자리한 믿음을 보았다. 일단 무언가를 갖게 되면, 그것이 무엇이든 붙잡고 있는 것이 낫다는 믿음을……. 이것은 갈망이나 쌓아 두려는 마음이나 탐욕의 문제가 아니다. 이것은 색깔이 다른 두려움이며, 결핍에서 나오는 두려움이다. 없이 살아온 사람들의 두려움이다.

언뜻 보기에 아파리그라하는 지칠 때까지 쇼핑하는 사람들의 문제처럼 들린다. 그러나 더 자세히 살펴보면서 나는 내 아파트 전체가 하나의 커다란 아파리그라하 위반체라는 것을 깨달았다. 나는 돈을 많이 쓰지도 않고 쇼핑도 거의 하지 않는다. 그런데 어떻게 그럴 수 있는가? 나는 더 많은 것을 원하지는 않는다. 단지 이미 가진 것을 잃고 싶지 않을 뿐이다. 나는 몇 년간 입지 않은 그 셔츠를 아쉬워할 수 있다. 그 책을 언젠가 다시 읽고 싶어 할 수 있다. 이가 빠진 그 그릇도 여전히 잘 쓸 수 있다. 나는 쌓아 두는 사람, 버리지 못하는 사람이 아니다. 나는 어떤 것을 상실하여 슬퍼하고 싶지 않은 사람이다. 아파리그라하는 작별 인사 하는 법을 배울 기회다.

DAY 55

다행히 건강한 사람들은 거의 매일 '행복한 환상'—절정 경험—을 잠깐씩 경험하는데,
그것은 그들이 '터무니없이 좋은 소식'을 가져온다는 우리의 기본 가정에
큰 오류가 있음을 알게 한다.
콜린 윌슨

아파리그라하(쌓아 두지 않음)는 우리의 삶에 좋은 것들이 들어올 수 있게 한다. 즐거운 추억이 담긴 10년 된 티셔츠, 돌려주지 않은 물건, 삶의 잡동사니 등 자신이 계속 붙잡고 있던 것과 정말로 헤어질 수 있음을 깨닫게 되면, 우리는 더 나은 것이 들어올 자리를 마련하기 위해 공간을 청소하고 있음을 이해하게 된다. 과거는 죽었으며, 우리는 살아 있는 것을 위한 방을 만들고 있다. 나는 이러한 식의 집 청소를, 출산을 앞둔 부부가 아기에게 필요한 공간을 마련하기 위해 손님방을 아기방으로 바꾸는 행위와 비슷하다고 생각한다. 그럴 때는 아파리그라하를 받아들여 과감하게 집을 청소하는 것과 같은

강한 기대감이 있다.

나는 신용카드 청구서를 통해서도 놓아 버리는 법을 배운다. 몇 년 전부터는 신용카드 청구액 중에서 최소 금액만 갚는 방식을 그만두고 전체 금액을 갚기 시작했다. 언젠가, 채권자들에게 갚는 돈은 애초에 정말로 내 돈은 아니며, 매달 최소 금액을 갚는 것은 불만족스러운 관계를 연장하는 방법일 뿐임을 이해했기 때문이다. 수년간 요가를 수련한 결과, 나는 빚진 상태를 끝낼 수 있는 유일한 길은 빚을 갚는 것이라는 분명한 결론에 이르렀다. 모든 빚을 다 갚는 것이다. 야마는 우리 자신의 에너지를 되찾는 방법일 뿐이다. 내가 마스터카드 사에 빚진 돈은 내 것이 아니겠지만, 빚진 상태에 매인 에너지는 내 것이다. 우리는 자신에게 필요한 것을 붙잡고 있다고 믿지만, 실제로는 그 반대가 진실인 경우가 적지 않다. 우리가 진짜로 잃는 것은, 탐욕이나 쌓아 두려는 마음으로 위장한 두려움 때문에 느끼는 공허감이며, 이것은 영혼의 질병이다. 두려움의 상징들은 우리가 자기 영혼(spirit)의 빛을 보지 못하도록 차단한다. 이 상징들, 이 유령들에서 멀어질 때 바람이 우리 배의 돛에 실린다. 더 가볍고 더 자유로워진 우리는 고개를 들어 먼 해안을 어렴풋이 본다. 그리고 돌연 우리는 '터무니없이 좋은 소식'의 기쁨으로 가득 찬다.

DAY 56

은목걸이에 속아 넘어갈 수 있다면 금목걸이에도 속아 넘어갈 수 있어.
다이어 스트레이츠

우리는 운 좋은 나라에 살고 있는 운 좋은 세대고, 우리 중 대부분은 물질적 욕구를 수없이 충족시킬 수 있었다. 우리는 또한 '더 많이'의 이면에 있는 공허감을 경험했다. 우리 바깥의 어떤 것, 어떤 사람이 우리 내면을 바로잡아 줄 수 있다는 믿음의 이면에 있는 공허감을 경험했다. 그러나 거기에는 긴장이 남아 있다. 우리는 물질주의에 속박되는 상태를 계속 선택한다. 자신이 늘 자유로울 수 있음을 믿지 못하기 때문이다.

우리 바깥에서 해결책을 찾으려는 충동의 이면에는 길을 잃은 고통이 있다. 우리는 종종 일상생활에서 고통 가운데에 있는 사람처럼 반응한다. 열한 살 때 나는 13주 동안 몸에 깁스를 하고 있었다. 어느 날 밤, 화장실에 가야 했는데 가족 중 누구도 잠에서 깨어 나를 도와주지 않았다. 잠에 스르르 빠지다 깨어나다 하던 중에 꿈을 꾸었는데, 내가 탱크를 집으로 몰고 와서 대포를 발사하니 모두가 깨어나는 꿈이었다. 결국 아버지가 와서 모든 일이 잘 풀렸지만, 간절히 바라던 이 꿈은 아직도 잊히지 않는다. 고통을 겪고 있는 많은 사람은 한 번씩 내 어릴 적 꿈만큼이나 이성적이지 않은 생각에 빠지고 문제가 해결되는 꿈을 꿀 것이다. "토요일 밤에 데이트를 하면 기분이 좋을 텐데. 내가 날씬하면 늘 원하던 삶을 살게 될 텐데. 십억으로는 충분하지 않아. 더 많이 버는 법을 알아내야 해."

길을 잃은 고통은 우리가 마침내 집으로 돌아오는 길을 발견할 때 덜어진다. 이것이 요가의 목표다. 우리 바깥에서 해답을 찾으려 할 때, 우리는 황무지로 더 깊이 들어가고 집에서 더 멀어진다. 아파리그라하(쌓아 두지 않음)는 자신이 무엇을 두려워하는지 알아차리는 것이며, 두려움을 놓아 버리는 것이다. 우리가 애초에 진정한 우리 것이 아닌 것을 붙잡는 까닭은 두렵기 때문이다. 낡아빠진 믿음들을 붙잡는 까닭은 두렵기 때문이다. 자기 바깥에 있는 무언가가 자신을 온전하게 해 줄 것이라고 믿으려 하는 까닭은 두렵기 때문이다. 두려움은 우리를 바로잡아 주지 못하며, 불행하게 할 뿐이다. 다른 모든 야마가 그렇듯이, 아파리그라하가 그 자체로 우리를 불행하게 하거나 자유롭게 하는 것은 아니다. 우리가 스스로 그렇게 한다. 아파리그라하는 목걸이를 목걸이라고 부를 뿐이다. 은목걸이든 금목걸이든.

우리의 에너지는 대부분 자신이 중요한 사람처럼 보이려 애쓰는 데 들어간다.
중요한 사람처럼 보이려는 노력의 일부만이라도 덜어 낼 수 있다면,
두 가지 놀라운 일이 일어날 것이다. 첫째, 우리가 대단한 사람이라는 허구적인 생각을
유지하려는 노력에서 에너지가 해방될 것이다. 둘째, 우주의 실제 위대함을
살짝 엿보기에 충분한 에너지가 우리 자신에게 주어질 것이다.

카를로스 카스타네다

여기에 아파리그라하(쌓아 두지 않음)의 핵심이 있다. 이 야마는 거짓된 자아와 그 자아의 모든 상징을 놓아 버리도록 우리를 초대한다. 거짓된 자아의 생각들과 상징들을 붙잡고 있는 한, 영혼의 햇빛이 우리에게 들어오지 못한다. 요가 수업을 진행하면서 나는 주먹 쥔 손으로는 선물을 받을 수 없다고 말한다. 주먹 쥔 손은 요가가 일으키는 에너지의 흐름도 가로막는다. 요가 매트에 올 때, 우리는 몸과 마음, 가슴을 결합함으로써, 주먹 쥔 손을 알아차림으로써 수련을 시작할 수 있다. 아파리그라하는 '주먹을 편 손'이라는 영적 자세를 취하는 것이다. 주먹을 펼 때, 우리 자신을 열 때, 우리는 우주의 도움을 받을 준비가 된다.

실생활 면에서 아파리그라하는 불편하게 하는 수많은 무거운 짐에서 우리를 해방해 줄 수 있다. 군 복무를 마친 뒤 나는 간신히 생계를 이어 가는 생활의 긴 여정을 시작했다. 택배 일을 했고, 식당에서 종업원으로 일했으며, 응급구조사로도 일했다. 내겐 좋은 시간이었다. 나는 나 자신과 신에 관해 배우고 있었지만, 그 일을 하는 동안 아무도 내게 충분한 돈을 지급하려 하지 않는 것 같았다. 이러한 생활방식에 들어온 지 2년쯤 지났을 때, 군대에 있을 때는 충분히 감당할 수 있었던 내 차가 이제는 수입의 절반을 먹어 치우고 있음을 알아차렸다. 내가 육군 장교로서 누린 위신의 마지막 흔적을 보여 주

는 것이 이 차였는데, 이 상황은 식당 종업원이라는 내 신분이 임시직이라는 것을 확인해 주었다. 그러니 나는 곧 차를 타고서 더 크고 더 나은 일자리를 향해 떠날 수도 있었을 것이다. 불행히도 나는 그럴 마음이 없었다. 내가 끌린 일은 심지어 식당 종업원으로 버는 것보다도 보수가 적었다. 그래서 동료들과 같은 수준의 생활을 유지하려면 그들보다 훨씬 힘들게 일해야 했다. 내 차를 유지하려고 일하느라 쓴 시간은 나의 영혼을 위해 쓰지 못한 시간과 에너지였다.

결국 나는 차를 팔고 자전거를 샀다. 며칠 뒤에는 하루 야간 휴가를 내 자전거를 타고 나가서 향기로운 봄날의 저녁으로 들어갔다. 따스한 비에 젖은 거리를 자전거 타이어가 조용히 미끄러져 갈 때, 고개 들어 나무 사이를 보니 구름이 갈라지면서 별들이 보이고 있었다. 홀로 침묵에 잠긴 채 나는 우주의 위대함을 살짝 엿보고 있었다.

DAY 58

아들아, 네게 바라는 건 오로지 네가 만족하는 거란다. 그게 전부야.
단순한 사람이 되렴. 네가 사랑할 수 있고 이해할 수 있는 사람이……
레너드 스키너드

요가에 자신을 열면 모든 곳에서 요가를 발견한다. 그것은 바람에도 있고, 풀에도 있고, 나무에도 있다. 요가는 참된 집으로 돌아오는 것이며, 이 귀향은 위대한 신화의 갈등이자 해결이고 텔레비전 시트콤의 줄거리다. 잭 콘필드는 말한다. "참된 집은 우리가 시작한 곳이고 돌아오는 곳이다."

레너드 스키너드의 이 노래는 1981년 가을의 내게 의미 깊은 노래였다. 그 무렵 나는 심각한 약물 중독 문제가 있는 10대 청소년이었는데, 그때는 이 노래가 내 마음을 왜 그리도 깊이 휘저었는지 설명할 수 없었다. 당시 내가 아는 것이라고는 내 삶이 단순하지 않다는 것이 전부였고, 사랑을 발견하는 단순한 사람이라는 개념은 내가 의지할 수 있는 것이었다. 내가 뭔가를 할 준비가 되기 훨씬 전에도 요가의 메시지는 내 주위에서 소용돌이치고 있었다. 그것은 운동 경기를 통해서 내게 왔다. 돌봐 주는 조언자와 친구의 모습으로 왔다. 그리고 끝없이 이어지는 결과의 형태로 왔다.

요가 매트 위에서 나는 너무 빠르게 살지 말라는 교훈을 배웠다. 힘든 일들은 왔다가 지나갔다. 나는 한 여성을 발견했고 사랑을 발견했다. 그리고 나는 저 높은 곳에 무언가가 있다는 것을 절대 잊지 않으려 한다. 갈망하지 않는 법을, 내게 필요한 것은 내 영혼 속에 있음을 믿는 법을 배웠다. 나는 오로지 내 가슴만을 따른다. 나는 내가 사랑하고 이해할 수 있는 단순한 사람이 되었다. 나는 만족한다.

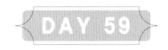

두려움의 조언을 받아들이지 마라.
배리 매카프리 장군

이제 우리는 야마의 끝에 도착했다. 비폭력, 진실함, 훔치지 않음, 성적 절제, 쌓아 두지 않음. 이 다섯 단어는 우리가 평생 할 일, 행복한 삶의 토대를 요약한다. 이 다섯 단어는 성자란 어떤 사람인지를 보여 주고, 나머지 우리에게는 그 길을 알려 준다. 이제 나는 사람이나 상황 때문에 마음이 힘들 때마다 불편함의 원인을 찾아내기 위해 이 다섯 단어로 점검한다. 야마는 한결같이 내가 나 자신으로, 내가 품고 있는 어떤 두려움으로 돌아가도록 이끈다. 야마를 실천하는 것은 아주 멋진 도전이자 단순한 일이다. 그 핵심에는 개인의 책임이 있다. 우리는 다시 또다시 선택에 직면한다. 우리의 두려움을 스스로 책임질 것인지, 부정할 것인지 선택해야 하는 것이다. 우리는 두려움의 자리에서 결정하는지, 아니면 신뢰의 자리에서 결정할 수 있는지 보라고 계속해서 요구받는다.

1987년, 젊은 육군 장교이던 시절에 들은 연설을 아직도 기억한다. 백발의 잘생긴 남부 신사인 장군이 최근 대학을 졸업한 우리 신임 장교들에게 연설하고 있었다. 우리 대부분은 미 육군 장교가 된 것이 어른이 되어 맞는 첫 경험이었다. 매카프리 장군은 우리의 마음을 잘 헤아리는 사람이었고, 그의 목표는 이 힘든 과도기를 통과하고 있는 우리를 돕는 것이었다. 그는 우리가 다들 운이 좋았다고, 우리는 재능 있는 젊은이들이며, 그래서 세상이 우리를 원한다고 말했다. 그리고 우리는 이제 새로운 여행을 떠나고 있으며, 이 여행을 하는 동안 우리가 통제하지 못하는 상황을 일상적으로 책임져야 할 것이라고 말했다. 그러면서 뜻대로 일이 진행되지 않고 가로막히더라도 원통해하거나 용기를 잃지 말라고 조언했다. 그는 "두려움의 조언을 듣지 마십시오."라고 말했다. 나는 이 장군의 조언을 잊지 않았다. 시간이 지나면서는 이 말이 단순하여 어떤 상황에도 적용될 수 있고 심오하다는 것을 발견했다. 이것은 평화로 가는 길이자 야마의 메시지다. 이 책에서 우리는 이제 야마를 떠나지만, 야마는 결코 우리를 떠나지 않을 것이다. 우리를 인도하는 정신인 야마와 함께 살 때는 두려움의 조언을 받아들이지 않기 바란다.

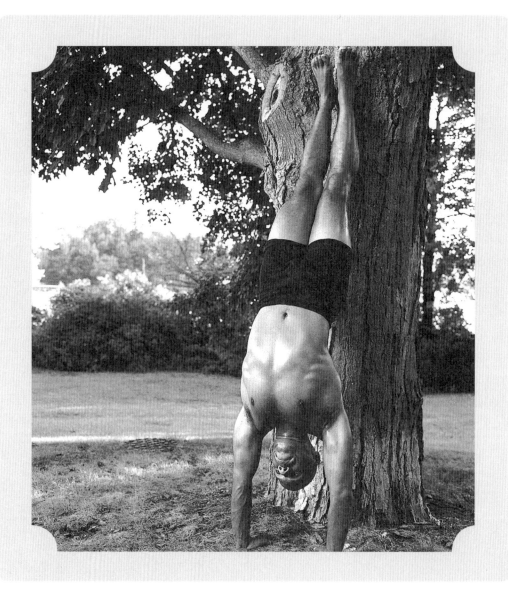

2 부

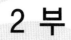

니 야 마

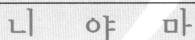

수 련 유 지 하 기

우리는 고기 써는 법을 배우려고 검을 휘두르는 게 아니다.
자신의 믿음을 고수하려는 의지를 기르기 위해 그렇게 한다.
일본의 검의 달인

야마는 여러모로 이 길에서 가장 힘든 수련이다. 왜냐하면 야마는 우리의 영적 에너지를 새로운 방향으로 돌리는 거대한 도전에 직면하게 만들기 때문이다. 야마는 우리 존재의 단단한 기반을 이룬다. 야마를 만나기 전까지 우리는 마음이 부리는 변덕의 먹잇감일 뿐이다. 마음이 우리에게 좋다고 말하면, 우리는 좋다고 느낀다. 마음이 나쁘다고 말하면, 나쁘다고 느낀다. 우리는 외부를 향하며, 끊임없이 자신을 다른 사람들과 비교하고, 거의 늘 자신을 부족하게 여긴다. 우리는 인정받기를 갈망하며, 이 인정을 자신의 바깥에서 찾으려 한다. 그런데 외부의 인정을 받는 일은 우리가 통제할 수 있는 일이 아니다. 그래서 우리는 진정으로 평화로울 수 없고, 이 삶에서 우리의 참된 힘에 다가갈 수 없다. 야마는 이 모든 것을 바꾼다. 결실 없는 노력에 쏟아붓던 에너지는 이제 방향을 바꾸어, 영속적인 평화와 자유를 가져오는 과정에 투입된다. 야마는 두려움에 바탕을 둔 삶을 근본적으로 포기하는 것이다. 야마는 변화가 일어나게 한다. 니야마는 사랑에 바탕을 둔 삶을 지속시키는 근본적인 수련법이다. 니야마는 변화를 지속시킨다.

야마와 마찬가지로 니야마의 정수도 모든 주요 종교에서 발견된다. 니야마는 앞서 길을 간 영적 형제자매들을 통해 이런 형태로 우리에게 전승되었다. 니야마는 영적인 길을 선택한 사람에게 수천 년간 도움을 준 수행법이다. 청정함, 만족, 수련에 대한 열정, 자기 학습, 헌신은 우리가 영적인 해를 입지 않도록 지켜 주고 세상에서 계속 신뢰하며 살아가게 하는 습관이다. 검의 달인이 검을 휘두르는 이유처럼, 니야마는 믿음들을 고수하려는 의지가 우리 안에서 지속되게 한다.

DAY 61

우리는 자신에 관한 진실을 경험할 수 있을 만큼 충분히 오래 집에 머문 적이 없다.
에릭 쉬프맨

니야마, 즉 요가라는 길의 수행법을 올바르게 이해하려면, 요가 교사인 에릭 쉬프맨의 이러한 견해에 비추어 그것들을 보아야 한다. 요가 수트라 1장 2절에서는 "요가는 의식의 움직임을 멈추는 것이다."라고 말한다. 요가는 우리가 고요해지는 수단, 집으로 돌아오는 수단이다. 니야마는 모든 위대한 종교에 공통되는 진실들에 기반하여 만들어진, 먼 옛날부터 전해 내려오는 일련의 수행법으로서 수행자가 더욱 고요해지게 한다. 그런데 고요함이란 정확히 무엇일까? 그게 뭐가 그리 대단한 것일까? 당신이 경주용 자동차 운전자라면 어떨까? 고요함 대신에 움직임을 연구하는 편이 더 타당하지 않을까?

고요함에 관해 생각해 보는 가장 단순한 방법은 먼저 불안이나 동요의 상태를 떠올려 보는 것이다. 이 상태는 균형의 반대다. 불안해하거나 긴장하면 우리는 중심을 벗어나며 균형을 잃게 된다. 하지만 차분함과 침착함을 느낀다면 균형 잡힌 상태로 있다. 아사나 수련은 균형과 불균형 상태의 차이를 직접 경험하게 해 주는 탁월한 수단이다. 불균형 상태에 있을 때는 산만하고 많이 움직이지만, 배우는 것도 없고 이루어 내는 것도 별로 없이 헛되이 노력한다. 균형 상태에 있을 때는 잘 균형 잡혀 있고 고요하며, 움직이지 않으면서 모든 일을 해낸다. 요가 자세에서 완벽히 균형 잡힌 채로 정지해 있을 때는 에너지와 물질, 앎이 교차하는 것을 언뜻 볼 수 있다. 우리는 일상의 의식을 초월하여 더 깊은 실재와 연결된다. 고요함 속에서는 자신의 영혼을 직접 알 수 있고, 존재의 밑에 있는 실재를 파악할 수 있다. 요가 매트 위에서 그런 고요함을 경험하면, 더 조화롭고 우아한 상태로 일상생활에 돌아간다. 당신이 경주용 차 운전자라면, 고요함을 수련할 때 틀림없이 더 나은 운전자가 될 것이다.

니야마를 수련하면 일상생활에서 점점 더 고요해지고 마음이 편안해진다. 하루에 경험하는 이런저런 일은 모두가 다양한 니야마를 수행하기에 좋은 조건이다. 왜냐하면 하루의 매 순간은 내게 고통과 평화 가운데 하나를 선택할 기회를 주기 때문이다. 나의 하루는 보통 다음과 같이 진행된다. 아침에는 청정함, 수련에 대한 열정, 헌신을 수련한다. 직장에서는 자기 학습, 수련에 대한 열정(우리는 늘 수련한다는 점을 기억하자), 그리고 만족을 수련한다. 나는 하루를 헌신으로 마무리하고, 만족하며 잠자리에 든다. 나는 이 다섯 가지 규범(니야마)을 수련하지 않을 때 찾아올 혼란을 피하고 싶어서, 나 자신에 관한 진실을 알고 싶어서 이 규범들을 실천한다.

DAY 62

몸과 마음의 청정함은 자기만족을 위해 다른 사람들과 만나는 일에 점점 흥미를 잃게 한다.
요가 수트라

첫째 니야마는 샤우차(sauca) 즉 청정함이다. 샤우차를 실천할 때 우리는 자신을 청정하게 유지한다. 외적으로는 일반적인 방법을 통해 청정함을 유지하고, 내적으로는 아사나, 프라나야마, 올바른 식습관, 바른 태도를 통해 청정함을 유지한다. 나는 무엇을 먹어야 할지, 얼마나 자주 목욕해야 할지, 어느 아사나를 언제 해야 하는지, 프라나야마는 어떻게 하는지 등은 말하지 않을 것이다. 그렇지만 이런 수행들을 주의 깊게 엮어서 삶의 바탕으로 만들어 보기를 권한다. 자세한 사항은 안내자나 안내서, 자기 가슴의 가르침을 따르기 바란다. 나는 너그러운 마음으로 나를 가르쳐 준 모든 요가 교사에게 마음을 열어서, 내게 효과 있는 아사나 수련을 발견했다. 그리고 뛰어난 스승들 밑에서 오랫동안 수련한 분을 찾아가 프라나야마 수련을 발전시켰다. 나의 개인적 위생은 진행 중인 일이지만, 그 기초는 미 육군 시절에 닦았다. 음식에 관한 한, 그보다 더 개인 맞춤형이기는 어려울 것이다. 샤우차는 무엇을 먹는지에 관한 것이 아니라, 선택의 청정함에 관한 것이다. 생각들에 관한 한, 요가 수련 전체는 실제로 샤우차의 이런 면과 연관이 있다. 샤우차는 연민의 수행에 기여한다. 그것은 자비로운 생각을 하는 것이다.

다른 야마, 니야마와 달리, 샤우차는 두 경문으로 설명되어 있다. 샤우차로 하는 일은 주로 육체적이지만, 두 경문에서 결국 바라는 것은 마음에 미치는 효과다. 파탄잘리는 우리의 정신적, 육체적 환경이 마음 상태에 미치는 영향을 인정하는데, 이런 면에서 나는 샤우차를 요가 수트라의 풍수적인 면이라고 생각한다. 요가를 수련할 때는 샤우차의 두 가지 면을 알아야 한다. 하나는 요가 매트 위에서 하는 샤우차고, 다른 하나는 요가 매트 밖에서 하는 샤우차다. 요가 매트 위에서 수련할 때는 아사나와 프라나야마를 몸을 정화하고 강화하는 수단으로 경험해 보라. 매트 밖에서는 정신적, 육체적 환경에 관해 자신이 어떤 선택을 하는지를 점점 더 주의하며 알아차려 보라. 육체적 청결, 몸치장 습관, 옷의 청결로 시작한 뒤, 주변을 청결히 해 보라. 주위 환경은 당신에게 어떤 영향을 미치는가? 이불을 개고, 욕조를 청소하고, 설거지를 해 보라. 그런 다음 자신에게 다시 물어보라. 내 생각들은 나의 감정적 현실을 어떻게 만들어 내고 있는가? 오늘 하루 감사할 일 다섯 가지를 떠올려 본 뒤, 다시 자신에게 이 질문을 해 보라. 샤우차의 원리를 삶에 적용하다 보면, 시간이 흐르면서 평화가 당신 안에 자리 잡는 것을 알게 될 것이다. 더는 '자기만족을 위해 다른 사람들과 만나는 일'에 의지하지 않게 되면, 자유와 기쁨을 경험하기 시작할 것이다. 그 자유와 기쁨이 샤우차다.

몸이 청결해지고 마음이 정화되고 감각 기관들이 통제될 때,
내면의 참된 자기를 깨닫는 데 필요한 기쁜 앎도 온다.
요가 수트라

샤우차에 관한 둘째 경문은 정화와 청결의 에너지적 경험에 관해 말한다. 우리는 샤우차를 수련하고 행복해진다. 에릭 쉬프맨은 요가 수련이 깊어지면 뚜렷한 이유 없이 행복해진다고 말한다. 이 길에서 우리가 진보하고 있음을 나타내는 표시는 뚜렷한 이유 없이 행복해지는 것이다. 자신이 하루하루 살아가는 방식을 근본적으로 바꿀 때 그런 경험을 할 수 있다. 그럴 때는 사실 삶이 아주 철저히 변해 버려서, 자신이 과거에 왜 불행했는지를 잊어버린다. 우리가 새로 발견한 행복은 아무 이유가 없는 것처럼 보인다. 그러나 사실 우리가 행복한 까닭은 요가의 원칙들을 삶에 적용했기 때문이다.

요가의 원칙들을 이해하고 이 새로운 관점에서 내 생각을 살펴보기 시작했을 때, 내게는 이미 완전한 모습을 갖춘 삶의 철학이 있다는 것을 깨달았다. 불행히도 나의 철학은 귀동냥한 대화, 잘못 이해한 요지, 고통 가운데 있는 사람들이 떠들어 대는 소리, 텔레비전 광고, 대중 매체의 선전 등이 뒤범벅된 것이었다. 쓰레기를 넣으면 쓰레기가 나온다. 나는 하루하루 살면서 생각들이 마음을 지배하도록 허용했고, 내 삶이란 결국 그런 생각들이 반영된 것에 불과했다. 생각의 대본은 상당히 비참했는데, 그 가운데 몇 가지 두드러진 예를 들어 보자. "나는 내 성별과 인종과 성과로 규정돼." "여자가 내게 줄 수 있는 최고의 인정은 나와 잠자리를 함께하는 거야." "언제나 나보다 더 나은 삶을 사는 사람들이 있을 거야." "내 살아온 과거가 너무 창피해서 당신한테 내 본모습을 숨겨야 해." "내가 좋은 인상을 심어 주면 당신이 나를 좋아할 거야." 이 가운데 낯익은 것

이 있는가?

　오래가는 행복을 발견하려면 방을 깨끗이 청소할 뿐 아니라, 생각도 말끔히 청소해야 한다. 다행히 그게 바로 요가 수련이 해 주는 일이다. 먼저 우리는 놓아 버린다. 우리의 생각, 오래된 대본, 기대, 내면의 어둠을 놓아 버린다. 해결책은 싸우는 것이 아니라 놓아 버리는 것이다. 우리는 모든 것을 놓아 버리고, 아무것도 붙잡지 않는다. 요가 매트 위에서 그리고 밖에서, 우리는 다시 또다시 놓아 버린다. 이 놓아 버림이 정화다. 우리가 놓아 버리면, 연못에 조약돌을 떨어뜨리는 것처럼 그 잔물결이 서서히 퍼져서 우리의 깨어 있는 모든 순간을 에워싼다. 놓아 버리면 텅 빈 공간이 생기고, 건강과 은총이 그 공간으로 들어올 것이다. 우리는 기쁜 앎으로 살기 시작한다.

DAY 64

힌트: 새장은 잠겨 있지 않다.
노바 넛슨

샤우차는 우리의 길에서 신체 상태의 유지를 진지하게 다루는 순간이다. 내 시작은 몹시 초라했다. 영적으로 깨어나기 전에 몇 년간은 몇 주일씩 샤워도 하지 않고, 바닥에서 자면서, 하루 한 갑씩 담배를 피웠고, 여러 해 전에 제조된 군용 식품을 먹었고, 마실 수 있을 때마다 최대한 술을 마셨고, 왜 거의 늘 기분이 안 좋은지 궁금해하며 지냈다. 사실 이 말은 당시의 내 직업(군인)을 묘사한 것이지만, 그 일은 영적 파산 상태의 극심한 고통 속에서 내가 선택한 직업이기도 했다.

　영적으로 밑바닥이었던 상태에서 벗어나 영적 수련을 시작했을 때, 나는 주위를 돌아보기 시작했다. 내가 높이 평가하던 사람들은 자신의 몸을 잘 대하는 것 같았다. 그리고 음식과 행동, 믿음, 태도에 관해 몇 가지 원칙을 가지고 있는 것 같았다. 그들은 꾸준히 운동을 했고, 깨끗한 옷을 입었으며, 청결한 아파트에서 살았다. 이 모든 행위에는 부드러운 마음이 있었다. 이 습관들은 이 사람들이 자신과 타인에 대해 느끼는 사랑의 확장으로 느껴졌다. 나는 경쟁에서 이기려고 훈련했고, 군대의 점검을 통과하려고 군복을 다렸지만, 이런 행동을 나 자신을 돌보는 방법으로 여기지는 않았다. 샤우차는 내가 과거에 닮고 싶던 역할 모델들에게서 관찰한 모습을 확인해 준다. 몸은 영혼의 집이다. 몸은 믿음을 실천하는 수단이다. 그러므로 몸을 잘 보살피는 일은 우리 자신뿐만 아니라 인류 전체를 향한 사랑의 행위이자 영적 책임이다.

샤우차를 실천할 때 우리는 믿음을 행동으로 옮기고 있다. 자유와 사랑의 길을 껴안는다. 자신을 부드럽고 다정하게 보살필 때, 우리는 삶에서 사랑하지 못하도록 가로막는 걸림돌을 치우고 있고, 낡아빠진 생각과 행동의 패턴이라는 감옥에서 스스로 해방되고 있다. 우리는 어디에서든 시작해야 한다. 요가는 우리가 지금 있는 곳에서, 현실 속에서, 몸과 그 몸의 행위로 시작해야 한다고 말한다. 나아가 우리는 마음을 행위의 기관으로, 생각을 행위로 보기 시작해야 한다. 이 길에서 우리가 걷는 걸음걸음은 미지의 세계로 들어가는 한 걸음이며, 더 나은 삶을 사는 능력을 굳게 다지는 한 걸음이다. 영적 여행의 초기에 내가 지켜보고 동경했던 샤우차의 실천자들은 실제로 그렇게 하고 있었다. 그들은 자신의 영적 믿음을 구체적이고 일상적인 방식으로 실천하고 있었다. 샤우차는 날개를 조금 펼치라는, 자유를 경험하라는, 큰 결과로 이어질 작은 걸음을 내디디라는, 자유로워지라는 초대장이다. 앞으로 나아가자. 힌트: 새장은 잠겨 있지 않다.

근육을 움직여 기분을 바꾸어라.
무명씨

오래된 격언인 "근육을 움직여 기분을 바꾸어라."는 말은 요가 이론의 요지를 정확히 묘사한다. 우리의 수련은 외부에서 시작하여 내면으로 향한다. 우리 중 상당수는 평소에 샤우차(청결)를 실천하는 가정에서 성장했다. 바닥은 깨끗했고, 침대는 정돈되어 있었고, 그 모든 질서정연함 속에 안전하고 평화로운 느낌이 있었다. 그러나 어떤 사람들은 혼란스러운 가정에서 자랐다. 나는 외적으로는 깨끗하고 정돈되어 있었지만 감정적으로는 혼란스러운 가정에서 성장했다. 나는 여기에 반기를 들었고, 외적 혼돈 가운데에서 감정의 질서를 추구했다. 나의 분노는 생활에는 좋은 방책이 아니었다.

샤우차를 실천한 지 얼마나 되었든, 샤우차는 늘 두 가지다. 첫째, 샤우차는 믿음의 도약이다. 왜냐하면 우리는 너무 지치고 너무 슬프고 너무 화날 때가 많아서, 진정한 변화가 일어날 것이라고는 믿지 못하기 때문이다. 둘째, 샤우차는 매일 수련해야 하는 것이다. 왜냐하면 어제의 샤우차는 오늘의 샤우차가 어디까지 가능할지 상기시켜 주는 역할을 할 뿐이기 때문이다.

만족의 결과로 수행자는 지고의 행복을 얻는다.
요가 수트라

둘째 니야마는 산토샤(santosa) 즉 만족이다. 이는 우리가 현실과 벌이는 전쟁을 끝내겠다는 선택이다. 내가 자란 세계에서는 승자가 있으면 패자가 있었기에 누구나 승자 아니면 패자였다. 승리는 대단한 것이었고, 패배는 비참한 것이었다. 나의 내면의 현실은 외부의 사건에 좌우되었고, 나는 그런 현상에 대해 질문해 보지 않았다. 해피엔딩으로 끝나는 드라마에서는 나쁜 놈이 제거되고, 착한 남자가 여인을 차지하거나 좋은 결말을 맞는다. 이런 생각의 바탕에는 불행한 결말이 있을 것이라는 나의 믿음이 있었다. 감정의 기복이 끝없이 이어지고, 이러한 믿음 체계가 만들어 내는 불안이 오랫동안 계속되었지만, 내가 일상생활이라 여긴 감정의 롤러코스터에 의문을 제기하기 시작한 것은 그로부터 한참 지난 뒤였고, 내게 주어진 상당한 행운이 끝난 뒤였다.

나는 26살 때 약물 남용 게임에서 완패했다. 스스로 빠져나올 수 없었을 뿐 아니라 치료소에 수용되기까지 했다. 거기에서 나는 '파티 남자'라는 꼬리표를 떼고 '중독자'라는 달갑지 않은 꼬리표를 달아야 했다. 너무나 큰 고통을 겪고 있었기에 항복하지 않을 수 없었다. 치료소에 있던 다른 사람들은 아직 싸움을 포기하지 않고 있었지만, 나와 몇몇 사람은 패배를 깨끗이 인정했다. 중독 상태가 진정되고 여러 날이 지났을 때, 나는 바로 그 깊은 항복이 내게 앞으로 나아갈 영적 힘을 주었다는 것을 알게 되었다. 패배를 인정하지 않고 거부한 사람들은 부정과 고통의 끝없는 악순환에 여전히 갇혀 있었지만, 나의 삶은 이미 변하고 있었다. 나는 회복되고 있었고, 갑자기 삶이 완전히 새롭게 시작하는 야구 경기처럼 느껴졌다. 그러니 패배가 그리 나쁜 것은 아닐지도 모른다. 그 지점에 이를 때까지 나는 통제를 위한 투쟁 말고는 다른 길을 알지 못했다. 사실 그것을 투쟁으로 여기지도 않았다. 그것을 그저 삶이라고 여겼을 뿐이다. 살기 위해서 완전히 항복해 버린 내게는 이제 세상을 살아가는 다른 길이 보이기 시작했다.

산토샤가 바로 그것이다. 산토샤는 세상을 살아가는 다른 길이다. 그것은 초점의 전환이다. 우리는 밖에서 안으로 들어오는 만족을 추구하는 대신에, 안에서 밖으로 발현되는 만족을 발견한다. 우리가 모든 사건을 성장의 기회로, 우리 자신의 훌륭함과 만나는 기회로 볼 때, 패러다임이 전환된다. 모든 일을 이런 관점으로 볼 때, 좋은 일이나 나쁜 일이란 없으며, 오직 빛나는 순간이 있을 뿐이다.

DAY 67

즐거운 경험과 기분 좋은 순간에는 쉽사리 산토샤를 수행할 수 있다.
그러나 파탄잘리는 어려운 순간들도 기꺼이 그처럼 껴안을 수 있느냐고 묻는다.
주디스 라자터

만족을 처음 수행하기에는 기분 좋은 순간들이 괜찮은 것 같다. 나는 내 삶의 수없이 좋은 순간들을 이런저런 근심으로 불만족스럽게 보냈다. 이 순간이 지속될까? 이 순간이 진짜일까? 내게 이 순간을 누릴 자격이 있을까? 등등. 기분 좋은 순간들에 만족하는 것, 성공할 때 고요히 있는 것은 내게 여전히 과제로 남아 있다. 나는 좌절에 훨씬 더 익숙하다. 어린 시절부터 좌절을 배웠고, 인종 차별과 학대, 중독을 견뎠다. 역설적으로 나의 투쟁은 신이 나와 함께 있음을, 내가 우주를 신뢰할 수 있음을, 내일은 오늘과 다를 것임을 가르쳐 주었다. 비록 나는 실패하지 않은 경험이 훨씬 적기는 하지만, 이 글을 쓰는 지금 내 삶은 내가 늘 바라던 모습대로다. 그래도 지금 나의 도전 과제는 산토샤 수련이다. 바로 지금 나의 요가 수련은, 그 모든 수련─요가 자세, 기도, 프라나야마, 명상, 요가 매트 밖에서의 수행─은 일이 순조롭게 흘러가는 동안 고요히 있는 법을 훈련하는 것이다. 나의 수련은 모든 것이 충분함을 알아차리기 위한 것이다.

산토샤는 열린 가슴과 열린 마음으로 신뢰하며 고요히 있는 수행이다. 좋아하는 요가 자세와 좋아하지 않는 자세를 할 때, 우리에게는 산토샤를 수행할 기회가 주어진다. 자세에서 자세로 옮겨갈 때 자신의 반응을 지켜보라. 순조롭게 잘될 때 당신의 마음은 어디로 가는가? 잘되지 않고 힘들 때 그 마음은 어디로 가는가? 그 순간이 충분할 수 있는가?

DAY 68

> 모든 사람은 이미 살아 있는 붓다이며, 당신은 있는 그대로 완전하고 온전하며 완벽하다.
> 특별한 사람이 되려는 이 모든 행동과 노력은 단지 당신을 몹시 특별하지 않게
> 만들 뿐이며, 엄청난 아픔과 고통을 일으킬 뿐이다.
> 데니스 겐포 머젤 선사

충분하지 않은 세상에서 만족을 수행하는 것은 부적절해 보인다. 산토샤(만족)를 경험의 일상적인 면으로 만드는 수행을 시작하기 전에, 우리는 먼저 우리의 애씀과 불만족의 배후에 있는 아비디아(avidya) 즉 영적 무지를 직면해야 한다. "나는 불완전한 우주에서 활동하는 불완전한 사람이다."라는 믿음으로 시작하는 노력은 무엇이든 요가의 목표에 반하게 될 것이다. 만족의 수행은 우리가 자신과 환경을 어떻게 평가하는지 알아차리는 것으로 시작한다.

　군대에서 나는 지도와 나침반으로 지상에서 길을 찾는 기술을 배웠고, 시간이 지나면서 점점 더 길을 잘 찾게 되었으며, 길을 잃지 않는 습관을 갖추게 되었다. 가장 중요한 습관은 출발점을 정확하게 정하는 것이었다. 지도를 사용할 때는 초보적인 기하학이 필요한데, 이때 하는 모든 계산은 출발점으로 지정해 놓은 좌표에 기반한다. 따라서 출발점 좌표가 잘못되어 있다면, 이어지는 계산 중 실제 위치와 들어맞는 것은 하나도 없을 것이다. 행복도 그와 같다. 우리가 행복을 찾기 위해 기울이는 노력은 자신을 정의한 방식에 따라 달라진다. 먼저 단순히 초점을 옮겨라. 갈등이나 불만족을 경험할 때

는 멈추고 출발점을 느껴 보라. 이 지점까지 당신을 데려온 애초의 계산은 무엇인가? 당신은 이미 특별한데도 특별해지려 애쓰고 있지는 않은가?

DAY 69

기억하라. 당신은 신이 매우 만족해하는 신의 아들이다.
기적 수업

우리 중 얼마나 많은 사람이 이 말을 믿는가? 내가 나 자신에 관해 생각하던 것에 비추어 보면, 그리고 내게 정직하게 얘기해 준 사람들의 말을 들어 보면, 우리 중 대다수는 자신을 신의 방탕한 자녀라고, 신을 크게 실망시키는 자녀라고 느낀다. 우리는 깨달음에 관해 얘기하고, 심지어 깨달음의 길을 걸을지도 모르지만, 우리의 가슴속에서는 아무것도 진정으로 변한 게 없다. 우리는 자신의 어두운 면을 자신이라 여기고, 우리가 어떤 노력을 하든 아무것도 현재의 상태를 변화시키지 못하는 것으로 보인다. 더 너그러워지게 해 달라고 10년간 기도하지만, 마음은 여전히 내 뜻과 상관없이 자동으로 반응하는 것 같다. 우리가 어머니 대지에게 해를 덜 끼치기 위해 서 있는 곳인 유기농식품 매장에서, 우리 앞의 여성이 열다섯 개의 품목을 가지고 소량 계산대 앞에 서 있을 때, 우리 마음속의 그녀는 더이상 우리의 자매가 아니라 심한 결함이 있는 존재다.

산토샤 수행의 핵심에는 이런 감정들이 있다. 우리는 만족을 수행하지 못하고, 자신의 어두운 면을 계속 자기 자신으로 여긴다. 좋은 수련을 해 보겠다는 의도를 가지고 요가 수업에 가지만, 산만해지거나 이런저런 판단에 빠진 적이 얼마나 많은가? 그런데 산만함과 판단은 참된 당신이 아닐 수 있지 않을까? 판단이나 산만함은 비와 같고 당신은 대지와 같을 수 있지 않을까? 비는 오고 가지만, 대지는 그대로 남아 있다. 산토샤를 느끼려면 대지를 사랑하는 법을 배워 보라. 머지않아 당신은 자신을 지바아트만 (jivatman) 즉 살아 있는 영혼으로 경험할 것이다. 우주가 만족해하는 영혼으로…….

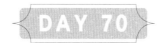

내가 변화되었음을 이미 느낄 수 있었다. 본능과 지성이 고르게 균형 잡혔다.
흔들리지 않는 바퀴처럼. 태양과 다른 별들을 움직이는 사랑으로.
단테

이 길을 걷기 시작한 사람들의 얼굴에는 내면의 빛이 들어온다. 처음에 우리는 남의 시선을 의식하는 두려움으로 차 있다. 요가 자세들은 그것을 바로잡으려는 것이다. 삶이 뜻대로 흘러가지 않을 때 우리는 억압된 좌절감으로 삶을 경험하며, 똑같은 그 좌절감으로 요가를 수련한다. 그러다가 어느 환한 아침이나 어둑어둑해지는 저녁에 에너지가 움직이기 시작한다. 우리는 영적인 겨울에서 깨어난다. 우리에게 일어난 변화를 먼저 알아보는 것은 다른 사람들인 경우가 많다. 주위 사람들은 우리 눈에서 반짝이는 새로운 광채에 매혹된다. 내면에서 나오는 것 같은 그 빛에, 건강미에 매료된다. 마침내 우리도 알아차린다. 우리는 알아보기 어려운 이런 변화를, 삶에서 일어나는 깊은 전환이 외부로 나타나는 모습을 알아차린다.

군 복무를 마치고 집으로 돌아온 뒤 어느 봄날에 그런 순간을 선명히 경험했다. 나는 다시 돌아온다는 보장이 없는 상황으로 들어갈 준비를 하면서 마지막 대학 2년을 보냈다. 로널드 레이건 대통령 시절에 미 육군에서 보병 장교가 되겠다는 선택을 했는데, 우리가 전쟁을 준비하고 있음이 분명했다. 젊은 보병 장교였던 나는 참전하면 죽음을 맞을 가능성이 아주 크다는 것을 알고 있었다. 민간인 동료들이 대학 졸업 후 삶을 준비하는 동안, 나는 개인적으로 죽음을 준비했다. 후회는 없었다. 내가 언제나 원한 것은 전사가 되는 것뿐이었고, 이제 나는 살아남거나, 아니면 내가 원하던 것처럼 죽을 것이었다. 군대 훈련은 삶을 붙들고 있는 내 손을 느슨하게 해 줄 뿐이었다. 내 직업의 위험성에 대해 더는 어떠한 환상도 품고 있지 않았다. 나는 운명에 맡기는 것을 부정적인 것으로 여기지 않았다. 사실은 사회에서 맡은 그 역할을 영예로 보았다.

그 뒤 해외 파병을 마치고 집으로 돌아온 지 몇 달이 지난 어느 봄날 아침, 나는 매사추세츠 주의 콩코드에 있는 숲에서 천천히 달리고 있었다. 내가 살아 있다는 사실이 아직 완전히 실감 나지는 않았다. 내 나라가 참전했다. 동료 병사들은 수천 명의 이라크 징집병을 죽였고, 나는 동료 병사들이 군 복무 중에 죽는 모습을 지켜보았다. 그런데도 나는 목숨이 계속 붙어 있었다. 내 손에는 피가 묻어 있지 않았고, 나는 살아 있었다.

그날 아침에 달리고 있을 때, 내 안 깊숙한 곳에 있던 무언가가 열렸다. 느닷없이 놀랍게도 나는 봄의 따스함, 길의 먼지, 소나무의 향기를 정말로 느꼈다. 집에 있다는 것이 얼마나 좋은 일인지 느낄 수 있었다. 내가 깨달은 이것은 은총이었다. 호흡의 리듬에 맞춰 달리는 것, 한 인간의 삶, 내 삶의 가능성을 느끼는 것, 봄날 아침에 신의 사랑을 경험하는 것. 나는 살아 있었고 '태양을 움직이는 사랑'으로 변화된 나 자신을 느낄 수 있었다.

DAY 71

세상을 개선하고 싶은가? 나는 그럴 수 있다고 생각하지 않는다.
세상은 신성하다. 개선될 수 있는 것이 아니다.

노자

말은 현실을 묘사하기에 적합하지 않다고 한다. 기껏해야 달을 설명하려고 손가락으로 달을 가리키는 것과 같을 뿐이다. 이천오백 년 전에 노자는 도덕경에서 산토샤(만족)의 정수를 손가락으로 가리켰다. 만족은 안주가 아니라 존중이다. 요가는 우리의 상상으로 창조된 불완전한 세계의 표면 아래로 깊이 내려가서, 우리 존재의 근본이 되는 신성과 연결되라고 한다. 지두 크리슈나무르티는 말한다. "어떤 것에도 주의를 고정시키지 않고, 집중하려는 노력 없이, 아주 고요히 앉아 있어 본 적이 있는가? 아주 조용한 마음으로, 정말 고요히? ······ 이런 식으로, 긴장 없이 편안하게 귀 기울여 들을 수 있다면, 내면에서 일어나는 놀라운 변화를 보게 될 것이다. 그 변화는 당신의 의지 없이, 요청 없이 일어난다. 그리고 그 변화 속에는 크나큰 아름다움과 깊은 통찰이 있다."

어떤 요가 자세든 해 보라. 전사 Ⅱ 자세도 좋을 것이다. 시선은 한 점에 두고, 그저 숨을 들이쉬어 몸의 모든 세포에 불어넣어라. 몸의 모든 세포로 귀 기울여 들어 보라. 발바닥을, 손바닥을, 척추의 길이를, 피부에 닿는 공기의 감각을 느껴 보라. 그 자세가 당신을 이 순간으로 깊이 데려오도록 허용하라. 그러면 만족을 경험할 것이다. 이때의 만족은 체념이 아니라, 살아 있는 모든 존재의 생생한 경험이며, 신성한 세상이 부르는 노래다.

DAY 72

사람이 하나님께서 그에게 주신 바 그 일평생에 먹고 마시며 해 아래에서 하는 모든 수고 중에서 낙을 보는 것이 선하고 아름다움을 내가 보았나니 그것이 그의 몫이로다.
전도서 5장 18절

만족은 매일 일상생활 중에 수행하는 것이며, 대개 우리는 매일 해야 하는 일, 매일 하는 수고에 만족을 적용하게 될 것이다. 오늘 아침에는 우리 부부가 개를 데려올 수 있고 아침 식사를 제공하는 민박집에서 글을 쓰고 있다. 이곳의 주인인 에밀리가 경쾌한 걸음으로 방에 들어와서 침대 시트와 베갯잇을 바꿔 준다. 바깥 정원은 눈부시게 아름답고, 간소한 뉴잉글랜드 식으로 꾸며진 안쪽의 객실들은 나무랄 데 없이 좋다. 에밀리는 이 모든 시설을 편안하고 즐거운 마음으로 보살피는데, 행복한 사람들은 이처럼 편안하고 즐거운 마음으로 일상생활을 한다. 그들은 분명히 그 순간에 내맡기면서 그 순간을 존중한다. 결국 우리의 일상생활이라는 것 말고 또 무엇이 있겠는가? 바로 이 순간을 경험하는 태도보다 더 중요한 것이 뭐가 있겠는가?

메리앤 윌리엄슨은 말한다. "영적인 여행은 두려움을 포기하는 것, 두려움에 관해 배운 것을 잊는 것이며, 우리의 가슴으로 돌아오는 사랑을 받아들이는 것이다." 우리 중 많은 사람이 두려움을 배웠고, 이 때문에 혼란스러웠다. 괜찮지 않은 상황을, '다 좋지는 않은' 사건을 경험했다. 우리는 고통을 두려워하고, 이러한 사건이나 상황이 되풀이되는 것을 두려워하게 되었다. 사실 우리 중 대다수는 사랑하는 사람을 다시 잃거나, 이유 없이 아프거나, 일자리나 아이, 배우자를 잃게 될 것이다. 일어날지 모르는 상실이 불러일으키는 두려움에 대처하기 위해 우리는 상상 속에 은둔하는 경향이 있다. 70대 중반인 에밀리는 죽음, 상실, 전쟁, 질병 등 그 모든 일을 견뎌 냈다. 우리 모두 그러고 있다. 그 옛날 전도서가 쓰인 당시의 사람들도 그랬다. 두려움은 우리의 경험에 조건을 붙이지만, 우리의 사랑은 조건이 없고 제한되지 않아야 한다. 우리는 믿음과 사랑으로 삶의 나날을 껴안을 용기를 가져야 한다. 에밀리가 그랬듯이 우리는 과거와도 미래와도 화해할 수 있다. 그럴 때 우리는 해 아래에서 하는 수고 가운데 즐거움을 발견할 것이다.

참된 앎이 없음이 모든 고통과 불행의 원천이다.
요가 수트라

우리가 요가의 원칙들을 삶에 적용할 때, 심오한 이해가 삶에 울려 퍼지기 시작한다. 우리가 느끼는 불안, 우리가 경험하는 고통은 참된 의미의 요가를 수행하지 않기 때문임을 이해하게 된다. 요가적인 삶을 살아 보려는 시도는 아무리 사소한 것이라도 즉시 긍정적인 결과를 낳게 된다. 우리는 잘못된 지식에 따라 행동했다는 것을, 고통을 끝내거나 줄이려는 모든 전략이 실제로는 도리어 고통을 키웠다는 사실을 조금씩 깨닫는다.

고통을 피하려고 거짓말을 했지만, 그 거짓말 때문에 그녀의 고통을 열 배나 키운 경험을 해 본 적이 없는가? 잠시나마 기분이 좋아지길 바라며 아이스크림을 한 통 먹었지만, 몇 시간이나 후회한 적이 없는가? 훗날 마침내 이런저런 일이 일어나면 만족할 것이라고 믿으면서 몇 달, 몇 년을 보냈지만, 어째서인지 우리가 찾는 만족은 손에 잡히지 않던 경험을 해 본 적이 없는가? 이런 일은 끝이 없다. 우리가 새로운 방안, 새로운 패러다임, 새로운 사고방식을 받아들일 때까지는……. 요가는 우리에게 새로운 방안을 제공한다. 사실 이것은 매우 오래된 방안이며, 언제나 효과가 있었던 유일한 방안을 포함한다. 유익함을 얻으려고 전체 방안을 다 받아들일 필요도 없고, 효과를 높이기 위해 그 방안의 모든 면을 다 믿을 필요도 없다. 그러나 참된 앎이 없음이 문제라면, 새로운 정보에 마음을 열면 반드시 해결로 이어진다. 우리에게 필요한 것은 오로지 기꺼이 시작하려는, 요가를 이론에서 실천으로 옮기려는 의지뿐이다.

우리 안에는 빛을 기억하려는, 이 춤추는 세계에서 시간 밖으로 나오려는
남모르는 갈망이 있다. 그것은 우리가 시작한 곳이고 돌아가는 곳이다.
잭 콘필드

이 남모르는 갈망이 이유다. 그토록 많은 용기를 내는 이유, 그토록 기꺼이 하려는 이유, 그토록 많은 고통을 겪는 이유, 그토록 많은 기쁨을 느끼는 이유, 그토록 많은 삶을 사는 이유. 왜 우리는 날마다 요가 매트로 돌아오는가. 왜 우리는 자신이 누구인지 기억하고, 우리의 참된 본성으로 돌아오기 위해 매번 다시 시작하는가. 왜 우리는 요가를 수련하는가.

우리가 그렇게 하는 이유는 그러고 싶어서 태어났기 때문이다. 어머니가 아기를 낳을 수밖에 없듯이, 우리는 다시 태어날 수밖에 없다. 진실을 향한 이 남모르는 갈망은 우리가 시작한 곳이고 돌아가는 곳이다. 빛을 향해 한 걸음 한 걸음 나아갈 때마다 우리의 가슴에는 훨씬 많은 평화가 찾아온다.

자기훈련은 불순물을 태워 없애고 신성의 불꽃을 피운다.
요가 수트라

다음 니야마는 타파스(tapas), 즉 수련의 열정이다. 이것은 우리의 성향에 잘 맞는 것이

다! 수련의 열정! 당신은 이렇게 생각할지 모른다. "이제 우리는 어딘가에 도달할 거야. 나는 기대에 미치지 못할 수 있어. 다른 사람들을 보면, 그들은 잘하고 있고 나는 못하고 있다는 걸 알게 될 수도 있겠지. 경쟁할 수도 있고, 앞지를 수도 있고, 열등감과 우월감을 번갈아 느낄 수도 있고, 수련을 망쳐 버릴 수도 있겠지."

만일 타파스가 모든 존재를 향한 사랑에 바탕을 두고 있지 않다면, 우리의 목표가 고통을 끝내는 것이 아니라면, 이 모두는 사실이다. 타파스는 건강에 대한 열의다. 우리 모두는 이 열의를 지니고 있고, 그것은 우리의 본성 안에 있다. 요가의 비범함은 우리에게 이 열의를 기르도록 고무시킨다는 것이다. 우리는 어린아이처럼 놀라워하는 마음을 냉소 속에 감추는 대신, 삶을 향한 욕구를 기르도록 권유받는다.

내 삶에서 타파스를 규정하는 세 가지 기둥이 있는데, 그것은 감사, 경이감, 존중이다. 내 모든 영적 수행의 주춧돌이자 타파스의 원동력은 감사다. 두 번째 삶의 기회가 주어진 데 대한, 그리고 그 후로 일어난 모든 마법 같은 일에 대한 뼛속 깊은 감사. 내 타파스의 다음 면은 경이감(놀라워하는 느낌)이다. 나는 다음에 무슨 일이 일어날지 무척 궁금하다. 수련의 힘을 신뢰하며, 이 모든 수련이 어디로 데려가는지 꼭 보고 싶다. 마지막으로, 나는 여전히 어둠의 힘에 깊은 인상을 받는다. 나는 좋은 사람들이 재정적 어려움을 겪는 모습을 많이 보았고, 내가 카르마의 법칙을 초월해 있다고 생각하지 않는다. 그래서 생계를 위해 일할 필요성을 신중하게 존중해야 한다고 느낀다.

수련의 열정에 관해서라면, 당신의 토대를 알아차리는 것으로 시작하라. 당신은 얼마나 동기 부여가 되어 있는가? 무엇이 당신의 열정을 키우는가? 무엇이 흥미를 잃게 하는가? 자신의 삶에서 어떻게 신성의 불꽃을 피우려 하는가?

그는 생각했다. "이제 이 덧없는 것들이 다시 내게서 전부 사라져 버렸으니,
나는 다시 태양 아래 서 있다. 어린아이일 때 그랬듯이. 아무것도 내 것이 아니고,
나는 아무것도 모르며, 아무것도 가진 게 없고, 아무것도 배운 게 없다. ……"
그는 다시 미소를 짓지 않을 수 없었다. 그렇다. 그의 운명은 이상했다! 그는 과거로 돌아가고
있었고, 이제 텅 비고 무지하고 벌거벗은 채 세상에 서 있었다. 그러나 그는 비통해하지
않았다. 그러기는커녕 소리 내어 웃으려는, 자신을 비웃으려는, 이 이상하고
어리석은 세상을 비웃으려는 커다란 욕구를 느끼기까지 했다.

헤르만 헤세

내 몸의 불순물을 태워 없애는 타파스를 생각할 때마다, 나는 그것을 운동에서 '지방 연소 영역'에 있는 상태에 비유되는 요가 상태라고 상상한다. 또는 지난밤에 사 온 중화요리를 먹을 때 내 몸에 들어온 독소의 일부를 타파스가 태워 없애는 것으로 상상한다. 물론 실제로 태워 없앤다. 그것은 건강을 유지하는 요가 수련의 일면이다. 그러나 타파스의 훨씬 깊은 면은 헤세의 소설 《싯다르타》에서 인용한 위의 글에 묘사되어 있다.

거울 표면에 묻은 모래를 바람이 날려 버리듯이, 수련으로 풀려난 영적 에너지는 거짓된 모든 것을 벗겨 내 버린다. 우리 중 대다수는 자신의 거짓 자아만을 아는 채로 영적 수련을 시작한다. 그래서 그런 거짓된 층들이 한 겹씩 벗겨지기 시작할 때, 처음에는 우리가 전진하는 게 아니라 퇴보하는 것처럼 느껴진다. 수련은 우리가 쌓아 올린 거짓 자아라는 건물을 해체해 간다. 갑자기 우리가 아는 방식, 행하는 방식, 존재하는 방식 전체에 의문이 제기된다. 우리가 확실하다고 믿었던 것들이 떨어져 나가고, 우리가 오랫동안 세상에 보여 주던 페르소나(가면을 쓴 인격)도 함께 사라져 버린다. 우리 중

많은 사람은 자신이 모래 위에 집을 지었다는 것을, 자신이 만들어 온 삶이 수련의 열기를 견뎌 낼 수 없다는 것을 발견한다. 우리는 일자리, 인간관계, 오래된 놀이 친구, 장난감을 잃을지도 모른다. 그리고 다시 열려 있고 비어 있는 어린아이처럼 세상에 선다. 이것도 타파스다.

　나도 내 삶에서 싯다르타가 느낀 것을 똑같이 느꼈다. 내가 잃어버린 모든 것에 놀라워했고, 동시에 내가 잃어버린 것에, 옛 세상에, 옛 친구에, 그리고 그 밖의 것들에 더는 가치를 두지 않는다는 것을 알고 그만큼 놀라워했다. 타파스의 이런 면을 경험한 두 사람이 그 일에 관해 얘기한다면 틀림없이 많이 웃게 될 것이다. 더는 거짓 자아로 살 필요가 없음에 대한 안도의 웃음, 그런 행운에 대한 기쁨의 웃음을……

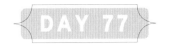

매일 신의 의지를 탐험하라.
C. G. 융

타파스는 탐구 정신이며, 탐험자의 마음을 갖는 것이다. 타파스는 수련을 기꺼이 열심히 하려는 마음이며, 자기 자신을 알고자 하는 소망이고, 정직하겠다는 의지다. 하지만 이 모든 덕목은 영적 건강을 향한 참된 열망에 기반을 둔다. 이러한 열망으로 인해 우리는 꾸준히 수련하게 될 것이다. 좋은 날도 있고 궂은 날도 있을 것이다. 마음은 기꺼이 하고 싶지만 육신이 약한 날도 있고, 반대인 날도 있을 것이다. 오래오래 꾸준히 수련할 수 있는 토대는 엄격한 자제와 단련이 아니라, 더 알고 싶은 열망이다.

　최근 나는 살인죄로 교도소에서 20년간 복역했고 학교를 제대로 다니지 못한 남자의 강연을 들었다. 교도소에 있을 때 그는 몹시 폭력적인 생활을 했지만, 출소한 뒤로는 신체장애를 안고 생활하고 있었는데, 교도소에 있을 때 당한 부상도 장애의 한 원인이었다. 7년 전쯤에 그는 영적으로 깨어났다. 그가 들려준 이야기는 독특한 점이 많았지만, 그 주제는 보편적이었다. 젊을 때 그의 생활환경은 그가 사회에서 특정한 역할을 하도록 준비시켰다. 그는 그 역할을 받아들였고, 한동안 아무 문제가 없었다. 하지만 영적으로 깨어난 뒤에는 삶에 대한 모든 기본 전제를 완전히 재평가하게 되었다. 그 후 몇 년간 더 높은 힘의 안내를 받고자 했고 우선순위를 새로 정립했다. 그의 옛 삶에서는 새로울 게 없어서 충분히 예측할 수 있었지만, 새로운 삶에서는 하루하루가 모험이었다. 그는 지금은 밤에 잘 자고, 깨어 있을 때는 사랑의 힘이 하루 내내 인도한다는 것을 느낀다는 말로 강연을 마무리했다. 이 남자는 따로 타파스를 하지는 않았다. 그에게 타파스란 삶에서 일어나는 일에 자연스럽게 반응하는 것이다. 그는 매일 아침 신의 의지를 탐험하려는 기분 좋은 소망을 가지고 잠에서 깬다.

DAY 78

우리는 배우는 사람이지 판단하는 사람이 아니라는 것을 명심해야 한다.
로렌스 신부

지난 몇 년간 나는 혼란스러운 환경에서 성장한 청소년을 돕는 일을 했다. 자신의 행동을 거의 제어하지 못하는 어른들에 둘러싸여 살아온 이 아이들은 한계나 경계, 행위의 결과를 판단하는 능력이 거의 없는 상태였다. 우리 사이에 이루어진 전형적인 대화는 이런 식이었다. 내가 "토미야, 너는 오늘 우리와 함께 공동체 모임에 갈 수 없어. 왜냐하면 네가 수업을 빼먹고 교육 과정 담당 선생님께 정원용 호스로 물을 뿌렸기 때문이야."라고 말하면, 토미는 욕설을 퍼붓고 고함을 지르면서 그 선생님은 좋은 사람이 아니라고 말한다. 그러면 나는 토미와 10분쯤 함께 대화하면서, 그 아이가 저지른 행동의 결과를 교육 과정의 규칙에 따라 반드시 책임지게 하겠지만, 그래도 그 아이에 대한 나의 존중과 애정은 변함이 없음을 아이에게 알려 준다.

우리의 인간관계에서 자신의 자리를 잃어버리지 않았음을 이해한 토미는 새로운 행동을 시도해 볼 자신감을 가지기 시작한다. 그의 옛 방식은 분노를 폭발하고, 그 상황을 거부하고, 아무것도 배우지 못하는 것이었다. 그러나 나와 맺은 인간관계의 지원을 받으면서 그는 마침내 새로운 방식을 시도하고, 동료들의 피드백을 듣고, 사과할 수 있게 되었고, 자신의 실수에서 배우기 시작했다.

우리가 요가 매트 위에서 위험을 무릅쓰고 새로운 행동을 시도할 때, 요가 교사는 많은 사람을 위해 변함없는 지원자 역할을 한다. 그러나 조만간 우리는 스스로 자신을 지원하기 시작해야 한다. 균형 잡는 자세를 하다가 넘어지면 격렬한 요가 수업은 쉬고, 피곤하면 하루 쉬어 주는 것이 좋다. 그렇게 쉬어도 우리 자신에 대한 존중과 애정은 변함없으리라는 것을 신뢰하는 법을 배워야 한다. 우리 중 많은 사람은 다른 사람보다 자기 자신에게 더 많은 요구와 기대를 한다. 기꺼이 대담하게 살고 적절한 위험을 감수하려 하지 않는 한, 우리는 잠재력을 충분히 발휘하며 살 수 없다. 그러나 계속해서 배우고 성장한다면 결국에는 돌아갈 집이, 우리의 가슴뿐 아니라 행위로도 사랑받게 될 집이 있다는 것을 알아야 한다. 날아오를 때도 비틀거릴 때도 우리는 변함없이 자신을 사랑하고 존중해야 한다.

머릿속에서 사는 동안 나는 얼마나 많은 세상을 놓쳤던가? 우리 몸의 각 세포가
뇌의 전초 기지라면, 나는 무엇을 배운 것일까? 모험을 좋아하는 어린 소녀가
어떤 사람이 될지 나는 알지 못할 것이다. 하지만 적어도 그 소녀가
여전히 거기에 있으면서, 현재로 들어갈 때를 기다린다는 것은 안다.
글로리아 스타이넘

글로리아 스타이넘의 책《말을 넘어서기(Moving Beyond Words)》에서 인용한 이 글을
보면, 그녀가 요가에 관해 얘기하는 게 아니라는 걸 믿기 어렵다. 하지만 그녀는 타파
스의 정수, 즉 더 알고 싶은 열망, 길을 잃은 자아를 통합하려는 소망, 충만하게 살려는
열정을 분명히 말한다. 우리는 저마다 출생, 성별, 계층, 가족, 삶의 경험이라는 환경에
의해 어떤 궤도에 오른다. 우리 삶에서 이 모든 힘의 총합, 그리고 이러한 힘들에 대해
우리가 내리는 선택들이 우리의 카르마(karma)다. 대다수 우리는 단순히 자신의 카르
마를 행할 뿐이다. 특권은 특권을 낳고, 불리한 처지는 불리한 처지를 낳는다. 요즘 나
는 인간의 회복력에 관한 연구를 읽고 있는데, 이 연구는 트라우마를 극복하는 개인의
능력이 그의 외모와 직접 연관되어 있다는 점을 밝혀냈다. 성공을 나타내는 주요한 표
시는 매력적인 용모였다. 나는 이것이 우리 중 대다수가 외적인 것들이 자신을 규정하
도록 얼마나 허용하는지를 보여 주는 사례라고 생각한다. 카르마는 우리 삶에서 모든
외적인 힘이 작용하게 하는 추진력이며, 여기에는 우리가 과거에 한 선택들의 결과가
포함된다. 타파스는 카르마의 추진력을 상쇄하기 위해 내적 추진력을 일으키는 것이
다.

영적인 여행은, 어느 날 잠에서 깨어 보니 자신이 의식하지 못하던 사이에 강물에

떠내려가고 있음을 알게 되는 것에 비유될 수 있다. 첫 단계는 자신이 강에 있다는 사실을 인정하는 것이다. 둘째 단계는 이 상황에서 어떻게 할지 선택할 권리가 자신에게 있음을 이해하는 것이다. 우리 중 많은 사람은 이때 상류로 올라가려고 물살을 거슬러 헤엄치려 한다. 그러나 결국 우리는 셋째 단계에 도달한다. 강에서 빠져나오는 것이다. 카르마가 강이라면, 타파스는 강에서 빠져나오려는 의지다. 글로리아 스타이넘은 에세이의 앞부분에서 말한다. 자신의 가족, 성별, 문화, 그리고 그녀가 이러한 영향력들과 씨름하기 위해 한 선택들이 어떻게 자신의 몸을 완전히 사용하지는 못하도록 가로막았는지를……. 그녀는 깨어난 뒤에 더 온전히 살고 싶은 소망을 갖게 된 과정을 묘사한다. 그러한 여행의 초기 단계는, 즉 참된 자기를 잃어버렸음을 인정하고 되찾는 시간은 꽤 고통스럽다. 우리가 자신에게 끼친 해악을 비통해하는 것은 그 과정의 일부다. 이후 역경에 직면할 때 우리는 새로운 삶을 향한 꿈을 붙들어야 한다. 이 두 여정에서 타파스는 우리가 계속 여행할 수 있도록 도와주는 에너지다. 타파스는 우리가 무엇을 잃어버렸는지 보고, 되찾을 수 있는 것이 무엇인지 보겠다는 의지다.

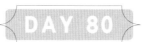

바라고, 요청하고, 믿고, 받아라.
스텔라 테릴 만

노자는 "진실한 말은 역설적으로 보인다."라고 말했다. 타파스의 핵심에는 욕망이 있고, 요가의 핵심에는 욕망 없음이 있다. 두 말이 다 맞다. 요가는 욕망을 우리 삶의 기본 문제 중 하나로 정의한다. 가지려는 욕망은 결핍의 자리에서 나온다. 우리는 자신이 불완전하다고, 그러니 자신을 고칠 필요가 있다고 믿는다. 이것은 욕망이며, 욕망은 우리를 어둠 속으로 더 깊이 데려갈 뿐이다. 타파스, 즉 수련의 열정은 영적으로 건강해지려는, 영적 원리들을 우리 삶에 적용하려는 의지다. 이러한 타파스의 정의는 우리의 현재 상황이 불만족스럽고, 올바른 행동으로 이를 바로잡아야 한다는 말처럼 들린다. 스텔라 테릴 만은 타파스의 실제 움직임을 포착한다. 즉, 타파스의 과정은 먼저 우리의 가슴에 타파스를 향한 바람이 시작되고, 그 바람이 행동으로 이어지고, 그 행동을 계속하여, 마침내 결실을 맺는 것이다. 타파스는 온전한 전체로 존재하고 싶은, 잠재력을 실현하고 싶은, 집으로 돌아오고 싶은 바람으로 우리 가슴속에서 시작한다. 그것은 욕망의 발현이다.

타파스는 결과에 집착하지 않고 실천될 때 요가가 된다. 나는 여러 해 동안 전문가의 지도를 받으며 더운 방에서 훈련했다. 훈련에 전념했고, 시간이 지나면서 내 신체 능력이 꽤 향상되었다. 이를 위해 많은 내적 장애를 극복했다. 그러나 나는 여전히 씨름하고 있었고, 그 훈련을 결국 이기고 지는 경기로 여기고 있었다. 외적인 일을 우선시함으로써 계속 그것들에 의해 규정되고, 나의 카르마에 의해 규정되고 있었다. 나중에 나는 다시 한 번 전문가의 지도를 받으며 더운 방에서 몇 년간 수련했다. 열심히 훈련하자 시간이 지나면서 신체 능력이 많이 향상되었다. 이를 위해 많은 내적 장애를 극복했다. 이것이 요가였고, 이번에는 승자도 패자도 없었다. 이번 여행은 내면에 초점을 맞추었다. 나는 결과에 집착하지 않고 수련하는 법을 배웠다. 외적인 일을 덜 중시하게 되자 외부의 영향에서, 나의 카르마에서 점점 더 자유로워졌다. 그 요가 매트에서 하는 나의 수련은 요가가 되었다.

붓다는 첫 가르침(네 가지 고귀한 진실에 관한 가르침)에서 고통에 관해 얘기했다.

페마 초드론

붓다는 고통으로 시작했다. 몇 해 전, 수천 년에 걸친 인류 역사에서 일부 권력자의 이해할 수 없는 이기심은 고통의 끝이 자기의 바깥에서 발견될 수 있다는 억측, 충분한 안전과 돈, 권력, 명성이 있으면 개인이 고통에서 벗어날 수 있다는 억측을 믿었기 때문일 수도 있겠다는 생각이 떠올랐다. 나는 타파스를 영적 수련에 쓰든 그러지 않든 타파스는 존재한다는 것을 깨달았다. 왜냐하면 타파스는 본질적으로 고통을 끝내려는 추진력이기 때문이다. 타파스는 단지 에너지일 뿐이고, 그 에너지는 우리에게 유리하게도 불리하게도 작용할 수 있다. 스탈린 같은 독재자의 지배에는 엄청난 추진력의 증거, 살고자 하는, 지배하고자 하는, 이기고자 하는 열망의 증거가 있다. 이 나라의 엄청난 거부들의 막대한 재산에는 삶의 제약을 넘어서고자 하는 엄청난 욕망의 증거가 있다. 우리의 고통은 고통을 끝내려는 의지를 낳는다. 고통을 끝내려는 의지가 개인의 책임에 기반할 때, 그 의지는 요가의 타파스가 된다.

스탈린이나 학대하는 배우자, 담배 회사 사장의 타파스는 우리의 고통을 일으키는 원인은 '외부의 사건'이라는 믿음에 바탕을 둔다. 요가의 타파스는 고통이 일어나는 원인은 '외부의 사건에 대한 우리의 반응'이라는 이해에 바탕을 둔다. 이런 시각으로 보면 고통은 우리의 스승이 된다. 늘 있는 악마가 늘 있는 스승으로 변한다. 비폭력이 가능해지고, 진실함이 가능해지고, 훔치지 않음이 가능해지고, 절제가 가능해지고, 쌓아 두지 않음이 가능해진다. 야마는 고통의 원인이 무엇인지 이해하는 요가의 자연스러운 산물이다. 여덟 가지로 된 길이라는 요가의 철학에 따르면, 우리는 언제나 필요한 모든 것을 가지고 있다. 이를 믿지 못할 때 우리는 고통을 겪는다. 우리는 영적으로 건강해지기 위해 여기에 있다. 그리고 우리 각자에게는 고통이라는 모습을 한 개인 트레이너가 있다. 지금까지 살았던 가장 위대한 스승은 우리와 늘 함께 있던 동반자다. 붓다는 고통으로 시작한다. 왜냐하면 고통에 대한 이해가 해결책의 성격을 규정하기 때문이다.

DAY 82

이따금 어디로 걸어가야 할지 결정하는 일을 몹시 어렵게 만드는 것은 무엇인가?
나는 대자연에는 미묘한 자성(磁性)이 있다고 믿는다. 무심히 그 자성을 따른다면,
그것은 우리를 올바른 방향으로 안내할 것이다.
헨리 데이비드 소로우

영적 여행의 초기 단계에서 나는 나보다 훨씬 경험이 많은 사람이 마련한 수련 지침에 완고하게 집착했다. 그리고 다른 사람들이 발견한 것을 내 삶에 열렬히 적용했다. 멘토 중 한 명이 구급차에서 일하면서 의예과 과정을 밟았고, 이후 의과 대학에 진학했다. 나도 그렇게 했다. 나는 학교에 다니면서 응급구조사가 되었고, 구급차에서 일하면서 의예과 과정을 밟았다. 보스턴에서 1년간 야간에 상근 직원으로 구급차에서 일한 뒤, 그 친구에게는 건강관리 분야가 아주 좋지만 내게는 분명히 맞지 않는 일이라는 결론을 내렸다. 그것은 다른 사람의 길에 완고하게 집착하던 태도의 정점이자, 나 자신의 길을 찾기 시작한 순간이었다.

우리는 저마다 더 경험 많은 수련자들에 둘러싸여 요가 수련을 시작한다. 진지하게 수련에 임한다면, 강한 열의가 있다면, 우리는 앞서간 사람들의 말을 존중하며 경청

할 것이다. 우리가 듣는 어떤 조언은 삶을 변화시킬 것이고, 어떤 조언은 타당하지 않을 것이다. 우리는 영적인 문제들에 관해 자신의 판단을 믿는 법을 배워야만 한다. 그러나 이제 막 시작한 초보자라면 다른 사람들의 판단을 기꺼이 신뢰하고, 그들에게 배우려 해야 한다. 시간이 지나면 우리 자신의 지혜가 깨어난다. 언제 수련할까, 어떻게 수련할까, 무엇을 수련할까. 결국에는 이 모든 질문에 대한 답이 내면에서 주어질 것이다. 내면의 안내를 받으며 사는 우리의 매 순간은 그럴 수 있는 능력을 서서히 키워 준다. 처음에는 다른 사람들의 지혜를 따르는 법을 배워야 하듯이, 결국에는 내면의 지혜를 따르는 법을 배워야 한다. 그럴 때 그 지혜는 우리를 바르게 인도한다.

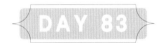

자기의 모델, 타인의 모델을 모방하려는 노력을 멈추고, 자신으로 존재하는 법을 배우고,
자신의 타고난 통로가 열리도록 허용할 때, 우리는 자기만의 비범한 재능을 발견할 것이다.
샥티 거웨인

얼마 전 나는 화가 잭슨 폴락에 관한 음울한 영화 '폴락'을 보러 갔다. 영화의 많은 부분이 보여 주는 폴락의 중독 장면을 관객들은 꼼짝없이 보아야 했다. 영화는 그의 알코올 중독을 건조하게 묘사한다. 하지만 이렇게 우울하게 흘러가는 장면들 가운데 20분간 놀랍도록 환하고 생기 넘치는 부분이 나온다. 폴락과 화가 아내가 자신들이 쓸 예술 공간을 마련하던 때다. 그들은 뉴욕을 떠나 시골에 집을 구하고, 그림을 그리기 위한 작업 공간을 짓는다. 그들이 틀림없이 성공할 것임을 알아차린 관객들은 이 장면을 보며 신나 한다. 폴락과 아내도 그러리라는 것을 아는 것처럼 보인다. 그들은 여기서 활기를 찾고 자신의 능력을 온전히 발휘한다. 갑자기 그들은 주의 깊고 신중하게 행동하며, 거기에는 그러한 몰입이 언제나 결실을 맺기 마련이라는, 틀림없이 그러리라는 느낌이 있다. 그래서 두 사람이 자신의 다르마(dharma, 마땅히 할 일)를 받아들일 때, 관객들도 잠시 함께 어울릴 수 있다. 그런 장면을 보는 것은 아름다운 일이다.

영화를 보고 나서 며칠간 내 삶에서 나 자신의 예술을 해 온 장소에 대해 곰곰이 생각해 보았다. 누군가 큰 영화 화면으로 내 삶을 지켜본다면, 내가 나의 다르마를 받아들인 대담함이 감명을 줄까? 내가 취하고 있지 않은 조치들이 있는가? 그렇다면 왜 그런가? 요가는 우리에게 '지금이 바로 그때'라고 말한다. 우리에게는 이미 훌륭해지는 데 필요한 모든 것이 있다. 우리 자신이 있는 그대로 존재하도록 허용하기만 하면 된다. 고통은 있는 그대로 존재하지 않으려 저항하기 때문에 생긴다. 그래서 우리는 자신이 왜, 어떻게 고통받기를 선택하는지 묻는 질문으로 돌아오게 된다. 나는 마땅히 할 일을 할 때 기쁨을 느꼈고, 다른 사람들이 세상에서 진짜 자기 모습으로 정직하게 설 때 느끼는 기쁨을 목격했다. 그러니 궁금할 뿐이다. 고통에 대한 이러한 집착은 어디에서 나오는가? 내가 그러지 못하게 가로막는 것은 어떤 믿음들인가? 나를 고갈시키는 것은 어떤 반응 패턴들인가? 나의 다르마를 받아들이면 틀림없이 성공하리라는 것을 신뢰하는가? 요가는 우리에게 이런 질문을 하도록 가르치고, 만일 우리가 영적인 길을 간다면 질문들을 하는 때는 한때일 것임을 신뢰하도록 가르친다. 질문을 하면 답이 뒤따르고, 대답이 나오면 행동이 뒤따르고, 행동을 하면 성장이 뒤따를 것이다.

DAY 84

영적인 독서를 통해서 수행자들은 가슴 깊이 열망하던 신성한 힘과 교감하게 된다.
요가 수트라

넷째 니야마는 스와디야야(svadhyaya)이며, 자기 학습 즉 혼자 스스로 공부하는 것을 뜻한다. 이 규범에는 진지한 요가 수련생이라면 성스러운 영적 서적을 꾸준히 읽을 것이라는 기대가 담겨 있다. 나의 삶에서는 영적 스승으로 여기는 분들의 가르침을 자주 읽는 것을 의미한다. 그렇다고 해서 내가 통속적인 소설이나 역사책을 즐기지 않는다는 뜻은 아니다. 나는 스승들의 말도 가까이하면서 그분들의 책을 거듭 반복해서 읽는데, 세월이 흘러도 그분들의 가르침은 늘 새롭게 느껴진다. 이러한 독서 실천은 일상의 행동에 단단한 토대가 되며, 새로운 영적 영역을 발견하는 통찰력을 준다.

요가적 삶의 방식에 관한 부분들이 다 그렇듯이, 우리의 참된 본성에 관해 말하는 그런 작품들을 구해서 읽는 이 과정에는 마법 같은 일이 일어난다. 스승의 말은 우리의 의식에 서서히 스며들어 영향을 미친다. 그런 말을 처음 읽을 때는 이해도 되지 않고 쓸모도 없어 보일 수 있지만, 며칠 뒤나 몇 달 뒤, 또는 몇 년이 지난 뒤 어떤 상황에 처했을 때 그 말이 생생히 이해되고 그 가치를 깨닫는 일을 종종 경험하게 된다. 스승들은 마법처럼 우리를 통해서 다른 사람들에게 말을 하며, 자신의 작품을 통해서 우리의 생각과 말과 행동을 알려 준다. 스승들의 영혼의 아름다움이 우리의 삶에서 나타남을 보는 것, 우리에게 닿았던 그 사랑의 손길이 우리를 통해서 다른 사람들에게 닿는 것을 보는 것은 참으로 아름다운 경험이다. 영적인 독서를 통해서 우리는 가슴 깊이 열망하던 신성한 힘과 교감하게 된다.

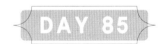

DAY 85

자기 학습은 신을 알게 하거나, 수행자가 바라는 신과 교감하게 한다.
요가 수트라

요가 수련에는 많은 수준이 있고, 요가 수련의 완전한 아름다움을 알려면 먼저 이 수준들을 이해해야 한다. 그럼에도 불구하고 '자기 학습'이라는 용어는 기본적으로 그 모든 것을 말해 준다. 요가는 자기를 알아차리는 수행이다. 요가 수트라에 대한 전통적인 해석은 스와디야야(자기 학습)의 두 가지 면을 설명하는데, 경전 공부와 만트라(mantra)의 반복이 그것이다. 이 둘은 자신이 바라는 신에게 가까이 다가가고 친교하는 수단이다. B. K. S. 아헹가는 자기 학습이 아사나와 프라나야마를 수련하는 동안에도 일어나며, 몸과 영혼의 대화를 돕는다고 말한다. 나는 더 나아가 보려 한다. 왜냐하면 요가 수트라의 앞부분에서는, 모든 것은 자기 학습을 위한 수단이며, 우리는 배우기 위해 지상에 있다고 말하기 때문이다.

자기 학습의 실천은 내 영적인 삶의 핵심이다. 내 영적 수행은 꿈에서 깨어나고 있다는 느낌으로 시작되었다. 그 전까지 나의 세계는 엉망이었는데, 내가 갑작스레 들어온 이 새롭고 낯선 세계를 이해하기 위해 시작한 것이 영적 수행이었다. 나는 내가 누구인지, 내가 무엇인지, 무엇이 되고 싶은지 모른다는 것을 가슴속 깊이 느끼고 있었다. 내게 영적 수행은 이러한 질문들에 답하기 위한 것이었다. 나는 직업을 갖는 일, 룸메이트와 지내는 일, 세금 납부, 데이트, 결혼, 처가가 생기는 것, 범법자들과 만남, 반려견 산책, 요가원 운영 등 삶의 모든 것은 내가 누구인지를 가르쳐 주려고 우주가 선택한 방식임을 알게 되었다. 수련에 관한 한, 나는 요가 매트 위에 있는 동안 일어나는 나의 반응들을 기꺼이 책임지려 해야 한다. 왜 나는 어떤 요가 강사에게 짜증이 나는가? 왜 나는 어떤 자세들을 회피하는가? 자세를 유지하는 동안 내 의식으로 들어오지 못하게 막는 대상은 나의 어떤 면인가? 어떤 카르마들이 내 수련에 영향을 미치고 있는가? 다시 말해, 나는 어떤 식으로 자동으로 움직이고 반응하는가? 나는 어떻게 수련을 그저 또 하나의 산만한 운동으로 만들어 버리고 있는가? 이런 식으로 자기 자신에게 더 가까이 다가가면, 신성(神性)에 더 가까이 다가가게 된다. 우리와 우주의 나머지 사이에는 어떠한 분리도 없다. 더 중요하고 덜 중요한 것도 없다. 대단한 통찰도 하찮은 통찰도 없으며, 오직 통찰이 있을 뿐이다. 실재와 교감하는 것은 별과 교감하는 것이며, 바라는 신과 더 가까워지는 것이다.

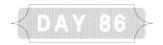

잘 알려진 것처럼 모든 참된 예술은 감정의 전염이다.
그러므로 참된 책을 참되게 읽을 때, 우리는 스승들의 영혼을 받아들인다.
찰스 존스턴

내 삶은 스와디야야(자기 학습)의 힘과 그 결과를 보여 주는 수많은 사례로 가득하다. 얼마 전에는 곧 진행할 요가 수업에 참고하기 위해 페마 초드론의 책을 집어 들었는데, 그녀는 내가 참된 스승으로 여기는 사람 중 한 명이다. 책을 훑어보던 중 희망을 포기하라는 조언이 눈에 띄었다. 초드론에 따르면, 희망은 환상이며, 우리가 현실과 춤을 추는 데 장애가 된다. 이 말에 관해 잠시 생각해 본 뒤 계속 읽어 나갔다. 이 말은 내가 강의실에 들여오고 싶은 에너지가 아니라고 생각되었기 때문이다. "신사 숙녀 여러분, 희망을 포기하세요!" 아니, 이것은 내가 오늘 아침에 가고 싶은 방향이 아니었다. 하지만 그 말은 내 마음 한구석에 숨어 있었다.

며칠 뒤 그 말이 다시 떠올랐다. 오래전부터 일하는 요일들은 내게 감정의 지뢰밭이었다. 월요일은 아주 안 좋은 날이었다. 시트콤 '행복한 나날' 덕분에 화요일은 70점까지 만회했지만, 이전에는 월요일과 비슷하게 낮은 점수였다. 수요일은 기껏해야 중간 정도였다. 목요일은 거의 다 왔다는 희망으로 밝은 날이었다. 금요일은 승리의 행보였다. 토요일은 뒤섞인 날이었다. 일요일은 그런 일주일을 다시 시작해야 한다는 생각에 기분이 가라앉는 날이었다. 이런 접근법으로 나는 일주일에 이틀에서 이틀 반 정도는 기분 좋게 즐길 수 있었다. 몇 년 전, 일주일에 7일을 일하기 시작하면서 이 모든 것이 바뀌었다. 요즈음에는 한 달에 이틀 정도는 완전히 쉰다. 나는 요가 사업을 하고 있고, 사업은 잘된다. 많은 요가 수업을 지도하고 개인 교습도 하며, 매일 요가에 관한 글을 쓴다. 아내도 요가 강사가 되었기에 우리는 더 많은 시간을 함께 보낼 수 있다. 이렇게 일주일 내내 일하게 되자, 이상하게도 평생 겪은 요일병에서, 롤러코스터 같은 감정의 기복에서 해방되었다.

처음 일주일 내내 일하기 시작했을 때는 쉬지 못해 힘든 시기를 겪었고 자유 시간을 잃어버렸다는 생각에 슬펐다. 하지만 그런 일정에 익숙해지자, 그렇게 일하는 방식이 무척 건전하다고 느껴졌다. 우선, 일주일 동안 감정의 기복을 겪지 않게 되었다. 사실은 주당 노동 시간이라는 개념을 완전히 잊어버렸다. 나는 희망을 포기했다. 그리고 과거처럼 월요일에서 금요일까지 단맛과 쓴맛을 경험하는 것보다는 이렇게 하는 편이 훨씬 낫다고 느껴졌다. 요가를 가르치는 일은 분명히 나의 다르마다. 한 달 내내 다른 어떤 일을 해야 한다면 나는 비명을 지르며 그 일을 그만둘 것이다. 하지만 나는 중요한 가르침을 이해했고 내 삶에 적용했다고 믿는다. 희망을 포기하자 새로운 자유를 찾았다. 나는 페마 초드론의 말을 즉시 이해할 필요도 없었다. 그녀가 한 말의 진실은 서서히 이해되었다. 내가 할 일은 그저 일하고, 스와디야야를 실천하고, 노력의 결과를 우주의 영(靈)에게 맡기는 것뿐이다.

옛 스승들은 심오하고 이해하기 힘들었다. 그들의 지혜는 헤아릴 수 없었다. 그것을 묘사할 길은 없다. 우리가 묘사할 수 있는 것은 그들의 겉모습뿐이다. 그들은 살얼음 덮인 시내를 건너듯이 주의를 기울였고, 적의 영토에 있는 전사처럼 방심하지 않았다. 손님처럼 정중했고, 녹는 얼음처럼 유동적이었으며, 나무토막처럼 구체화할 수 있었고, 계곡처럼 수용적이었고, 한 잔의 물처럼 맑았다. 내면의 진흙이 가라앉아서 물이 맑아질 때까지 인내하며 기다릴 수 있는가? 올바른 행동이 저절로 일어날 때까지 가만히 있을 수 있는가? 스승은 이루려 하지 않는다. 추구하지 않고 기대하지 않으니, 그는 지금 여기에 현존하며 모든 것을 환영할 수 있다.

노자

노자는 자기 학습의 실천을 묘사한다. 자기 학습의 핵심에는 무집착이 있다. 나의 목표가 영적 건강이라면, 또 내가 예술가이고 내 삶이 예술 작품이라면, 나는 이미 필요한 모든 것을 가지고 있다. 외적 환경에 대한 집착은 나를 방해할 뿐이다. 무집착은 나의 신체적, 지적, 영적 힘을 해방시켜 내가 주의 깊고 방심하지 않고 정중하고 유동적이며 구체화할 수 있고 수용적이고 맑아지게 한다. 노자가 무집착의 외적 모습을 묘사하고 있는 것은 더 중요하다. 무집착의 내적 현실은 통찰이다. 집착 없는 마음의 깨끗하고 열린 공간에서 현실이 인식될 수 있다. 참된 자기를 알 수 있다.

자신이나 상황에 관한 생각에 집착할 때마다 우리는 자기 학습에 역행한다. 자기의 어떤 이미지를 유지하려는 노력은 실제로 우리의 통찰을 가로막고 성장을 저해한다. 자기의 이미지를 유지하려고, 어떤 결과를 얻으려고 애쓰면, 우리 내면의 진흙이 가라앉아서 물이 맑아질 때까지 기다리지 못한다. 부정적인 결과를 두려워하면, 올바른 행동이 저절로 일어날 때까지 가만히 있지 못한다. 자기 학습은 깊은 패러다임의 전환을 나타낸다. 그것은 여행을 하는 동안 결과를 놓아 버리고 진심으로 그 과정을 받아들이는 순간이다. 일단 관심의 초점을 결과에서 과정 그 자체로 옮기면, 모든 상황은 기회가 된다. 우리는 지금 여기에 현존하며 모든 것을 환영할 수 있다.

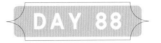

천사가 말했다. "나는 눈이 멀었다네, 그대여. 내 눈은 여전히 주의 영광의 빛을
간직하고 있기에, 그 밖의 아무것도 알아볼 수 없기 때문이지."
파울로 코엘료

수련에서 앞으로 나아가는 한 걸음 한 걸음은 내면으로 들어가는 걸음이다. 요가를 수련하는 것은 언제나 진실에 더 가까워지는 것이다. 순간순간마다, 호흡호흡마다, 자세자세마다 이완하여 우리의 진실 속으로 들어가는 법을 배울 때, 그런 척 아닌 척 가장할 필요가 점점 사라진다. 우리가 세상에 보여 주는 거짓 자아를 보호하기 위해 만들어서 껴입은 여러 겹의 갑옷이 한 겹씩 벗겨진다. 하지만 갑옷이 한 겹씩 벗겨질 때, 우리는 애초에 갑옷을 만들고 꼭 껴입게 한 원인인 오래전의 두려움들을 맞닥뜨리게 된다.

아마 우리는 갑옷이 한 겹씩 벗겨지는 순간을 잘 알아차리지 못할 것이다. 그저 어느 날 잠에서 깨어나니 오래전의 두려움이 불쑥 떠오른다는 것을, 요가 매트에 가기가 더 어려워지고, 다른 수행들을 하기가 더 힘들게 느껴진다는 것을 알아차릴지 모른다. 갑자기 초코칩 쿠키와 아이스크림을 먹고 있고, 한 시간 내내 뒷담화를 하고 있고, 건전하지 못한 인간관계에 더 끌릴 수 있다. 그럴 때, 예전의 행동이 되살아나는 것은 흔히 성장의 과정이며, 그러한 퇴행이 실은 우리의 진실에 더 가까워지고 있음을 보여 주는 표시임을 이해하는 것이 중요하다. 우리는 이것을 예수와 붓다의 이야기에서 본다.

두 사람은 자신의 다르마를 향해 분명히 나아갈 때도 자신의 마귀들에게 괴롭힘을 당했다. 그리고 두 사람은 도전을 이겨 내고 나아갈 수 있었다. 그들의 삶은 인간이 성장할 수 있음을 보여 주는 보편적인 사례. 우리 모두에게는 이런 잠재력이 있으며, 수련할 때마다 그 능력을 일깨운다. 길을 가면서 마주치는 두려움들을 직면하는 것은 수련 그 자체의 일면이다. 두려움이라는 어둠이 사라질 때, 우리는 파울로 코엘료의 이야기에 나오는 그 천사와 같아진다. 우리의 눈은 사랑의 빛으로 가득해진다. 우리의 일시적이고 세속적인 사랑 아래에 늘 존재하는 사랑의 빛으로……

우리가 길을 잃었다고 또는 불안정하다고 느낄 때, 수련에서 멀어졌다고 느낄 때, 자신의 진실과 차단되었다고 느낄 때, 어둡고 혼란한 마음도 그 길의 일부임을 기억하면 도움이 된다. 영웅의 여행은 내면으로 들어가는 여행이다. 요가는 외적인 작업이 아니라 내적인 작업이다. 도덕경은 유일하게 진정한 움직임은 돌아오는 것뿐이라고 말한다. 그리고 영적 수련의 핵심은 이것이다. 즉, 우리가 이미 아는 것을 알 수 있고 이미 있는 그대로 존재할 수 있도록, 가슴을 열고 배우며 알아차리는 것.

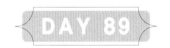

DAY 89

융, 엘리아데, 캠벨 또는 헉슬리의 글을 읽고도
우리의 인식에 영구적인 영향을 받지 않기는 쉽지 않다.
에이브러햄 매슬로우

에이브러햄 매슬로우는 요가의 즐거운 면, 즉 영감을 받는 상태에 머무르는 법에 관심을 가지게 한다. 얼마 전에 나는 우리 요가원에서 새로 일하게 된 요가 강사들에게 영감을 받는 상태에 머무르는 법, 영감을 불어넣는 수업을 하는 법에 관해 얘기했다. 그 이야기의 핵심은 매일 수련해야 한다는 것, 그리고 자신이 영감을 받는 원천과 연결된 상태에 머물러야 한다는 것이었다. 당신이 배우는 사람이건 가르치는 사람이건 간에 작가나 시인, 가수, 작사가와 작곡가, 영화 관계자, 배우, 요가 지도자, 명상 지도자 등 누구든지 당신의 가슴에 불을 붙여 주는 사람들을 꾸준히 접하는 게 좋다. 타파스는 우리가 삶에 열정적일 수 있게 해 주고, 스와디야야는 그러한 열정에 접속한 상태로 있게 해 준다. 워크숍에 참석하고, 콘서트나 박물관, 영화관에 가 보라. 스와디야야는 치유해 주고 영감을 주는 에너지와 연결되기 위한 것이다.

지금 나는 영화 '글래디에이터'를 만든 사람들에게서 요가를 가르치고 글을 쓰는 데 도움이 되는 영감을 받았다. 그래서 그 영화의 배우들, 음악을 맡았던 한스 짐머, 감독이었던 리들리 스콧의 인터뷰를 보았다. 그들이 만들어 낸 시너지 효과는 믿어지지 않을 만큼 대단했다. 그들은 자신들이 이룩해 낸 탁월한 성취로 내게 영감을 주었다. 그리고 내게 무엇이 가능한지를 상기시켜 주었다. 위대한 예술과 문학, 모든 종교의 위대한 경전들은 틀림없이 우리에게 영감을 불어넣는 능력이 있지만, 버스 옆자리에 앉아 있는 사람도 당신에게 어떤 동기를 부여할 수 있다. 스와디야야의 일부분은 당신이 발견하는 영감에 마음을 여는 것이다. 오늘 아침 내가 글을 쓰고 있는 곳의 옆집에서 일하는 목수가 바로 이 순간 보여 주고 있다. 우리의 예술이 가능하다는 것을, 그리고 당신의 예술이 열매 맺게 해 주는 것은 아주 평범하고 일상적인 일들이라는 것을……. 마음이 열려 있다면, 당신의 인식이 영구히 변화되지 않을 수 없다.

DAY 90

에너지가 풀과 나무, 까마귀, 곰과 사슴, 바다, 바위를 통과하여 흐르듯이
그저 우리를 통과하여 흐를 때, 우리는 자신이 빈틈없는 고체 같은 존재가 아님을
알게 된다. 만일 우리가 태풍이 세차게 휘몰아치는 가운데 감포 라체 산처럼 고요히
앉아 있다면, 만일 우리가 삶의 일부인 진실함, 활발히 살아 움직임, 즉시성,
확정되지 않음으로부터 자신을 보호하려 하지 않는다면, 그때 우리는 일들이
우리 뜻대로 이루어지게 하려 하는 이 분리된 존재가 아니다.

페마 초드론

페마 초드론은 만족이 온전한 전체가 되는 수단이며, 깊이 연결된 상태로 들어가는 수단이라고 말하는데, 그런 상태가 요가다. 그것은 진실에 대한 강력하고 감동적인 선언이다. 이 글은 내 인식을 바꾸어 주었다. 그리고 여기에 스와디야야(자기 학습)를 실천할 필요를 보여 주는 아주 좋은 예가 있다. 하루를 살아갈 때 우리는 이런 종류의 견문, 이런 종류의 깊은 지혜를 얻지 못한다. 사실 스와디야야가 지금보다 더 중요했던 적은 없다. 왜냐하면 일종의 거꾸로 된 스와디야야가 우리 시대에 전례 없는 힘을 가지게 되었기 때문이다. 우리는 기업, 정치인, 언론인, 대중 매체가 무언가를 팔기 위해 만들어 낸 메시지들의 폭격을 받으며 하루를 보낸다. 이 감각적 과부하는 계속 진행 중이며, 우리가 텔레비전을 보든 신문을 읽든 그러지 않든 우리 모두에게 영향을 미친다. 우리 문화는 우리에게 이런 메시지를 쏟아붓는다. "세상은 안전하지 않고 당신도 안전하지 않으며, 안전해지려면 이런저런 것이 필요합니다. 당신의 삶은 충분치 않고 당신도 충분하지 않으며, 충분해지려면 이런저런 것이 필요합니다."

그러니 더 나은 프로그래밍으로 우리 자신을 이롭게 할 기회는 더없이 귀중할 것이다. 내가 인종차별, 성차별, 두려움, 나를 제한하는 믿음들과 싸우고 있을 때, 나를 둘러

싼 해롭고 부정적인 메시지의 힘이 내 의지를 약하게 만들었다. 그래서 영적 수행 장소에 들어가서 영영 떠나고 싶지 않은 날들이 있었다. 하지만 이제는 다른 길을 걷는다. 나는 바로 여기에서, 일상의 한가운데서 해결책을 찾기로 했다. 스와디야야를 실천하는 것, 페마 초드론 같은 천사들과 시간을 보내는 것이 더 필요한 이유는 그 때문이다.

DAY 91

무의식은 진실을 원한다.
그것은 진실 이상의 것을 원하는 사람에게는 더이상 말하지 않는다.
에이드리안 리치

자기 학습은 진실함 실천의 일면이다. 진실함을 진지하게 실천하려면 가슴이 들려주는 말을 깊이 경청해야 한다. 대개 진실은 아주 단순하지만, 그것을 표현하는 것은 다른 문제다. 내가 평소 사람과 대화할 때 높은 수준의 정직함을 적용해 보려 하면, 그리고 주어진 상황에서 정말로 할 필요가 있는 말을 알아내려면, 오해, 비난, 두려움, 교묘한 조작의 층들을 주의 깊게 살펴 걸러내야 한다는 것을 깨닫고 놀라워한다.

진실은 영혼에게 음악이다. 이것은 좋은 소식이다. 진실을 누리는 영혼의 능력은 끝이 없다. 알코올 중독 치료의 12단계 프로그램에서는 수백만 명이 곳곳에 있는 교회 지하실에 둘러앉아서, 각자 자기의 이야기를 하고 서로 그 이야기를 귀담아듣는다. 그 시간이 지루할 것 같지만 실은 마음을 사로잡는다. 그 방에 있는 사람들은 진실을 말하고 있기 때문이다. 그것이 마음을 사로잡는 이유는, 진실을 말하는 사람과 함께 시간을 보낼 때는 우리도 진실을 말하고 싶어지기 때문이다.

자기 학습의 이 측면을 실천하려면, 직장에서, 가정에서, 친구 관계에서 진실함의 수준이 어느 정도인지 살펴보라. 당신은 진실을 말하는 사람과 함께 얼마나 많은 시간을 보내는가? 그러지 않는 사람과는 얼마나 많은 시간을 보내는가? 진실을 들을 때는 어떤가? 그러지 않을 때는 어떤가? 어떤 두려움이 당신을 정직하지 못하게 가로막는가? 유유상종은 진실인가? 정직이 정직을 낳는가?

DAY 92

> 몸 하나하나는 우주이며, 당신이 상상하기 힘들 만큼 멋진 우주다.
>
> 스와미 아마르 죠티

서양에서 우리는 추상적 추론이라는 놀라운 성취를 이룰 수 있게 한 열정과 비범한 능력으로 마음의 지성을 길러 왔다. 수백만 명이 감각으로는 지각할 수 없는 현상을 교묘히 조작하여 밥벌이를 한다. 이 지성으로 충분치 않다는 견해는 부당해 보이고 쉽게 믿어지지 않는다. 더 많은 지혜, 더 많은 지성을 기른다는 것은 터무니없는 몽상처럼 보인다. 그렇지만 수많은 사람은 또 다른 멋진 신세계 즉 우리의 몸을 탐구하고 싶어진다. 나무의 세포 속에 있는 지성, 크고 튼튼하게 성장하려는 의지를 나무에 불어넣는 지성은 우리의 세포에도 있다. 요가에서 우리는 아사나와 프라나야마를 통해 이 지성에 다가간다. 요가 자세와 요가 호흡은 마음의 지혜와 몸의 지혜를 잇는 다리가 된다. 신성의 불꽃이 일으킨 불은 우리의 영적 변화를 일으킨다.

스와디야야(자기 학습) 실천의 일면은 겸손이다. 실생활에서 그것은 내가 가고 싶은 곳에 먼저 가 있는 사람들의 말에 귀 기울일 시간을 갖는다는 뜻이다. 나는 독서, 기도, 명상, 워크숍 참여, 눈과 귀를 열어 두는 삶을 통해 이를 실천한다. 요가 매트를 떠나 있는 동안에는 지혜를 가까이한다. 요가 매트 위에서는 창조의 기적이 일어나는 자리에 서 있다. 아래로 향한 개 자세에서 아기 자세, 나무 자세, 물고기 자세로 옮겨 갈 때, 나는 의식의 진화를 직접 경험한다. 나무 자세, 물고기 자세, 아기 자세, 개 자세의 지혜 는 나의 이해에 스며든다. 나는 물고기처럼 헤엄칠 수 있고, 아기처럼 잘 수 있고, 나무 처럼 머무를 수 있으며, 즐거워하는 개처럼 웃을 수 있다. 온 우주가 내 안에서 공명하 고, 요가 자세와 요가 호흡은 내게 이 우주를 껴안는 법을 가르친다.

DAY 93

> 모든 것은 이미 괜찮다. 이 말이 믿어지지는 않겠지만, 정말로 그렇다. 이 말은
> 우리가 자신의 본성 안에서 이미 완전히 깨어 있고 깨달아 있다는 뜻이다. 이 말은
> 신이 이 순간 우리에게 완전히 주어져 있다는 뜻이다. 신은 우리의 참된 본성이기
> 때문이다. 신에게 저항하기를 멈추기만 하면 된다. 여행할 거리가 없으며,
> 신을 얻기 위해 해야 할 특별한 일도 없다. 그것은 '기정사실'이다.
>
> 스티븐 코프

나는 아침에 글을 쓰고, 한낮에 휴식하고, 오후에 다시 글을 쓴다. 글 쓰는 시간은 내게 대체로 유익하지만, 휴식 시간은 잡동사니 같았다. 아름다운 7월의 일요일인 오늘, 아 내와 나는 뉴잉글랜드의 한적한 시골에서 휴식하며 지냈다. 우리는 카퍼 엔젤이라는 식당에서 점심을 먹었고, 테라스에 앉아서 꽃에 뒤덮인 모습으로 유명한 다리와 강을 내려다보고 있었다. 아내는 매력적이었고 음식은 훌륭했다. 나중에 우리는 마음에 드 는 도예가의 작품을 발견했고, 나는 접시와 컵 세트를 아내에게 사 주고 싶어서 현금인 출기를 찾으러 밖에 나갔다. 한적한 거리를 걸어가는데, 평소에 꿈꾸던 그런 날이었고 언제든 있고 싶은 그런 장소였는데, 마음이 불편해지고 짜증이 일었다. 도중에 있던 사 람들과 아기들 때문에 한때 제대로 걷기가 어려웠고, 현금인출기는 바보같이 도자기

가게에서 너무 멀리 떨어져 있었기 때문이다. 그래서 모든 것이 이미 괜찮지 않았다.

그러다가 마음이 맑아진 순간, 그렇게 많은 저항을 일으키는 원인이 무엇인지 자문해 보았다. 대답이 떠오르지는 않았지만, 곧바로 몸이 이완되기 시작했다. 따뜻한 햇볕을 받으며 걷는 느낌이 좋았다. 나의 팔과 다리는 이완되었고 튼튼했다. 다음 두어 시간은 일정을 계획하지 않아도 된다는 것을 알아차리자 좋은 계획이 떠올랐다. 오후에 할 일은 놓아 버리고, 그냥 흐름을 따르기로 했다. 그 순간, 현금인출기에서 돌아오는 먼 길이 오후의 따뜻함과 몸의 편안함을 즐기는 기회로 변했다. 갑자기 나는 천국에 있었고, 모든 것이 이미 괜찮았다. 지옥에 있을 때 우리는 늘 그만큼 천국 가까이, 우리의 신성 가까이 있다. 그저 삶에 대한 저항을 멈추기만 하면 된다.

DAY 94

> 경전들을 거부하고 욕망만을 좇는 자는
> 참된 기쁨이나 참된 성공이라는 목표에 도달할 수 없다.
> 바가바드 기타

스와디야야에서는 경전 공부와 실천, 영적 건강이 서로 어떻게 연관되는지 분명히 설명된다. 바가바드 기타에서는 "경전들을 거부하고 욕망만을 좇는 자는 참된 기쁨이나 참된 성공이라는 목표에 도달할 수 없다."고 자세히 말한다. 좋다. 그렇다면 어떤 경전을? 나는 기독교인이다. 그러니 그 말은 내가 성경을 읽어야 한다는 뜻인가? 코란은 어떤가? 내가 유일신을 믿어야 하는가? 나는 모른다. 그저 내게 효과가 있던 것만을 말할 수 있을 뿐이다. 이 책에서 나는 가능한 한 많은 문화, 수련법, 종교의 글을 인용하려고 애썼는데, 모두가 같은 것을 말하고 있음을 보여 주기 위해서였다. 그 메시지들은 보편

적이다.

나 자신의 '경전' 공부는 성경에서부터 디팩 초프라의 책《성공을 부르는 일곱 가지 영적 법칙》에 이르기까지 모든 범위를 망라한다. 요즘 나는 글쓰기에 관한 스티븐 킹의 책을 읽고 있는데, 이 책도 내게는 경전 같은 책으로 여겨진다. 왜냐하면 작품을 창조하는 일에 나보다 깊이 들어간 사람의 진실을 읽고 있기 때문이다. 경전 공부는 이제 막 탐험하려는 지역의 지도를 세세히 살펴보는 것과 같다. 그것이 실제 탐험을 대체하지는 못하지만, 그래도 많은 도움이 된다. 어디를 가고 싶다면 먼저 그 지역의 풍경에 익숙해지는 편이 좋다. 그러니 당신이 가려는 곳에 도달하도록 돕는 경전이라면 무엇이든 공부해 보라. 어떤 글이 유익하다고 판단되면 타파스로 실천해 보라. 그 책이나 구절을 거듭 반복해서 읽고, 기억하고, 다른 사람들과 나누고, 삶에서 실천해 보라. 시공을 가로질러 여행하고, 경전에 담긴 사랑을 가슴에 간직해 보라. 이 사랑을 사람들과 나누어 보라. 그러면 참된 기쁨과 성공을 경험하게 될 것이다.

DAY 95

경전들은 이원성 안에 있다. 모든 양극단을 넘어서라, 아르주나여.
현실에 닻을 내리고 부유함과 안락함에 관한 모든 생각에서 벗어나라.
바가바드 기타

그렇다. 사실, 마법 같은 해결책은 없다. 요가의 목표를 실현하려면 진지하게 경전을 공부해야 하지만, 또한 경전을 넘어서야 하며, 현실에 닻을 내리고, 우리 자신의 지혜에 닻을 내려야 한다. 붓다는 영적 수행이란 고통의 강을 건너기 위해 타고 가는 나룻배와 같다고 말했다. 강 건너편에 도착하면 기꺼이 배에서 내려야 한다. 그러므로 우리는 기꺼이 요가 매트를, 명상 방석을 떠나려 하고 경전을 넘어서려 해야 한다. 그 순간에 그럴 필요가 있다면 말이다. 수련의 어떠한 측면도 그 자체가 목적은 아니다. 수련은 우리의 참된 자기로 귀향하는 수단일 뿐이다.

어떤 무엇이든 우리 자신보다 중요하게 여긴다면, 우리는 그것을 목발처럼 쓰는 것이며, 그러면 진정한 영적 성장에 장애가 된다. 우리 모두는 "X가 나에게 Y를 해야 한다고 말하니까, 나는 Y를 할 거야."라고 말하는 경향이 있다. 하지만 그럴 때 우리는 무엇이 옳은지를 스스로 알아내야 하는 책임을 자신에게서 빼앗는 것과 같다. 그리고 무엇이 옳은지를 스스로 알아내려 하지 않을 때, 우리는 성장하지 않겠다는 선택을, 자신의 타고난 신성, 자신의 독특한 길을 알아차리지 않겠다는 선택을 하는 것과 같다.

나는 임신 중절 합법화를 찬성하지만, 이 길만이 최선이라고 믿기에는 낙태로 아기를 잃고 비통해하는 여성을 너무 많이 보았다. 내가 목격한 아픔은 현실이다. 그 이슈에 관한 양쪽 입장의 정치적 주장은 이원성 안에 있다. 나는 온전히 살기를 바라므로 어느 한쪽 주장만을 선택하여 안주할 수가 없다. 나는 양극단을 넘어서, 현실에 닻을 내리고, 임신한 십대 소녀의 고통과 비통해하는 어머니의 아픔을 알아야 한다. 그럴 때 스스로 공부할 수 있다.

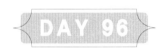

DAY 96

그것은 보는 자, 허용하는 자, 유지하는 자, 즐기는 자, 위대한 주(主),
그리고 가장 높은 참된 자기, 이 몸에 있는 지고의 참사람이라고 불린다.
바가바드 기타

바퀴살들이 바퀴통으로 돌아오듯이 요가 수련은 우리를 데리고 참된 자기로 돌아온다.

스와디야야는 스스로 하는 공부이며, 우리의 가장 중심부에 있는 신성을 알기 위해 하는 공부다. 그러나 스스로 하는 공부는 책상 앞이나 조용한 방에서만 하는 것이 아니다. 우리의 일상생활에는 실습하고 발견할 기회가 풍부하다. 하루하루 살아갈 때 우리는 과거에 갖게 된 패턴대로 반응할 수도 있고, 잠시 멈추고서 우리의 더 높은 자기를 확인할 수도 있다. 어떤 날 어떤 순간에도 우리는 우주의 힘이 우리를 통해 흐르도록 허용할 수 있다.

그러기 위해 나는 주로 친절함을 선택한다. 내가 그런 흐름을 가로막고 있을 때는 대개 어떤 상황에 나 자신을 내주지 않기 때문이다. 요가를 가르치는 것이 내게 아주 유익한 이유 중 하나는 이 때문이다. 요가 수업을 잘 인도하려면 교사가 어떤 것도 주기를 아끼지 말아야 한다. 요가 교사의 가슴은 완전히 열려 있어야 한다. 내게 가장 큰 도전은 평소에 마주치는 사람에게 열려 있는 것이다. 예를 들어, 지루해하거나 일 처리가 몹시 서툰 대형 할인점의 계산원, 또는 좁은 시골 도로에서 느리게 가는 앞차 운전자에게 내 안의 사랑을 제지하지 않는 것이다. 아사나는 이런 알아차림을 기르는 탁월한 훈련장이다. 우리는 흐름 속에 있거나, 아니면 자신의 머릿속에 있다. 순간순간 우리의 몸은 우리가 지금 여기에 현존하는지 그렇지 않은지를 상기시켜 준다. 결국 핵심은 통제가 아니며 언제나 놓아 버림이다. 참된 우리 자신은 보는 자, 허용하는 자, 유지하는 자, 즐기는 자, 위대한 주(主)이며, 세상의 빛이다. 참된 힘에 다가가려면 그 힘의 진실에 순순히 내맡기기만 하면 된다. 우리의 참된 자기에 내맡길 준비가 되면, 스스로 공부할 필요가 끝난다.

신에게 내맡길 때 사마디가 완성된다.
요가 수트라

마지막 니야마는 이슈와라 프라니다나(Isvara pranidhana), 즉 신에게 내맡김(또는 복종, 항복)이다. 결국 우리는 완전히 놓아 버린다. 나는 우리 인간이 자연을 관찰하여 많은 것을 배웠다는 사실에 매료되었다. 인간은 들개 무리를 관찰하여 사냥하는 법을 배웠다고 한다. 무엇을 먹고 그것을 어떻게 구하며, 물은 어디에 있고 어떻게 발견하며, 어떻게 싸우고 어떻게 달아날지 등등 우리 인간은 이 모든 것을 우리보다 잘 아는 동물 형제자매들에게 배웠다. 아사나도 이런 식으로 우리에게 왔다.

나는 이런 인식을 하기 훨씬 전에 영적 여행을 시작했다. 내가 영성을 처음 접한 것은 본보기가 된 사람을 통해서였다. 요가와 북미 원주민 문화에 관한 독서는 새로운 길을 보여 주었지만, 내가 그것을 정말로 이해하기 시작한 것은 5개월 된 강아지가 내게 온 뒤였다. 마음을 열고 배우기만 한다면, 어린 강아지에게 배울 것이 아주 많다는 것을 알게 되었다. 내가 바깥에 데리고 나가면 강아지는 한없이 기뻐하고 행복해했다. 강아지에게는 그 순간 필요한 게 하나도 없었다. 운동화도, 스쿠터도, 스키도, 자동차도 필요하지 않았다. 그저 세계를 받아들였고, 세계는 강아지를 품었다. 이런 시각이 잠재의식에서 의식으로 떠오르자, 나는 이 행성에 있는 다른 생명체들의 영적 상태에 관해 생각해 보기 시작했다. 나를 둘러싼 식물과 동물을 정말로 자세히 바라보기 시작했다. 내가 본 것은 본능적이고 타고난 믿음을 통한 사마디, 즉 그 순간에 완전한 몰입이었다. 알코올 중독 갱생회의 회원들은 "우리는 토론을 그만두었다."고 말한다. 이 말이 무슨 뜻인지 알고 싶다면, 자신의 창밖을 찬찬히 내다보라. 마지막 니야마는 우리에게 이미 있는 것을 다시 만드느라 애쓸 필요가 없다고 말한다. 그저 이 행성에 있는 다른 모든 생명체와 함께 좋은 선례를 따르면 된다.

DAY 98

> 그분은 사랑이고 연민이며 인내이고 관용이며 평화입니다. …… 그분은 사람들을 벌하려 하지 않으며 지옥으로 보내려 하지 않습니다. …… 그분은 우리가 그분에게 돌아가리라는 것을 늘 신뢰하고 믿는 분명한 지혜입니다. …… 신은 언제나 말합니다. "자녀들이 아버지를 찾으려 하기를. 그들이 아버지에게 오기를." 이 말에 대해 생각해 봅시다.
> M. R. 바와 무하이얏딘

나의 첫 종교는 텔레비전으로 방송되는 스포츠 경기였다. 토요일 오후가 되면 우리 가족은 '스포츠의 세계'를 시청하기 위해 모여들었다. 그 프로그램은 언제나 우리는 이제 막 '승리의 전율과 패배의 고통'을 목격하려 한다는 말로 시작했다. 그 '패배의 고통'은 활강 스키 선수가 아주 빠른 속도로 내려오다가 중심을 잃고 넘어지면서 세게 부딪치는 가슴 아픈 장면으로 묘사되었다. 승자들은 영예로웠고, 패자들은 패배자들이었다. 아무도 포기하지 않았고 끝까지 싸웠다. 스포츠마다 생존을 위한 싸움이 의식을 치르듯 거듭거듭 그려졌다. 나중에 나는 몇 년간 생존을 위한 전투 훈련을 받은 뒤, 어느 날 독일의 한 야영지에서 여러 장교와 카드놀이를 하고 있었는데, 당시 우리는 평소에는 마주치기 힘든 군인들과 좁은 임시 막사에서 부대끼며 생활하고 있었다. 한 군목이 지나가자 내 친구가 "오, 화이트 대위 아닌가. 그는 신을 믿지!"라고 말했다. 우리는 모두 웃음을 터뜨렸다. 마치 그가 화이트 대위는 비행접시를 믿는다고 말한 것처럼. 이보다 더 바보 같고 부적절할 수 있을까?

생존을 위한 나 자신의 싸움은 내가 패했을 때 끝이 났다. 알코올로 인해 내 심신이 너무 피폐해져서, 내가 끝장났다는 것을 스스로 알 정도였다. 레슬링에서 나에게 고등부 우승을 가져다주었고 미 육군 특수훈련 학교를 졸업하도록 도와준 문제해결 능력과 의지력은 알코올에 완전히 압도당해 버렸다. 더는 잃을 것도 없었고, 이상하게도 무언가 얻을 것이 틀림없이 있다는 느낌이 들어서 기도를 해 보았다. 기도는 즉시, 분명히 효과가 있었다. 기도를 시작한 이래 11년 넘게 술을 마시지 않았고, 나의 기도가 들렸으리라는 것을 한순간도 의심하지 않았다. 나는 행운아였다. 대다수 사람에게 믿음은 점진적인 과정이지만, 내게는 눈 깜짝할 사이에 일어났다. 나는 변화되었고, 내게 필요한 것은 기꺼이 변화되고 싶다는 최소한의 마음뿐이었다. "그분은 우리가 그분에게 돌아가리라는 것을 늘 신뢰하고 믿는 분명한 지혜입니다." 당신의 첫 종교는 무엇이었는가? 지금은 무엇인가?

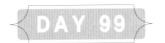

신을 신뢰하는 것처럼 행동하라.
무명씨

몇 년 전에 한 사람을 만났는데, 그의 영성은 내게 오래도록 큰 영향을 미쳤다. 젊은 남성이었던 그는 여장을 즐기는 동성애자였고, 데이비드 보위를 좋아했다. 그는 어릴 때부터 알코올 중독자였지만, 꽤 젊은 나이에 술을 끊었다. 우리가 만났을 때 그는 자신의 금주 기간이 에이즈(AIDS)의 급속한 확산 시기를 기준으로 둘로 나뉜다고 느꼈다. 첫 번째 십 년은 기적처럼 치유되고 공동체를 발견한 시기였다. 두 번째 십 년은 긴 시간 줄줄이 이어지는 장례식 같았다. 금주하고 있었고 연애는 한 사람에게만 충실하자는 주의였던 그는 에이즈에 걸리지 않았지만, 그가 속한 공동체의 사람들이 에이즈로 수없이 죽자 큰 충격을 받고 비탄에 빠졌다. 그런데 어찌된 일인지 그는 고통을 받는 만큼 영적으로 깊이 연결되는 것 같았다. 그와 함께 있으면 영적 수행의 힘이 분명히 느껴졌고, 신을 신뢰하고 의지할 때 주어지는 단단한 토대가 느껴졌다.

한동안 우리는 자주 함께 커피를 마셨다. 우리는 둘 다 두 번째 교대조로 일했기에 함께하는 시간을 가질 수 있었다. 그리고 둘 다 영적인 이유로, 수입이 더 좋은 직업을 그만두고 사람을 돕는 산업의 일선에 있었다. 나는 새로운 분야에서 몹시 힘든 시간을 보내고 있었고, 자기연민에 많은 에너지를 소모하고 있었다. 어느 날 고용주들의 부당함을 비난하는 내 말을 듣고 나서 그가 물었다. 내가 나중에 더 나은 직업을 갖게 될 것이라고 생각하느냐고……. 나는 주저 없이 대답했다. "당연하죠! 나는 언젠가 훌륭한 프로그램 관리자가 될 겁니다!"

그는 단호하게 말했다. "오늘 일하러 가면 동료들과 관리자들이 수긍하는 방식으로 행동해 보세요."

며칠 뒤, 내가 직장의 다른 불공평한 점에 대해 불평하자, 그는 "신을 신뢰하는 것처럼 행동해 보세요."라고 말했다. 그 말에 나는 말문이 막혔다. 나에게 그의 메시지는 한결같았다. '영적이라는 것은 어른처럼 행동하는 것이며, 자신의 행동에 책임을 지는 것이며, 인간관계에서 사랑을 드러내는 것이다.' 나는 위로를 받으려고 요가 매트에 간 적이 많다. 그리고 어린아이처럼 신에게 의지하며 고통을 없애 달라고 기도한다. 여기에는 잘못된 것이 없다. 사실, 위로를 받으려 하는 것은 더 높은 힘에게 주어진 상황에 개입하여 도와달라고 요청하는 데 필요한 첫 단계인 경우가 많다. 위로를 받으면, 이제 다른 사람을 위로해 주는 것이 우리의 할 일이다. 우리의 문제가 해결되면, 우리의 할 일은 누군가의 문제를 해결하는 데 도움이 되는 것이다. 무언가를 받기 위해서 요가 매트에 오는 것은 아무 잘못이 없다. 그러나 거기서 받는 것이 우리 삶에서 잘 자라게 하려면 다음 단계로 가야만 한다. 우리가 받은 선물을 세상과 나누어야 하는 것이다.

오늘 수련에서는 이것을 시도해 보라. 숨을 들이쉴 때는 생명 에너지를 받아들여 보라. 그 뒤 숨을 내쉴 때는 가슴의 에너지를 세상으로 방사해 보라. 이 두 가지 행동은 우리의 영적 삶에서 존중받아야 한다. 도움이 필요하면 도움을 요청해야 하고, 이 현명하고 너그러운 사람이 내게 주었듯이 다른 사람에게 도움을 주어야 한다. 우리가 가진 것을 나누어, 주변 사람의 삶에 한 줄기 빛이 되게 하고, 우리가 신을 신뢰한다는 것을 보여 주자.

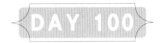

오, 나의 영혼아, 어서 빨리 그분께 응답하라! 기뻐하라, 나의 발아!
'공화국 전투찬가'

처가 식구들과 온천에서 휴가를 보낼 때, 장인어른이 몹시 뜨거운 물 속에서 견디는 요령을 알려 주었다. 그분의 설명에 따르면, 내가 전적으로 가만히 있으면 몸을 둘러싼 뜨거운 물이 금방 식어서 편안해질 것이라고 했다. 그 말대로 내가 가만히 있을 때는 괜찮았다. 하지만 내가 움직일 때마다 물이 다시 뜨겁게 느껴져서 견디기 힘들었다.

우리가 삶에서 움직일 때도 그와 비슷한 일이 일어난다. 야마와 니야마는 우리가 성장하면서 맞닥뜨리는 난관을 넘어설 수 있도록 도와준다. 야마와 니야마는 우리가 계속 앞으로 나아가는 데 필요한 에너지를 모으게 해 주는 행동이나 선택이다. 당신은 요가를 신과 함께 수련할 수도 있고, 신 없이 수련할 수도 있다. 모든 요가 수트라 번역본은 수행자가 신에게 헌신할 때 가장 높은 영적 수준에 이를 수 있다고 말하지만, 이 길이 모든 사람을 위한 길은 아니라는 점도 인정한다. 우리는 저마다 자기만의 방식으로 영혼(spirit)을 발견한다. 그러나 헌신 자체를 회피할 수는 없다. 그것은 요가의 길에서 본질적인 요소다.

요가 수업을 지도할 때 나는 수련생들에게 파르쉬보따나아나사(절하는 자세)를 하는 동안 경의를 표하며 절할 대상을 골라 보라고 제안한다. 우리가 개인적으로, 집단적으로 존경하는 에너지 가운데에서 시간을 보낼 때면 수련실의 에너지가 즉시 바뀌어 더 깊게 집중하게 된다. 어떤 친구는 신에 대한 감사를 중심으로 삶을 조직한다고 말한다. 감사는 그의 삶에서 조직하는 원리, 조직하는 에너지다.

우리가 하나님, 알라, 붓다, 자연, 인간의 잠재력, 과학을 경배하는 데서 깊은 기쁨과 방향을 발견하든, 자신의 더 높은 자기를 경배하는 데서 그렇게 하든 차이가 없다. 중요한 것은 경배심을 구체적으로 표현하는 것, 신성에 꾸준히 관심을 기울이는 것이다.

마틴 루터 킹 목사의 삶은 긍정적인 변화를 만들어 내는 과정에 내재한 어려움을 보여 준다. 그는 고요히 머물고, 현재의 상황을 받아들이며, 편안한 길을 선택할 수도 있었다. 하지만 그러는 대신에 신앙심에 의지하여 뜨거운 물로 다시 또다시 들어갔다. 역경은 결코 편안하지 않다. 그러나 우리는 원칙들의 힘에 의지하여 역경을 견딜 수 있고 또 견뎌 낸다. 마틴 루터 킹 목사가 몽고메리 시에 있는 주의회 의사당 계단에서, 널리 알려진 찬가의 가사를 빌려서 한 선언은 올바른 태도를 규정한다. "나의 영혼아, 어서 빨리 그분께 응답하라! 기뻐하라, 나의 발아!" 우리의 길에 내재한 어려움을 만날 때, 헌신의 힘은 우리를 지탱해 준다. 만일 당신의 요가에 기쁨의 춤이 없다면, 그런 춤을 넣어 보기 바란다. 마지막 니야마는 진실로 기쁨의 춤이다. 경배를 실천해 보고, 헌신의 기쁨을 경험해 보라.

영적 깨달음을 얻었거나 초의식 경험을 한 진정한 신비가는 동료 존재들에게 지극한 관심을
가지게 된다. 그들에게서 신의 현현을 보기 때문이다. 신비가는 어디에서나 신의 현존을
느낀다. 그래서 인간들뿐만 아니라 다른 존재들에게도 사랑 어린 관심을 기울인다.

스와미 아킬라난다

현명한 사람은 진정한 신비가가 되고 나면 이런 삶을 살겠다면서 그때까지 마냥 기다
리지 않는다. 내 친구는 지난 4~5년 동안 마약에 중독되어 있었다. 아홉 달쯤 전에는
마약 중독 치료소에 들어갔고, 거기서 나온 뒤에는 가까운 교회에 다니기 시작했다. 며
칠 전 그녀는 자신이 어떻게 살고 있는지 말해 주었다. 그녀는 아침이면 가족을 위해
아침 식사를 만들고, (지난 몇 년간 그녀의 부모님이 대신 돌보아 주신) 자녀를 등교시킬
준비를 한다. 남편이 출근하고 아이들이 등교하면 교회에서 종일 자원봉사를 한다. 어
떤 날에는 노인들에게 음식을 가져다주고, 때로는 갓난아기를 키우는 엄마를 돕고, 때
로는 집 없이 길거리에서 지내는 가정을 돕는다. 교회에서 하는 정기 봉사에 참석하며,
중독 치료 12단계 프로그램에도 적극적으로 참여한다. 이제 그녀는 오늘의 삶을 사랑
하고, 가족과 공동체 구성원을 사랑하며, 신을 사랑한다. 그렇게 단순하다. 어디에서나
신의 현존을 발견하는 그녀는 모든 인간에게 사랑 어린 관심을 기울인다.

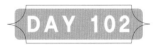

DAY 102

우주의 성질은 목적이 수단을 정당화할 수 없다는 것이다.
반대로 수단은 언제나 목적을 결정한다.
올더스 헉슬리

이슈와라 프라니다나(신에게 내맡김)는 수단과 목적에 관한 말이다. 신에게 내맡기는 것은 수단이며, 목적은 사마디(삼매)다. 사마디에서는 보는 사람과 보이는 대상 사이의 구분이 사라진다. 사마디는 신성과의 합일이며, "나는 그것이고, 당신은 그것이고, 모든 것이 그것이며, 그래서 그것은 있는 모든 것이다."라는 뿌리 깊은 앎이다. 사마디에서는 우리와 우주 사이의 분리가 사라진다. 이것이 바로 신에게 내맡긴다는 것의 의미다. 우리 요가원의 수련생 중 많은 이는 이런 말을 이상하게 여긴다. 그들은 이런저런 종교 전통에서 배우고 이런저런 경험을 한 까닭에, 자신이 이해하는 신과 사마디가 서로 상관이 있다는 것을 믿지 못한다. 만일 어린 시절에 믿던 신과 멀어졌다면, 다른 신을 찾아보라.

DAY 103

당신의 영리함을 팔고 알지 못함을 사라.
루미

나의 진정한 영적 수행은 내가 모른다는 것을 아는 것으로 시작되었다. 경전을 읽고 만트라를 영창하기 훨씬 전에, 나는 알지 못해도 괜찮다는 것을 이해해야 했다. 알코올 중독에서 벗어나기 전, 나는 육군 장교로서 모든 것을 아는 체하느라 힘든 시간을 보내고 있었다. 나 자신을 믿는 사람은 나밖에 없다는 것이 사실이었는데도, 나는 중독 치료를 받기 직전까지도 마치 모든 것을 아는 것처럼 구는 태도를 버리지 못하고 있었다. 중독 치료는 자신이 모든 것을 안다는 태도를 없애 버린다. 내가 중독 치료를 받는 동안 세상은 변했고, 부대로 돌아왔을 때는 전쟁이 벌어지고 있었다. 나는 전쟁을 준비하는 전투 부대의 장교였고, 더는 모든 것을 아는 사람이 아니었다. 사실은 아무것도 몰랐다. 두렵고 당황스러웠다. 조국이 내게 맡은 임무를 척척 해내기를 요구할 때, 나는 삶에 대해 하나도 모른다는 결론에 도달하고 있었다.

내가 발견한 것은, 자신이 모른다는 것을 알게 된 이 새로운 인식이 불리한 부채가 아니라 가치 있는 자산이라는 점이었다. 내가 애초에 삶에 관해 아무것도 모른다는 것은 진실이었다. 내가 새로 알게 된 나의 무지는 실은 지혜의 시작이었다. 영리함을 팔고 알지 못함을 살 준비가 되기 전에는 아무것도 배울 수 없었다. 이전에 나는 누구의 말에도 귀 기울이지 못했다. 그래서 누구에게도 진정한 도움이 될 수 없었다. 부대가 정신없이 바쁘게 걸프 전쟁을 준비하는 몇 주일 동안, 나는 내게 의지하는 부대원들의 말에 정말로 귀 기울일 수 있었다. 그리고 그들의 질문에 진실하게 대답할 수 있었다. 그동안 내가 어깨에 엄청나게 무거운 짐을, 모든 것을 알아야 한다는 짐을 지고 있었다는 것을, 그리고 이 무거운 짐을 지지 않는다면 삶이 훨씬 더 쉬워진다는 것을 깨달았다. 그 모든 것을 알기 위해 쏟았던 막대한 양의 에너지가 이제는 더 생산적인 행동에 쓰일 수 있었다. 나는 다른 사람들에게 배우기 위해 가까이 다가가기 시작했다. 그리고 삶의 혼돈 가운데 고요히 서서 신의 현존을 느끼기 시작했다. 내 잔을 비우자 세상이 흘러들어 왔다.

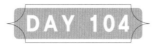

다른 사람을 사랑하는 것은 신의 얼굴을 보는 것이다.
빅토르 위고

우리의 모든 인간관계는 우리가 신과 맺는 관계를 반영하고, 우리가 신과 맺는 관계는 우리의 모든 인간관계를 반영한다. 나는 때로는 아내를 처음 만난 여름에 그녀를 보듯이 신을 보고, 때로는 보스턴에서 다른 지역으로 강제 버스 통학을 하는 아이들에게 돌을 던지던 인종 차별주의자 부모들을 보듯이 신을 본다. 이슈와라 프라니다나(신에게 내맡김)를 이해하려면, 아사나 수련에 관심을 기울이듯이, 하루를 살면서 경험하는 사랑의 형태들에 대해서도 똑같이 열린 관심을 기울여야 한다. 하나의 몸으로 많은 요가 자세를 하듯이, 우리의 많은 인간관계도 하나의 가슴이 한다.

자신이 사랑에 관해 하는 선택에 주의를 기울여 보라. 사랑의 열병에는 충동의 굴복이 있다. 선택권은 가려지고 오로지 숭배만 있는 것 같다. 그러나 어느 시점에, 사랑이 이루어지면, 당신은 사랑에 복종하는가? 오래 유지한 인간관계를, 수많은 따뜻한 기억으로 반들반들 윤이 나는 관계들과 수많은 실망으로 퇴색한 관계들을 떠올려 보라. 삶의 경험이 깊어지면서 나는 사랑이 유일한 해답이라는 것을 거듭거듭 발견한다. 심지어 나의 가장 고통스러운 가족 관계와 친구 관계에서도—그 사람이 내 일상생활에 있든 없든 사라지지 않을 관계들—나는 다시 또다시 내맡김의 자리로 돌아온다. 나는 이 사람을 사랑한다. 그러니 거기에 맞게 행동해야 한다. 그것은 공평하지 않을지 모르고 편하지 않을지도 모르지만, 어쨌든 나는 사랑하기를 선택한다. 사랑할 필요에 복종한다. 무엇이 복종의 경험인가? 삶에서 이 과정을 살펴보라. 그러면 그것이 자신이 신과 맺는 관계에까지 확장된다는 사실을 알게 될 것이다. 사랑하는 대상을 깊이 들여다

보라. 그러면 신의 얼굴을 볼 것이다.

DAY 105

신은 사랑이다.
요한일서 4장 8절

요가에서 사랑은 어떻게 정의되는가? 사랑은 해 끼치지 않음, 진실함, 훔치지 않음, 성적 절제, 쌓아 두지 않음, 청정함, 만족, 열의, 참된 자기를 앎, 내맡김이다. 우리는 태어날 때부터 사랑이다. 우리는 본래 사랑이다. 요가는 다른 사람이 되려는 성향을 제거해 주는 수단이다. 요가의 목표는 고요해지는 것, 우리의 진실 안에 머무는 법을 배우는 것이다. 신에게 복종할 때 우리는 우리 안의 진실에 그리고 모든 존재 안의 진실에 복종한다. 우리는 사랑에게 "예."라고 말하고 있다. 사랑에게 "예."라고 말하고 있지 않은 때를 알아차리기 시작하라. "아니요."라고 말할 때는 무엇을 경험하는가? "예."라고 말할 때는 무엇을 경험하는가? "예."라고 말하기 어려운 때는 언제인가? "예."라고 말하면 무슨 일이 일어날까?

DAY 106

우리는 분명히 모두를 소중히 여겨야 한다. 내가 이 나이 든 흑인 여성들에게 배운 것은 그것이었다. 모든 영혼을 소중히 여겨야 한다는 것, 모든 꽃이 활짝 피어나야 한다는 것.

앨리스 워커

이슈와라 프라니다나, 즉 더 높은 힘에 헌신하는 수행을 시작하는 시기가 있다. 어디서, 어떻게 시작하는지는 중요하지 않다. 신에게 복종하는 것은 과정이다. 어느 날 잠에서 깼을 때 당신은 이제 자신이 달라졌다는 것을 알게 된다. 당신은 변했다. 갈망하던 신이 삶의 중심에 있다. 그 신은 당신 삶의 중심에 있을 뿐만 아니라 친구들 삶의 중심에도 있고, 당신은 그런 방식을 유지할 힘을 얻게 된다. 자, 이제는 어떻게 할까?

나의 경우, 다음 단계는 온 우주와 그 안의 모든 것을 사랑하는 법을 배우는 것이었다. 나는 사랑을 발견했는데, 그다음에는 사랑을 행동으로 옮겨야 했다. 어떻게 해야 하는 것일까? 내가 도달한 결론은, 오래된 친구의 자녀를 대하듯이 신의 모든 자녀를 대하기 시작해야 한다는 것이었다. 나는 신이 창조한 모든 것을 적극적으로 사랑해야 하고, 모든 영혼, 모든 꽃을 소중히 여겨야 한다. 아사나가 이슈와라 프라니다나 다음에 오는 것은 이 때문이다. 아사나를 수련할 때 우리는 매 호흡을, 몸의 모든 세포를 소중히 여기는 법을 배운다. 요가 매트 위에서 보내는 시간은 사랑을 실천하는 시간이다.

DAY 107

내 존재 안에서 나오는 깊은 연민으로 행동할 때,
나는 지혜의 찬란한 빛으로 무지에서 태어난 모든 어둠을 몰아낸다.
바가바드 기타

크리슈나는 야마와 니야마를 실천할 때의 내적 경험을 이런 말로 묘사한다. 야마와 니야마를 수행할 때 우리는 자신의 중심에 있는 깊은 연민과 연결된다. 이런 원칙들에 가까이 다가갈 때 자신의 본질에 더 가까이 다가가게 된다. 이런 원칙들을 거스르는 모든 방식을 더 잘 알아차리지 못하면, 이런 원칙들에 더 가까이 다가갈 수 없다는 것도 사실이다. 나의 명상 선생님은 내가 이런 원칙을 어겼을 때 너무 심각하게 여기며 자책하지 않도록 얘기해 주느라 애를 많이 썼다. 넘어질 때마다 일어나서, 먼지를 털고, 계속 나아갈 때 나는 '무지에서 태어난 어둠'을 몰아내는 데 필요한 지혜를 키운다.

이제 야마와 니야마에 관한 장이 끝났다. 우리는 짧은 시간에 많은 주제를 다루었지만, 이것은 시작일 뿐이다. 요가의 이 두 개 가지에는 많은 것이 담겨 있어서, 내가 만족을 수행하려 할 때는 비폭력 등을 잊어버리는 경향이 있다는 것을 발견한다. 다행히 우리는 야마나 니야마 중에서 나머지는 수행하지 않고 딱 하나만 수행할 수는 없다. 야마와 니야마에 접근하는 하나의 방법은, 하루에 야마나 니야마 중 하나씩만 마음에 품되, 열흘 동안 그렇게 해 보는 것이다. 열흘이 지나면 처음으로 돌아가서 아힘사(비폭력)를 다시 시작한다. 더 간단한 방법은 무작위로 야마나 니야마 중 하나를 선택해서 한동안 실천해 보는 것이다. 그렇게 하면 어떻게 해서 그 모든 것이 함께 하나의 전체를 이루며, 비폭력이라는 개념으로 합쳐질 수 있는지 알게 될 것이다. 그 과정을 껴안고, 결과는 놓아 버리며, 언제나 매트 위에서 야마와 니야마를 적용해 보라!

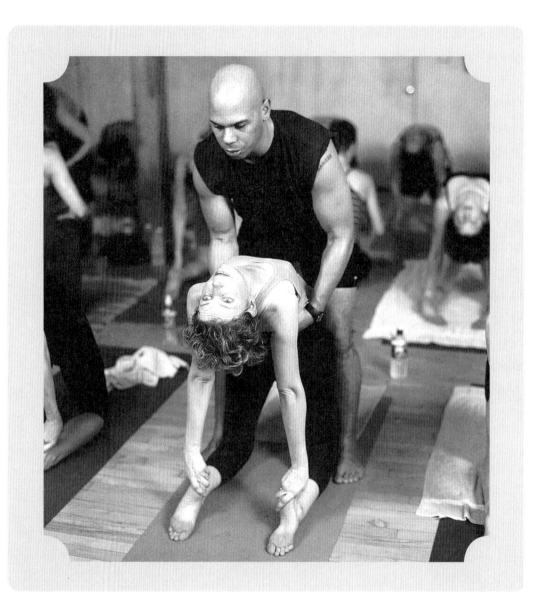

3 부

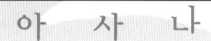

아 사 나

요가의 자세, 삶의 자세

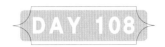

인내심이 없는 사람은 얼마나 불쌍한가! 어떤 상처가 서서히 아물지 않는단 말인가?
월리엄 셰익스피어

요가에서 우리는 극적인 성장을 경험한다. 우리는 육체적, 정신적, 영적으로 다시 태어난다. 내게 요가를 배우는 운동선수들이 있는데, 그들이 처음 경험하는 수련의 효과는 대부분 영적인 경험이다. 완전히 새로운 세계가 그들 앞에 열리는 것이다. 내가 그랬듯이 허리가 아픈 사람들이 처음 경험하는 획기적인 발전은 육체적인 면이다. 어느 날 아침에 통증 없이 침대에서 나오는 것이다. 어떤 사람들이 요가 수련으로 얻는 첫 번째 결실은 습관적으로 걱정하거나 강박적으로 계획을 세우는 성향이 없어지는 것이다. 그럴 때 우리는 끈덕지게 계속되던 허리 통증이 사라지듯이 모든 문제가 금세 사라져 버릴 것이라고 상상하지만, 우리 모두에게 그런 첫 몇 달은 신혼의 밀월 기간과 같다. 이 밀월 기간은 여러 면에서 아주 유익하다. 왜냐하면 힘든 변화의 과정을 뚫고 나아갈 힘을 주기 때문이다.

그러나 조만간 이 밀월 기간이 끝나면, 그사이 사라지지 않은 몇 가지 문제가 그 자리를 차지한다. 새로운 열정으로 불타오를 때도 우리는 직장이나 가정에 여전히 심각한 문제들이 있다는 것을 깨닫는다. 강박적인 사고에서 벗어난 뒤에는 그 밑에 숨겨져 있던 우울, 비통함, 아픔을 발견한다. 척추가 점점 더 유연해질 때, 우리는 허리의 통증을 줄이려는 작용으로 몸이 수십 년에 걸쳐 어떻게 얼마나 틀어졌는지를 이해하기 시작한다. 그때 몸을 회복하는 과정에 들어간다. 그리고 여기에서 진짜 작업이 시작된다.

《기적 수업》에 있는 "청함을 받은 자는 많되 택함을 입은 자는 적다."라는 말은, 비록 삶이 우리 모두에게 수없이 많은 성장의 기회를 주지만, 그 신호를 알아차리는 사람은 아주 적다는 뜻으로 쓰인다. 우리는 메시지를 들으려고 마음먹지 않는다. 요가를 할 때 기꺼이 인내하며 견뎌 내려 하지 않는 한, 처음 힘든 좌절을 겪을 때 결국 극복하지 못하고 수련을 중단할 수 있다.

하타 요가의 탁월한 스승인 아헹가는 믿음을 가리켜 '요가의 비타민'이라고 말하는데, 인내는 진실로 신뢰의 잘 알려지지 않은 면이다. 수련은 우리를 미지의 영역으로 데려간다. 우리는 의식적으로 익숙한 세계를 떠나 새로운 영역으로 들어간다. 그러한 탐험을 하려면 깊은 신뢰가 필요하다. 그러나 신뢰에는 어떤 토대가 필요하다. 셰익스피어는 우리가 조금씩 조금씩 치유된다는 점을 상기시킨다. 삶과 마찬가지로 수련에서도 궂은 날과 맑은 날이 있을 것이다. 어제의 발전이 오늘은 흔적도 없이 사라져 버린 것처럼 느껴지는 날도 있을 것이다. 하지만 언제나 진전은 있다. 우리가 물러서지 않고 수련을 하는 한, 치유는 일어날 것이다. 이것이 그 메시지이지만 우리는 그 메시지를 기꺼이 들으려 해야 한다. 우리는 조금씩 조금씩 앞으로 나아간다는 것을 인내하며 스스로 입증해 보겠다는 마음을 먹어야 한다. 수련에서 이러한 순간들을 즐기는 법을 배울 때, 미묘한 발전을 더 잘 알아차리게 되며 주변 사람들의 성장도 알아보는 법을 배우게 된다. 요가 매트 위에서 인내를 수련할 때, 매트 위에서도 매트 밖에서도 힘든 자세로 머물 수 있는 능력이 향상된다.

DAY 109

아사나는 견고하되 이완된 자세로 앉는 것이다.
요가 수트라

아사나를 취하고 있는 모습 중 가장 오래된 것은 상급 요가 자세로 앉아서 명상하는 사람의 모습이 새겨진 도장이다. 이 모습은 아사나와 명상의 관계가 수천 년 전에 자리 잡았음을 보여 준다. 어떤 사람들은 요가 자세 즉 아사나가 명상을 준비하는 용도로 쓰였다고 설명한다. 어떤 사람들은 명상을 위한 아사나와 신체 건강을 위한 아나사를 따로 분류한다. 다른 사람들은 아사나를 그 자체로 목적인 것으로 본다. 나는 아사나마다 별개의 수련으로, 아사나마다 각각의 유익함이 있는 것으로 경험한다. 나는 아사나를 수련하기 전에 명상을 수련했지만, 이제는 아사나가 미국인들에게는 명상을 준비하는 데 대단히 효과적인 방법이라고 본다. 우리는 가만히 있지 못하는 사람들이기에, 일 년간 꾸준히 아사나를 수련하면 명상을 시작하고 싶어 하는 전형적인 미국인 수련생에게 단단한 토대가 된다. 물론, 저마다 자신에게 가장 효과 있는 방법이 무엇인지 발견해야 한다.

이 장은 아사나, 즉 요가 매트 위에서 하는 수련을 다룬다. 요가 수트라에서 인용한 첫머리의 문장은 안정되고 편안한 아사나를 강조한다. 수련자는 견고하지만 이완되어야 한다. 새내기 수련생은 이 문제로 어려움을 겪는 일이 많다. 그들은 불안정하며 전전긍긍한다. 그러다가 나중에 몇몇 요가 자세를 할 수 있게 되면 지나치게 애를 쓰며 야심에 불타는 수련생이 많다. 이런 수련생은 나중에 실망하고 환멸을 느끼게 된다. 이러는 이유는 우리가 삶에 접근하는 방식으로 요가 자세에 다가가는 경향이 있기 때문이다. 우리의 문화에서는 결과만 주목받을 뿐 과정은 간과된다. 삶에서도 요가 자세에서도 과정에 관심을 기울이면서 다가가고, 결과들은 놓아 버려라. 삶의 모든 자세에서 편안한 자세로, 견고하되 이완된 자세로 서라.

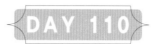

태양의 열기로부터 사람을 보호하는 집처럼, 하타 요가는 수행자를 보호한다.
하타 요가 프라디피카

요가라는 근사한 여행을 시작한 뒤, 즉 그 해결책을 받아들인 뒤, 나는 일상생활에서
문제를 관찰하는 방법을 확립한다면 목표를 잃어버리지 않는 데 도움이 되리라 생각
했다. 다섯 가지 번뇌는 하루 종일 우리와 함께 걷고, 우리가 상상이라고 부르게 된 목
소리로 우리에게 얘기한다. "뭐라고? 그 목소리가 우리의 상상이라고? 그럴 리 없어."

아니, 그건 상상이다. 천진함을 잃어버린 우리는 견디기 힘든 진실을 보면 상상 속
으로 도피하는 법을 배웠다. 이런 습관은 우리의 영적 성장을 방해한다. 우리의 영혼은
지금 이 순간을 살며, 우리도 진보하려 한다면 지금 이 순간을 살아야 한다. 그러나 많
은 사람은 상상 속에서 하루하루 살아갈 뿐이다.

분노와 욕망의 그물에 사로잡힌 사람들은 결코 알어나지 않을 일의 긍정적인 결과
와 부정적인 결과를 상상하며 하루 종일 잠결에 걸어 다니듯 생활한다. 그런지 아닌지
직접 살펴보라. 마음이 현재에서 상상으로 옮겨갈 때 몸의 자세가 어떻게 다른지 살펴
보라. 하루를 사는 동안 자신감 부족, 두려움, 다른 사람들에 대한 판단이 얼마나 자주
상상 속에서 일어나고, 얼마나 자주 현재에 일어나는가? 지금 이 순간 실제로 완전히
현존하면서 자신의 몸을 느끼고 주위의 소리를 듣고 있을 때, 그럴 때는 두려움을 경험
하는가, 평화를 경험하는가?

요가에서 우리는 안쪽에서부터 바깥쪽으로 살 수도 있지만, 수련은 바깥쪽에서부터
안쪽으로 한다. 먼저 세속적 욕망과 행동의 속박에서 벗어나야 한다. 그러면 내면의 신
의 힘과 점점 더 연결될 수 있다. 이것은 높은 경지의 말처럼 들릴지 모르지만 실제로

일어나는 일이다. 일상이라 부르는 상상된 현실의 그물에 사로잡혀 있는 한, 우리는 어떤 것과도 연결될 수 없다. 요가의 첫 네 개의 가지는 상상 속에서 살아가는 우리의 경향성을 체계적으로 해체해서, 집이 태양으로부터 우리를 보호하듯이 환영과 망상으로부터 우리를 보호한다.

DAY 111

하타 요가는 최소의 에너지 소비로 최대의 결과를 얻는 방법이다.
테오스 버나드

다들 요가가 해결책이라고 느끼는 것 같다. 그런데 정확히 무엇이 문제인가? 삶을 그리도 힘들게 만드는 것은 무엇인가? 우리가 괴로움을 느끼는 이유는 금세 요약될 수 있다. 먼저, 사랑하는 것의 상실이다. 고등학교 때의 짝사랑부터 사랑하는 이의 죽음에 이르기까지 상실은 우리 모두에게 영향을 미친다. 우리는 과거를 후회하고 미래를 걱정한다. 좋지 못한 건강, 배신, 실망의 고통을 느낀다. 그리고 전쟁, 기아, 질병, 압제, 죽음 등 불의하거나 부당해 보이는 중대한 일이 있다. 그러나 대다수 우리가 많은 시간을 쓰는 것은 이런 큰 문제들이 아니라, 우리를 힘들게 하는 일상적인 일들이다. 내가 신의 형상으로 만들어졌다면, 왜 나는 자꾸 할 일을 미루고, 사람들을 비난하고, 화를 내며, 목소리를 높여야 할 때 그러지 못하고 목소리를 높이지 말아야 할 때 높이며, 대여한 물건을 늦게 반납하는가? 왜 나는 그저 완벽할 수 없는가? 왜 내 배우자는 완벽할 수 없는가? 왜 내 자녀들은 나를 짜증 나게 하는가? 무엇이 문제인가?

요가 수트라의 앞부분에서 그 문제는 무지, 자만, 욕망, 혐오, 죽음에 대한 두려움이라는 다섯 가지 번뇌 즉 클레샤(klesha)로 정의되어 있다. 다섯 가지 번뇌의 영향으로 우리는 참된 자기를 떠나 환멸과 절망으로 더 깊숙이 들어간다. 간단히 말하자면, 사실 해답은 우리 안에 있는데, 우리는 자기의 바깥에서 해답을 찾는다. 우리는 물질세계를 바라보고 자신을 그 세계와 동일시한다. 자신이 전혀 통제할 수 없는 물질세계와 동일시하는 우리는 두려움에 시달린다. 우리의 모든 번뇌, 만성병인 행복하지 못함의 뿌리에는 이 두려움이 있다. 좋은 소식은, 요가가 이 두려움을 체계적으로 없애 주고, 그리하여 다섯 가지 번뇌도 함께 해체해 준다는 것이다. 우리의 참된 본성은 물질적인 것이 아니라 영적인 것이며, 우리는 자신이 누구인지를 착각하여 고통받는다. 요가는 우리의 참된 본성으로 가는 길이다. 이러한 진실은 모든 아사나 수련을 마칠 때 쉽게 확인해 볼 수 있다. 참된 자기에서 멀어진 것이 문제다. 요가 수련을 마칠 때 자신을 점검해 보면서, 치유의 기적을 경험하지 않았는지 보라. 몸에서 더 편안함을 느끼지 않는지, 삶에서 더 편안함을 느끼지 않는지, 영적으로 더 편안함을 느끼지 않는지 보라. 집에 돌아온 듯 편안한 느낌은 참된 것이다. 당신은 자신에 관한 진실에 더 가까워졌고, 그 때문에 평화를 느낀다. 이 책의 나머지는 우리를 진실에 더 가까이, 집에 더 가까이 데려간다.

그렇지만 더 나아가기 전에 다섯 가지 번뇌를 하나씩 자세히 살펴보자. 길에 있는 걸림돌을 환히 비추어 보아야만 그 길 자체를 볼 수 있기 때문이다.

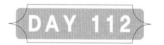

참된 앎의 결여가 모든 고통과 슬픔의 원천이다.
요가 수트라

번뇌 중 첫째는 아비디아(avidya) 즉 영적 무지이며, 이 무지가 나머지 모든 번뇌의 원인이다. 우리를 자기 자신에게서 멀어지게 하는 두려움은 우리의 영적 무지 때문이며, 이 무지란 자신이 진짜 누구인지를 모른다는 것이다. 만약 안다면 우리는 아무것도 두려워할 필요가 없음을 깨닫게 될 것이다. 우리는 언제나 자신이 되고 싶어 한 모든 것이지만 그럴 수 있음을 믿지 않았다는 것을 알게 될 것이다. 결코 믿지 않는다는 것, 이것이 문제다. 그로 인한 불안을 메우기 위해 끝없는 수고가 뒤따르기 때문이다. 그리고 이 오해로 인한 각각의 행동 때문에 우리는 환영과 망상 속에 더 깊숙이 빠지게 된다.

그런데 우리는 본래의 자신이다. 이것이 좋은 소식이다. 우리는 신성한 영(靈)의 한 면이고, 이는 언제나 진실이다. 그것은 늘 그랬고 영원히 그럴 것이다. 우리의 고통은 단지 우주에서 오는 피드백일 뿐이다. "아니, 그게 아니야. 아니, 그것도 아니야. 아 그래, 너는 조금씩 더 따뜻해지고 있어. 이런, 너는 조금 더 차가워지고 있어." 우리보다 먼저 이 길을 걸어간 형제자매들이 진실에 이르는 많은 지도와 안내서를 남겨 놓았다. 우리는 노래에 담긴 진실을 서로 노래하고, 진실이 담긴 시(詩)를 써서 서로 전하고, 진실에 경의를 표하며 조각상과 성당을 짓는다. 열띤 언쟁을 하면서 서로 진실을 부르짖고, 친밀한 순간에는 진실을 속삭인다. 진실은 우리를 둘러싸고, 우리를 달래 주고, 우리를 키워 주고, 가장 힘든 시간에 우리에게 힘을 준다. 진실은 살아 있고 영원하다. 진실은 빛이며, 요가는 그 빛을 향해 나아가는 길이다.

요가를 수련하는 우리는 각자의 괴로움으로 인해 요가를 하게 되었을 것이라고 나는 믿는다. 우리가 이 길을 걷게 된 까닭은 여기에 틀림없이 더 나은 길이 있음을 직감했기 때문이다. 우리는 자신의 완벽주의에, 행복하지 않은 몸과의 관계에, 완전히 사랑하거나 사랑받을 수 없음에, 끝없는 원망과 슬픔에 지쳤고, 현재의 자신보다 훨씬 나은 사람이 될 수 있지만 왠지 가로막혀 있는 것 같다는 느낌에 점점 더 지쳤다. 많은 사람이 적잖은 행운을 누렸다. 우리는 보기 좋은 미소, 좋은 교육, 좋은 기회들로 축복받았다. 우리에게는 사랑스러운 배우자, 좋은 직장, 건강한 가족이 있을 수 있다. 그러나 외적인 것들을 원하는 만큼 갖춘다고 해도 우리가 소망하는 행복을 가져다주지는 못한다는 것을 알게 되었다. 우리가 편히 쉴 곳은 언제나 다음 언덕 너머에 있는 것처럼 보인다. 우리는 점점 지쳤다. 그래서 아비디야(무지)의 손아귀에 사로잡힌 채 요가로 나아온다. 우리는 자신이 어디에서 나왔고 자신이 누구인지를 잊어버린 채 요가로 나아온다. 그리고 요가 매트 위에서 진실을 발견한다. 우리는 신에게서 나왔으며, 아무 문제가 없다. 우리 자신이 해답이다.

DAY 113

일시적인 것을 영원한 것으로, 부정한 것을 청정한 것으로, 고통을 즐거움으로, 참된 자기가 아닌 것을 참된 자기로 오해한 것, 이 모든 것을 아비디야, 즉 영적 앎의 결여라고 한다.

요가 수트라

요가 수트라에 따르면, 아비디야(무지)는 모든 괴로움의 원천이다. 그러니 우리에게 아비디야의 본성을 분명히 이해시키려고 파탄잘리가 애쓰는 것은 그리 놀라운 일이 아니다. 이 경문은 내 성장 경험의 요약이기도 하다. 아마 당신의 경험도 그다지 다르지 않을 것이다. 그것은 마치 우리가 뜨거운 난로들이 빽빽이 들어차 있는 어두운 방에서 성장한 것과 같다. 설상가상으로 그 방에 있던 사람들은 우리로 하여금 그 뜨거운 난로들을 만지게 하려 했다. 이 난로, 저 난로를 만지고 데이면서 우리는 왜 고통을 받는지 서서히 이해하고 성장한다. 뜨거운 열기가 느껴지면 처음에는 단순히 뒤로 물러서는 법을 배운다. 그리고 뜨거운 난로를 가까이하는 것이 올바른 삶의 열쇠라며 그러라고 권유하는 목소리들에 의문을 품고 질문하기 시작한다. 마침내 우리는 그 어두운 방에 누군가 있고, 그는 우리가 불을 켜기를 바란다는 것을 알게 된다. 처음에는 여기저기에서 입는 화상 때문에 정신이 없어서 듣지 못하지만, 어떤 고요한 순간에, 특히 심한 화상에서 회복되고 있을 때, 우리는 그 목소리에, 불을 켜서 스스로 확인해 보라고 권유하는 그 목소리에 주의를 기울이기 시작한다. 영적인 길을 걷는 사람들은 그 목소리와 대화하기 시작한다. 그리고 실제로 불을 켜는 사람들은 결국 우리의 스승이 될 수 있다.

그 뜨거운 난로는 우리가 즐거움이라고 착각하는 고통이고, 청정하다고 믿는 부정함이며, 영원하다고 오해하는 일시적인 것이며, 우리 자신이라고 믿지만 우리의 바깥에 있는 것들이다. 요가에서 말하는 모든 것이 진실함을 우리는 이미 안다. 즉, 물질주의는 거짓이라는 것, 우리는 영적 문제들이 있는 영적 존재라는 것, 우리는 영적 해결책이 필요하다는 것. 아무리 부유하거나 권력이 있거나 대단한 사람이라도, 결국 우리는 외적인 힘을 버리고 내면의 힘을 껴안아야 한다.

DAY 114

> 모든 생명체의 한 부분은 온전한 자신이 되기를 원한다. 올챙이는 개구리가 되고,
> 유충은 나비가 되고, 상처 입은 사람은 온전한 사람이 된다. 이것이 영성이다.
>
> 엘런 배스

작가인 엘런 배스는 요가의 정수, 요가의 움직임, 요가의 불가피성을 담아낸다. 우리는 아비디아(무지)의 구름에 휩싸여 있지만, 언젠가는 더 깊은 앎을 느끼고 더 높은 곳에서 부르는 소리를 듣지 않을 수 없게 된다. 우리가 처음 가장 닮고 싶었던 사람은 존경받는 할머니, 헌신적인 고교 교사, 인자한 멘토 등 어린 시절에 알게 된 역할 모델이었다. 우리가 자라면서 영감의 세계가 열렸다. 우리는 귀 기울여 듣는 음악에서, 읽는 책에서, 봉사 활동에서 늘 방향성과 아름다움을 발견했다. 그러나 이런 영감의 원천은 언

제나 우리 자신의 바깥에 있었다. 우리는 여전히 다른 무엇이나 다른 사람이 되기를 갈망했다.

요가는 우리에게 자기 자신이 되라고 권유한다. 찰스 존스턴은 요가 수트라에 관해 쓰면서 "이런 생각을 간직하려는 꾸준한 노력은 우리가 알아차리지 못한 잠들어 있는 힘을 깨울 것이다."라고 말했다. 우리는 꾸준한 노력으로 자신을 향한 꿈을 기르고 간직해야 한다. 그리고 자신이 지금 있는 곳에서 출발해야 한다. 우리가 선택하는 길이 늘 타당해 보이지는 않을 것이다. 하지만 우리는 모두 '타당함'의 공허함을 경험해 보았다. 이제는 가슴이 인도하는 대로 따라야 할 시간이다. 유도라 웰티가 말하듯이, "모든 진지한 대담함은 내면에서 시작한다."

간디는 만 명이 모인 집회에 나왔다가 마지막 순간에 집회의 취소를 결정했다고 한다. 집회를 준비한 직원은 충격을 받았고, 취소하면 안 된다고 강하게 주장했다. 여기 모인 만 명이나 되는 사람들은 어쩌고요? 그들이 뭐라고 생각할까요? 집회 취소 결정은 나쁜 선례를 남기는 것이라고 주장하는 그에게 간디는 대답했다. 자신은 만 명의 사람이 어떻게 생각할지 걱정하기 위해 거기에 있는 게 아니라, 양심이 시키는 대로 따르기 위해 거기에 있는 것이라고……. 아비디야(무지)는 가슴속의 진실을 의심하고, 자아를 위한 선택을 하는 것을 의미한다. 우리의 기도가 응답받도록 담대히 허용할 때 은총이 시작된다.

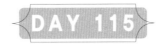

DAY 115

다른 사람의 임무를 완벽하게 하는 것보다 자신의 임무를 서투르게 하는 편이 낫다.
바가바드 기타

아비디야(무지)는 초점을 우리 자신에게 똑바로 맞추게 한다. 영적 무지가 근본 문제라면, 해결책은 자기 자신이 누구인지를 알아차리는 것이 될 수밖에 없다. 그것이 출발점이다. 요가의 탁월한 점은 참작해야 할 사정과 형편도 없고, 기다려야 할 것도 없고, 충족되어야 할 전제 조건도 없다는 것이다. 우리는 바로 지금, 우리가 있는 바로 여기에서 시작할 수 있다. 언젠가 한 친구가 "요가는 차고를 깨끗이 청소할 때까지 기다릴 필요 없이 시작할 수 있다."라고 말했듯이.

요가는 우리에게 하나의 거울을 준다. 그래서 시작하는 것이 그리 어렵지 않다. 요가에서 선택할 수 있는 거울은 여러 가지가 있지만, 우리 대부분이 처음 쓰는 거울은 아사나 즉 요가 자세다. 새로운 리듬으로 호흡하고, 이전에 한 번도 놓아 보지 않은 곳에 팔과 다리를 놓고, 낯선 사람들 속에서 땀을 흘리며, 요가 교사의 지도에 짜증을 내면서 우리는 자신의 상태에 관해 뭔가를 알게 된다. 우리 대부분은 통제되지 않는 마음으로, 몸과의 관계가 많이 부족하거나 거의 없는 채로 요가 매트에 처음 온다. 하지만 우리는 요가 매트 위에 머무른다. 그리고 자만과 욕망, 혐오와 두려움이 뒤섞인 가운데에도 고요한 지점이 있다는 것을, 그 모든 것을 지켜보는, 다음 요가 수업에 다시 나오고 싶어 하는 우리 자신의 일부가 있다는 것을 발견한다. 시간이 지나면서 우리는 이 목격자를 알게 된다. 그것은 마치 버스정류장에 몇 주일 동안 계속 있다 보니 날마다 같은 정류장에서 당신과 함께 기다리는 흥미로운 낯선 사람을 서서히 알아 가는 것과 같다. 삶에 저항하는 시끄러운 소리, 두려움의 아우성 가운데 조용한 목소리가 있다. 우리는 그 목소리의 안내를 경청하고 신뢰하는 법을 배운다. 요가 자세들이라는 거울을 통해 우리 자신은 자만심, 두려움, 욕망이 아님을 보기 시작한다. 시간이 지나면서, 우리 자신은 다른 많은 것도 아님을 알게 된다. 우리는 시작하고, 요가 수련이라는 거울 속에서 만나는 사람들에 대한 사랑과 존중을 키운다. 그리고 완벽한 다른 사람이 되는 것보다는 불완전하더라도 우리 자신으로 있는 편이 낫다는 것을 발견한다.

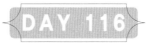

고요히 있어라. 그리고 내가 신임을 알라.
시편 46편 10절

우리는 요가를 하면서 꿈에서 깨어나듯이 깨어난다. 우리의 정체성은 평생 모은 절반의 진실과 잘못된 지식으로 이루어져 있는데, 이 정체성이 흔들리기 시작한다. "나는 서른다섯 살이고, 북동부 출신이며, 사회복지사고, 돕기를 좋아한다." 한마디로 말해, 우리는 이런 외적인 것들로, 자신이 한 것들과 이루지 못한 것들로 자신을 규정한다. 이러한 세계관에서는 감성적인 사람들이 환멸과 좌절을 느낄 수밖에 없다. 아비디야(무지)는 좋지 않으며, 아비디야라는 불행은 또 다른 불행을 부른다. 만일 대중 매체나 물질세계에서 우리 자신에 관한 진실을 알아내려 한다면, 글쎄, 아마도 관심을 거두는 편이 최선일 것이다.

　이 불쾌한 상태의 정반대는 비디야(vidya) 즉 지혜다. 한마디로 말하면, 비디야는 영혼을 직접 아는 것을 가리킨다. 요가의 이론 체계에서는, 영혼을 직접 알게 되면 아비디야(무지)로 인해 우리가 자초하는 끝없는 고통에서 즉시 풀려난다고 한다. 이 개념을 더 잘 이해하려면 그저 자기 삶의 어떤 순간들을 돌아보기만 하면 된다. 강박적 근심이나 걱정, 자신감 상실이 극심할 때 그런 순간이 시작된다. 우리가 가장 중요하다고 확신하는 것이 바로 우리가 갇혀 있는 곳일 수 있다. 우리는 배우자로 자신을 정의하지만, 배우자는 우리 곁을 떠난다. 직업으로 자신을 정의하지만, 직업을 잃는다. 친구들에게 받는 인정으로 자신을 정의하지만, 그들과의 관계가 끊어진다. 우리는 내면에서 괜찮다고 느끼기 위해 외부에서 무언가를 얻으려 하며, 이런 시도의 무게에 짓눌려 가냘픈 갈대 같은 우리의 자존감이 주저앉는다. 우리는 배신당하고, 버림받고, 가장 두려워하는 일이 실현되고, 자신이 하찮게 느껴진다. 그러나 삶은 계속된다. 우리는 저녁 식사를 하고, 친구와 얘기를 나누고, 한동안 혼자 시간을 보낸다. 그때 거기에 그 순간이 있다. 전철을 타고 출근하던 길에, 식당에서 화장실로 가는 중에, 잠들기 전 기도할 때 한순간, 아무리 짧은 순간이라도, 고요 속에 잠겨 무언가를 알아차린다. 우리는 잠시 멈추고, 다른 현실과 연결된다. 이 현실에서는 영원의 느낌이 있다. 이 현실에서는 우리의 고약한 상황에도 불구하고 결국은 다 괜찮을 것이라는 느낌이 불현듯 든다. 거기에는 우리가 우리 자신이어서 다행이라는 느낌이 있다. 그 순간은 지나가지만 우리에게 깊은 인상을 남긴다. 삶은 계속될 것이다. 몇 분 전, 며칠 전만 해도 포기하고 싶은 마음이 들었지만, 이제 우리는 포기하지 않을 것이다. 무슨 일이 일어난 것일까? 그 짧은 순간, 고요한 순간에 우리는 자신의 영혼을 직접 알게 되었다. 우리는 마음의 안개를 헤치고 나아가 진실을 깨닫는다.

DAY 117

삶의 모든 것은 우리에게 참된 본성으로 돌아가는 길을 가리킨다.
스티븐 코프

《기적 수업》은 영적 심리치유법을 스스로 공부하는 프로그램이다. 비록 이 책이 전통적인 기독교 용어를 사용하고 있지만, '자신이 본래 타고난 사랑의 현존을 알아차리지 못하게 가로막는 걸림돌'을 제거하기 위해 그런 용어를 비전통적인 방식으로 사용함으로써 독자들에게 도전한다. 우리가 신과 분리되어 있다고 인식한 순간, 인간의 모든 문제와 괴로움이 시작되었음을 이 책은 알려 준다. 우리는 아담과 이브가 타락한 이야기를 다들 알고 있다. 자신이 신과 하나임을, 우리가 서로 하나임을 잊어버렸을 때 우리는 에덴동산을 떠났다. 그러나 분리가 일어난 바로 그 순간에 신은 해결책도 창조했다. 이 책에 따르면, 자신이 신과 분리되었다고 믿는 인간의 마음을 치유하기 위해 성령이 탄생했다. 신은 우리에게 자유의지를 주었다. 그래서 우리는 잘못된 길로 가는 것도 선택할 수 있다. 그러나 신의 우주에서는 우리가 고통의 원인을 만들어 내는 순간, 고통의 해결도 가능해진다.

요가에서는 문제와 해결책 사이에 비슷한 연관성이 있다. 만연해 있는 아비디야(avidya) 즉 무지는 영원한 비디야(vidya) 즉 분명한 봄(seeing)과 짝이 된다. 우리 자신보다 더 큰 힘을, 우리 상상의 물질세계보다 훨씬 복잡한 실재를 기꺼이 믿으려는 순간, 우리가 거짓된 것을 받아들였듯이 참된 것이 우리를 받아들인다는 것을 알게 된다. 우리의 믿음 체계 전체가 거짓된 억측에 근거했다는 것을 깨달을 때, 시간, 힘, 좋음, 나쁨의 옛 정의들은 뒤집히고 결국 의미를 잃어버린다. 어렴풋한 진실이라도 큰 영향을 미칠 수 있다.

내가 이를 처음 알아차린 방법 중 하나는 내 삶에 변화가 일어난 기간을 살펴보는 것이었다. 내가 우선순위 목록의 맨 위에 영적 상태를 올려놓자, 별 힘을 들이지 않고도 오랫동안 영적 수행에 전념할 수 있었다. 게다가 짧은 시간에도 커다란 전환과 변화가 일어날 수 있다는 것을 알게 되었다. 몇 달 만에 치유의 기적이 일어났다. 뉴잉글랜드에서 몇 번의 계절이 지나는 동안 재정적, 직업적, 개인적 상황이 변모되었다. 우리가 관심을 물질적인 것에서 영적인 것으로 옮기면, 자신이 진실로 다른 세계에서 살고 있음을 발견한다. 그 세계의 규칙은 가슴으로만 인식할 수 있다. 우리가 이런 이해를 향상시키기만 하면 세상은 우리의 교실이 된다. 우리는 늘 수련하고 있다. 몇몇 자세는 매트 위에서 하지만, 대다수 자세는 매트 밖에서 한다. 둘 사이에 실제 차이는 없다. 우리가 나누는 모든 상호 작용, 매 순간, 호흡 하나하나는 영적으로 성장할 기회이며 요가를 수련할 기회다. 우리는 "삶의 모든 것이 우리의 참된 본성으로 돌아가는 길을 가리킨다."는 것을 알게 된다.

당신인 것과 당신 아닌 것이 있다. …… 당신의 생각은 당신이 아니다.
제시 리 피터슨 목사

우리의 생각은 우리 자신이 아님을 이해하기 전에는, 요가가 청교도적 억압을 옹호하는 것처럼 보인다. 우리의 생각이 우리 자신이라면, 요가는 생각과 생각 사이에 벌어지는 끝없는 전쟁일 뿐이다. 우리의 생각은 속삭인다. "아이스크림, 아이스크림! 오, 아이스크림을 먹으면 얼마나 좋을까?" 그 뒤 생각은 말한다. "나는 방금 음식을 충분히 먹었어. 그러니 잠자리에 들기 전에 소화할 시간이 필요해, 아이스크림을 먹지 않으면 내일 아침에 수련을 더 잘할 수 있을 거야." 그 뒤 생각은 말한다. "아이스크림, 아이스크림!" 우리는 모두 그런 적이 있으며, 이는 효과적인 삶을 위한 방안이 아니다.

다른 참가자(참된 자기를 가리킴 - 옮긴이)도 있다는 것을 알게 될 때, 매트 위에서 그리고 명상에서 패러다임의 변화가 일어난다. 우리의 생각을 보는 참된 자기가 있다. 티베트 불교에서는 마음이 하늘이고 생각은 구름이라고 비유한다. 이 비유의 요지는 한없이 넓은 하늘 같은 마음을 알아차리고, 유한한 구름 같은 생각을 놓아 버리라는 것이다. 요가 자세를 유지하거나 명상하며 앉아 있을 때, 우리는 티베트 불교와 제시 피터슨 목사가 말하는 의미를 점점 더 이해할 수 있다. 요가 자세를 유지할 때, 우리 자신의 한 면이 보고 배우며, 그것은 우리의 몸과 함께 성장한다. 그리고 우리의 다른 한 면은 시계를 보고, 10분 일찍 요가 수업을 떠나면 할 수 있을 갖가지 것을 생각하며, 뚱뚱해 보이지 않도록 반바지를 고쳐 입고, 피곤해하거나 짜증을 내고, 즐거워하거나 불행해한다.

아비디야(avidya)는 끝없이 이어지면서 산만하게 하는 생각을 우리 자신이라고 믿는 것이다. 비디야(vidya)는 우리 자신이 늘 현존하는 고요한 목격자임을 이해하는 것이다. 그 목격자는 우리가 요가 자세를 유지하거나 명상하며 앉아 있을 때 그 자리에 현존하며 고요히 목격한다. 우리의 생각은 결코 우리 자신이 아니며, 즐거움에 집착하는 생각도 마찬가지다. 즐거움에 대한 집착을 극복하기 위해 경험에 대한 반응을 억제할 필요는 없다. 그러는 대신, 한없는 하늘과 같은 목격자와 우리의 관계를 체계적으로 발전시키기만 하면 된다. 요가 자세를 유지할 때 우리는 더 산만해지는지 더 집중하는지, 더 저항하는지 더 평화로워지는지, 우리 자신인 것을 더 느끼는지 우리 자신이 아닌 것을 더 느끼는지 분명히 알게 된다.

DAY 119

에고이즘은 보는 자와 보는 수단의 능력을 같다고 보는 것이다.
요가 수트라

파탄잘리는 이제 둘째 번뇌인 아스미타(asmita)에 관해 말한다. 아스미타의 정의는 에고이즘이며, 때로는 자만심을 뜻한다. 순전히 영적인 의미에서 보면 아스미타는 아비디야(avidya)의 직접적인 결과다. 자신이 누구인지를 잊어버린 우리는 언뜻 타당해 보이는 정체성을 갖는다. 아스미타는 우리의 능력을 우리 자신이라고 믿는 그릇된 믿음이며, 그것들이 우리 자신의 반영임을 모르는 것이다. 그것은 마치 전기를 잊어버린 전구가 자신이 빛이라고 믿는 것과 같다. 더 세속적인 의미에서 아스미타는 자만심의 광기로, 자신을 하나의 분리된 자아로 믿어서 생기는 좌절로 나타난다.

미국에 있는 사람들은 대지의 한 부분에서 생활하고, 이 땅의 자원은 우리에게 거대한 물질적 힘을 제공한다. 이 힘이 축복과 책임이 아니라 우리의 결점이라는 믿음은 아스미타의 광기다. 반대로, 우리와 함께 이 지구를 공유하는 사람들로부터 우리의 물질적 부를 안전하게 보호해야 한다는 믿음은 분리된 자아에서 비롯된 두려움에서 생긴다. 고립된 자아, 전적인 개인주의자는 사랑과 안전으로부터 추방되었다는 상상 속에서 산다. 그때 아스미타는 양면을 가진 동전이다. 한 면은 우리가 모든 사람 위에 있다는 느낌이고, 다른 한 면은 모든 사람 아래에 있다는 두려움이다. 자기 자신과 단절되면 타인과도 단절된다.

아비디야와 아스미타를 이해하면, 아담과 이브가 어떻게 해서 에덴동산을 떠났는지 이해하게 된다. 영적으로 잠들어 있을 때 우리는 악몽을 꾸고 있으며, 그 꿈속에서 우리의 형제자매들은 낯선 사람들이고, 우리는 더이상 우리를 창조한 사랑의 일부가 아니다. 우리는 굶주리고 피곤하고 두려워하며, 자신이 누구인지 잊어버렸고, 그래서 꿈의 경험에 기반한 허구를 지어낸다. 이 허구가 아스미타다. 허구를 진실이라고 확신한 우리는 에덴동산을 등지고, 한때 그곳에서 알던 사랑을 등지고 떠난다. 그리고 안전도 사랑도 없는 악몽의 황무지로 걸어 들어간다. 세상의 시간으로 보면, 우리는 수많은 세대에 걸쳐 이런 악몽을 살아왔다. 그러나 요가의 시간은 다르다. 요가 철학에 따르면, 우리는 그 동산을 떠난 적이 없으며 그저 잠들어 있었을 뿐이다. 우리의 형제자매들은 우리의 형제자매가 아닌 적이 없고, 우리의 본질인 사랑은 여전히 우리 안에 살아 있다. 우리는 이것이 진실이도록 허용하기만 하면 된다. 그동안 우리는 아스미타의 거짓말, 단절되어 있다는 거짓말을 믿었으니, 이제는 영적 연결이라는 아름다운 현실을 믿어야만 한다.

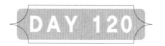

자기를 잊음으로써 찾기 때문입니다.
성 프란치스코의 기도

요가 수련을 꾸준히 하면 수련자의 내면에 은총의 상태가 생긴다. 아스미타(에고이즘) 는 자기중심적인 두려움에서 나오는 고통이다. 우리가 세상이 자신을 중심으로 돌아간 다고 믿는 보잘것없는 인간일 때는 커다란 압박을 받게 되고 많은 두려움을 느끼게 된 다. 요가가 우리의 타고난 능력을 단련하고, 막혀 있던 에너지를 해방하여 우리의 삶에 되돌려 주고, 마음을 맑게 할 때, 우리는 가슴이 고요해지며 고통을 잊어버린다. 우리 는 날마다 매트로 돌아오고, 명상 방석으로 돌아오며, 호흡을 수련한다. 그리고 은총이 흘러넘치는 삶을 경험한다. 나의 친구 배런 밥티스트는 요가를 수련하면 나쁜 습관이 당신을 놓아줄 것이라고 말한다. 호흡을 의식하며 명상하고 편안히 이완된 자세를 취 할 때, 우리는 삶에 열리고 영적인 자기 자신에 열린다.

우리의 관심이 있는 곳에 우리가 있다. 요가 수련이 삶에서 꽃피어 날 때 우리의 관 심은 에너지를 고갈시키는 생각으로부터, 우리를 행복하게 해 주는 생각과 상황으로 점점 더 옮겨가게 된다. 우리는 계속되는 의심이나 근심으로 기력을 소모하는 대신, 봄 에 피는 꽃들의 색깔을 찬찬히 들여다보는 시간을 갖게 된다. 얼마 전에 나는 세 문장 마다 술을 언급하는 여성과 함께 일했다. 그래서 만난 지 몇 분 만에 그녀에게 음주 문 제가 있다는 것을 알아차렸다. 과거에는 이런 상황이 내게 문제가 되었을 것이다. 그녀 의 고통을 상상하고 그녀의 중독에 불편함이 느껴져서 그녀와 함께 있는 것이 불편했 을 것이다. 그날 아침에도 그런 반응이 일어나는 것을 느끼긴 했지만, 가만히 지켜보자 그 반응이 지나갔다. 나는 이 여성에 대한 내 반응을 억누를 필요가 없었다. 그 반응이 저절로 일어났고, 나는 알아차리기만 했으며, 이번에는 그 반응에 끌려가지 않았다. 과거에 내가 보이던 전형적이고 조건 지어진 반응은 거기에서 멈추었고, 나는 다른 모든 사람을 대하듯이 진심으로 그녀를 대하고 싶었다. 이 여성을 판단하거나 멀리하고 싶지 않았고 그럴 필요도 느끼지 못했다. 그녀는 더이상 내게 위협이 되지 않았다. 내 두려움은 사라졌고, 내 앞에 서 있는 사람은 신의 자녀였다. 나의 요가 수련은 이 여성의 문제가 드러내는 나 자신의 일면을 껴안도록 해 주었다. 나의 이 일면을 받아들이게 되면 다른 사람 안의 같은 면도 받아들일 수 있다.

요가는 아스미타인 자기중심적인 두려움이 점점 사라지게 한다. 우리가 하는 모든 요가 자세, 우리가 숨 쉬는 모든 호흡은 그동안 살아온 삶이 서서히 놓여나게 하고, 새로운 삶이 태어나도록 허용한다. 마침내, 은총을 위해 현존하는 아름다운 수련에 사로잡힌 우리는 자기를 잊음으로써 자기 자신을 발견한다.

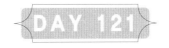

즐거움을 기억하면 집착하게 된다.
요가 수트라

다음의 두 가지 장애는 라가(집착, 욕망)와 드웨샤(싫어함)다. 더 구체적으로는 즐거움에 대한 집착(수카)과 고통에 대한 혐오(두카)가 있다. 수카(sukha)와 두카(dukha) 자체는 인간의 자연스러운 반응이다. 수카와 두카는 집착이 있을 때 라가(raga)와 드웨샤(dvesa)가 된다. 왜냐하면 우리는 즐거움에 집착하고 고통을 싫어할 때 곤경에 빠지기 때문이다. 아이스크림에 대한 집착은 비만이나 당뇨병, 심장병뿐 아니라 죽음에까지 이를 수 있다. 충치 치료의 통증을 싫어하여 회피하면 다른 치아들까지 충치가 번지고 몸에 해로운 영향을 미쳐서, 최악의 경우 죽음에까지 이를 수 있다. 우리가 겪는 어려움은 대개 그 밑바닥에 즐거움에 대한 집착과 고통에 대한 혐오가 어느 정도 있다.

요가 수트라는 즐거움에 대한 집착을 먼저 언급한다. 이 집착은 틀림없이 더 분명한 함정이며, 대다수 우리에게 친숙한 집착이다. 많은 사람이 고통에 대한 집착과 씨름하며 인생의 절반을 보내는 것 같은데, 고통은 자신을 즐거움으로 위장할 때가 많다.

다섯 가지 장애는 뇌의 세 가지 수준에 상응한다. 아비디야(무지)와 아스미타(자만심)는 대뇌피질에서 일어나 생각으로 경험된다. 라가(욕망)와 드웨샤(혐오)는 척추동물의 뇌에서 일어나고 감정으로 경험된다. 욕망은 그 이전 진화 단계의 뇌에서 나온다. 우리는 이 느낌을 수많은 다른 존재들과 공유한다. 우리 개가 창문 너머로 다람쥐를 목격하면 욕망으로 몸을 떤다. 경험에 대한 타고난 반응인 욕망은 우리 삶에서 강력한 힘이 있다. 욕망을 겁낼 필요는 없다. 욕망은 인간성에 본래 갖추어진 본질적인 면이다. 갓난아기, 미켈란젤로의 다비드 상, 매년 뉴욕의 마라톤 대회에서 달리는 3만 명은 모두 욕망의 창조적 힘에서 나온다. 요가는 우리 자신의 이 측면과 친구가 되어 보라고, 그리고 욕망이 우리 삶에 적절히 있도록 허용해 보라고 권유한다. 매트 위에서 우리는 자신의 경험을 관찰하고, 순간의 경험이 일어나고 집착 없이 사라지도록 허용하는 법을 배운다. 수카(즐거움)와 두카(고통)는 일어난 뒤, 마치 빗방울이 이파리의 표면을 굴러떨어지듯이 지나간다. 우리는 하나의 요가 자세로 들어가서 즐기고, 온전히 경험한 다음, 놓아 버리고서 다음 요가 자세로, 우리가 덜 좋아하는 자세로 나아간다. 우리는 이 자세를 껴안고, 온전히 경험한 뒤, 다음 자세로 나아간다. 이것이 요가다.

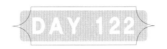

모든 것은 '이것'일 수 있고, '저것'일 수 있다.
장자

욕망과 혐오는 이원성에서 일어난다. 우리는 "이것은 좋은 결과야, 저것은 나쁜 결과야."라거나 "나는 정말 이것을 원해, 나는 정말 그것을 원하지 않아."라고 생각한다. 개인의 삶에서도, 인간이라는 종(種)으로서 진화 과정에서도, 척추동물의 뇌─좋음과 나쁨이라는 흑백의 세계─를 경험한 뒤, 대뇌피질의 세계, 이원성을 넘어선 영역을 경험한다. 우리는 개인적으로도, 하나의 종으로서도 이원적인 사고의 문제점을 알게 된다. 일본과 독일은 제2차 세계대전에서 패배했고, 그들의 산업과 사회 기반 시설이 많이 파괴되었다. 그러자 동맹국들은 최신 기술로 이 국가들의 재건을 도왔다. 21세기 말에 두 나라는 세계적으로 중요한 나라가 되었는데, 그들이 과거에 전쟁을 일으킨 이유는 그렇게 되기 위해서였다. 전쟁에서 패배한 것이 나쁜 일이었을까, 좋은 일이었을까? 이 상황에서는 무엇이 승리고 무엇이 패배인가?

　나는 젊은 시절 이상주의에서 위안을 구했다. 미국의 적들은 나 같은 사람을 광신자 중 한 명으로 여겼다. 나는 공수부대원이었고, 독일에서는 미국의 무기를 보관하는 거대한 창고를 감독하는 장교였다. 여러 해 동안 나는 전혀 일어나지 않을 것 같은 전쟁에 대비하기 위해 납세자들이 낸 수천억 원의 세금이 잠자고 있는 모습을 창문 너머로 지켜보았다. 이 엄청난 낭비에 대해 깊이 생각할 때, 한때 안전하다고 느꼈던 확신들이 천천히 해체되었다. 나의 군 생활은 납세자들에게 봉사하기 위한 것이었는데, 그런 면에서는 그들이 배신당하고 있는 게 분명해 보였다. 그리고 나는 그 배신의 일부분이었다. 누가 옳고 누가 그른가? 군 복무를 마친 뒤 나는 다른 방식의 앎을 찾아 가고 있으며, 알지 못하는 것을 신뢰하는 법을 배우고 있다.

삶에서 라가(raga), 즉 즐거움에 대한 집착을 직시하려면, 우리가 확실하다고 믿고서 의지하려 한 것들을 직시해야 한다. 영적 무지에서 타협된 자아의식이 태어난다. 타협된 자아의식에서 즐거움에 대한 집착과 고통에 대한 혐오가 생겨난다. 우리가 집착하는 즐거움들은 잘못된 이해, 확실하다고 오해한 것들의 반영일 뿐이다. 영혼을 직접 안다고 상상하기만 해도 대다수 두려움과 욕망이 얼마나 터무니없는지를 느낄 수 있다. 욕망의 배후에 있는 것, 욕망을 일으키는 추론을 들여다보라. 늘 타협된 자아의식을 발견할 것이다. 이런 이해가 요가다. 매트 위에서는 도전하는 자세에 숙달하기 위해 움직일 때 일어나는 변화를 관찰해 보라. 혐오로 시작한 것("나는 그 자세를 싫어해.")은 욕망("정말 그 자세를 하고 싶어." 또는 "수업에서 그 자세를 자세히 살펴보면 좋겠어.")이 된다. '이것'이었던 요가 자세가 '저것'인 요가 자세가 되는 과정을 지켜보라. 그리고 이원성의 중심에 있는 텅 빔(空)을 실제로 경험해 보라.

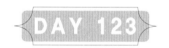

DAY 123

강이 바다로 흘러가듯이 욕망이 들어가는 사람은 채워지지만 늘 움직이지 않는다.
그 사람은 영원한 평화를 발견한다.
바가바드 기타

그래서 성숙한 요가 수련생은 욕망과 전쟁을 벌이지 않는다. 그는 방심하지 않고 경계하며, 악한 생각에 휘말리지 않는다. 한 시간이나 하루 동안 어떤 것을 생각하지 않으려고 노력해 보라. 그러면 자신이 저항하는 대상(생각)이 지속된다는 것을 알게 될 것이다. 우리의 목표는 주변 세계와 함께 평화로워지는 것이다. 어떤 경험을 할 때면 "와,

이거 좋네, 더 경험해 보는 게 좋지 않을까?" "그렇게 경험하고 나니 지루하고 공허한 느낌이 들어. 내게 필요한 건⋯⋯."과 같은 반응이 일어나고, 우리는 그런 반응이 쉽게 왔듯이 쉽게 가도록 놓아 버린다. 매트 위에서는 다른 것을 하고 싶은 욕망을, 다른 자세를 하고 싶고, 시원한 음료를 마시고 싶고, 주말 계획을 짜고 싶은 욕망을 자주 맞닥뜨린다. 욕망은 일어나고, 우리는 그것을 놓아 버린다.

우리가 욕망 자체에 대해서도, 욕망이라는 사실에 대해서도 움직이지 않게 되면, 삶이 바뀐다. 놓아 버릴 준비가 된 사람들이 요가와 같은 명상 전통을 찾아온다. 우리는 지쳐 쓰러질 때까지 일하려 하는 A형 성격을 포기하겠다고 이미 다짐했다. 우리의 마음은 궤양, 심장발작, 무릎 수술, 이혼 등 이런저런 것들에 쏠려 있었다. 그래서 우리는 명상이나 요가 수업에 처음 참여하고는 말한다. "그래, 알겠어. 내 생각은 뜬구름이고, 나는 그걸 놓아 버릴 거야." 그런 다음 매트나 방석으로 가서 어렴풋이 평화를 경험한다. 그러다 갑자기 "젠장, 나는 방금 오늘 있을 미팅을 생각하고 있었어. 그건 옳지 않아. 뜬구름 같은 생각을 놓아 버려야 해. 뜬구름을 붙잡는 것은 나빠. 내가 좋은 요가 수련생이라면 뜬구름을 붙잡지 않을 거야."라고 생각한다. 더 심하게는 "여기서 저 사람의 엉덩이를 보고 있다니, 그건 영적이지 않아!"라고 생각한다. 요점은, 우리의 생각은 우리 자신이 아니라는 것이다. 그러니 우리는 욕망이라는 사실을 놓아 버릴 수 있다. 당신이 그 사람의 엉덩이를 보고 있었던 것은 사실이지만, 그 생각을 대수롭지 않은 생각으로 보는 대신, 나쁜 생각이나 좋은 생각으로 판단하면서 반응할 때 문제가 생긴다. 우리는 좀 더 수준 높은 생각을 하고 싶어 하고, 거기에는 아마 주위 사람의 엉덩이가 포함되지는 않겠지만, 무작위로 일어나는 생각의 내용을 판단해서는 그런 수준에 도달하지 못할 것이다. 우리가 과거의 경험으로 길들여졌다는 사실을 인정할 때 자유가 시작된다. 우리는 과거의 행위와 경험으로 길들여져서 어떤 것은 원하고 다른 것은 원하지 않게 되었다. 우리의 생각이 하나의 사실이듯이 그것은 분명한 사실이다. 우리는 어떤 자세는 할 수 있고 다른 자세는 할 수 없다고 생각하면서 매트로 온다. 이것은 과거의 길들여짐이며 욕망을 만들어 낸다. "나는 잘할 수 있는 자세를 하고 싶어. 적어도 바보같이 보이지는 말아야지." 우리의 길들여진 생각과 욕망에 움직이지 않을 때 요가가 일어난다.

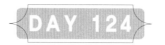

고통을 기억하면 혐오하게 된다.
요가 수트라

다음 장애는 드웨샤(dvesa) 즉 혐오다. 우리는 유대-기독교 문화가 주류인 지역에서 성장한 까닭에, 요가 매트로 나아오기 훨씬 전부터 즐거움에 마음껏 집착할 위험성이 다분하다. 우리가 읽는 책, 보는 영화, 우리 삶의 바탕을 이루는 신화들에는 탐내고 훔치고 성폭행을 하거나 약탈해서 얻고 싶은 것을 얻는 개인으로 가득하다. '욕망'이라는 단어에는 금지된 열매라는 에너지가 주렁주렁 달려 있다. 반면에, 혐오는 서양의 영성이라는 운동장에서 비교적 덜 알려진 위반이다. 대대수 세대가 각각 전쟁을 벌인다는 점, 우리가 다양한 정치 이념과 비도덕적 행위에 반대하는 견해를 키우면서 성장한다는 점을 생각해 보면, 혐오는 우리 대부분에게 꽤 자연스러운 것 같다. 이런 혐오 때문에 큰 곤경에 처하는 일은 분명히 없을 것이다. 결국 나치, 공산주의자, 암, 가난, 마약, 높은 세금, 낮은 관세, 기업 연합과의 싸움―어떤 이념이나 나라, 대의명분을 위한 싸움―은 언제나 미국적인 방식이 되었다. 영웅이 맞서 싸울 어떤 대상이나 사람이 없다면 어떻게 영웅이 있을 수 있겠는가?

내 친구는 인도에서 갓 돌아왔다. 그녀는 인도의 어느 산기슭에 있는 아쉬람에서 머물다 왔는데, 그곳의 주요 가르침은 침묵이었다. 상점에서 마주쳤을 때, 그 아쉬람에서 두 달을 보내고 온 그녀는 그 때문에 환히 빛나는 것 같았다. 그녀는 환한 얼굴로 말하길, 그곳에서 한 일이라곤 침묵하며 내면의 지혜에 고요히 귀 기울이는 것이 전부였다고 했다. 정신없이 바쁜 하루를 보내고 있던 나는 그녀의 말에 깊은 감명을 받았다. 나는 침묵이 말할 수 없이 강력한 수련임을 알게 되었다. 그리고 이런저런 부당함 때문에 화가 치밀어서 더는 침묵할 수 없고 내면의 지혜에 귀 기울일 수 없는 것은, 수련실 곳곳을 둘러보느라 어떤 균형 자세를 유지할 수 없는 것과 같다는 것도 알게 되었다. 우리에게는 영혼이 있고 영적 운명이 있다. 이 운명은 고요함을 통해 도착한다. 모든 요가 수련의 목표는 이 고요함 속에 현존하는 것이다. 혐오는 고요함을 거스른다. 욕망 때문이든 혐오 때문이든 경험에 반응할 때는 자신의 중심에서 벗어나며, 직관적인 나침반과 단절된다.

우리는 모두 이것이 어떤 느낌인지 안다. 직장에서든 가정에서든 어떤 상황이나 사람을 혐오하는 행동을 할 때, 진보는 멈추고 갈등이 시작된다. 진보는 에너지를 흡수하고, 혐오는 에너지를 고갈시킨다. 그렇다는 것이 더없이 분명하게 드러나는 것은 매트 위에 있을 때다. 좋아하지 않는 요가 자세에 저항하면 몹시 지치고 집중이 흐트러지며 수련이 궤도를 벗어나게 된다. 모든 자세, 모든 상황이 참된 집으로 돌아가는 길임을 볼 수 있을 때, 진정한 요가가 이루어지고, 진보하게 되며, 에너지가 고갈되는 대신 점점 더 쌓이게 된다.

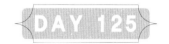

DAY 125

감각 대상(우리가 즐거움을 발견하는 대상)에 대해 생각하면
감각 대상에 집착하게 되고, 점점 더 집착하게 되며 중독될 것이다.
바가바드 기타

여기서 우리는 집착이 일어나고 연이어 발달하는 과정을 본다. 우리가 관심을 두는 곳이 우리가 있는 곳이다. 우리의 관심, 알아차림은 자기가 머무는 것에 생기를 불어넣는다. 어떤 것에 관심을 두면 그것이 당신의 삶에서 자란다. 그것으로부터 관심을 거두면 그것은 서서히 사라진다. 그러므로 아사나의 힘은 우리의 관심을 몸에, 마음의 상태에, 지금 이 순간에 체계적으로 가져오는 데서 나온다. 우리가 확고한 관심을 기울일 때 몸은 활력을 얻어서 깊은 잠재력을 발휘한다. 확고한 관심으로 활력을 얻는 것은 무엇이든, 마법사의 견습생 이야기에서 두레박과 빗자루처럼 될 수 있다. 일, 돈, 걱정, 쇼핑, 운동, 립밤, 케이크 등등 끝없이 이어지는 대상 가운데 스스로 힘을 가진 것은 아무것도 없다. 그것들이 가지는 힘은 우리 관심의 힘에서 나온다.

　습관적인 생각 패턴들에는 추진력이 있다. 우리가 중독적인 충동에 따라 행동하기 훨씬 이전에 우리의 관심은 삶에서 욕망하는 대상에 힘을 주었다. 요가 수트라에 따르면, 해답은 우리의 관심을 문제가 아니라 해결책에 붙들어 매는 것이다. 초점을 옮겨라. 만일 당신이 오후 6시에서 7시 사이에 어떤 행동을 하는 나쁜 습관이 있다면, 그것을 대체할 좋은 습관을 찾아보라. 수련하는 하루하루는 이 과정을 실천해 볼 기회다. 우리는 수련을 지루한 의무로 볼 수도 있고, 수련을 겁내면서 하루를 보낼 수도 있다. 아니면 초점을 옮겨서, 매트 위에서 보내는 시간을 우주의 힘을 경험할 기회, 자신의 잠재력과 연결되어 반복되는 괴로움을 끝낼 기회로 볼 수도 있다. 그런 가능성의 기쁨이 우리의 하루에 스며들 수 있다. 결국 그 모든 것은 우리가 관심을 어디에 두느냐의 문제다.

어떤 질병이 무엇인지 알면 치료할 가능성이 있다. 마음의 어떤 한계나
속박, 장애를 알고 이해하려면, 그것을 비난하지 말아야 하고
옳거나 그르다고 판단하지 말아야 한다. 견해나 편견 없이 관찰해야 한다. 그런데
그러기는 몹시 어렵다. 왜냐하면 우리는 그렇게 판단하도록 길들여졌기 때문이다.
지두 크리슈나무르티

알코올 중독 갱생회는 인간의 삶의 진로를 더 나은 쪽으로 바꾸기 위한 힘든 싸움에서
이제까지 가장 뛰어난 성과를 기록한 곳 중 하나일 것이다. 수백만 명이 그곳에 갔고,
중독을 놓아 버렸으며, 신과 삶의 의미를 발견하고는 사회로 돌아갔다. 참으로 놀라운
일이다. 갱생회에서 삶의 방향을 바꾸는 과정의 첫 단계는 자신이 중독에 대해 무력하
다는 점을 인정하는 것이다. 이러한 무력함의 인정은 수백만 명이 자신의 힘을 이끌어
내는 원천이 되었는데, 한편으로는 여전히 논쟁이 진행 중인 주제이기도 하다. 다행히
우리는 여기서 이 주제에 관해 논쟁할 필요가 없다. 단지 옆에 비켜서서, 우리가 오래
된 길을 이해하는 데 이 첫 단계가 어떤 도움을 주는지 살펴보기만 하면 된다. 만약 우
리가 크리슈나무르티의 조언에 따라 아무 판단 없이 관찰한다면, 그것은 어떤 느낌일
까?

　대체로 우리는 자신이 어떤 잘못을 범할 때, 마치 자신이 더 잘 알고, 더 잘할 수 있
고, 더 잘해야 하고, 다음번에는 더 잘할 것이라는 듯한 태도로 그런 행위를 본다. 다른
사람, 회사, 정당, 나라를 볼 때도 더 나은 결과를 기대하며 같은 식의 판단을 한다. 나
는 대학에서 중앙아메리카의 어떤 나라에 관한 논문을 썼는데, 이 나라에서는 남북이
몇 대에 걸쳐 번갈아 가며 상대를 억압했다. 그런 역사는 우리에게 익숙한 일인데, 우

리는 인간 본성의 일부인 것 같은 그런 행태에서 영영 벗어나지 못하고 있는 것 같다. 계속 전쟁을 벌이는 이 작은 나라 못지않게 파괴적인 악순환에 사로잡힌 사람들은 자신의 화에 대해 화를 내고, 자신의 슬픔에 대해 슬퍼하며, 자신의 부정직함에 대해 자신에게 거짓말을 한다. 우리의 행동을 아무 판단 없이, 부정하지 않고 방어하지 않으며 그저 인정한다는 것은 무슨 의미일까? 바로 지금 이 순간, 당신은 경험에 대한 습관적인 반응을 통제할 수 있는가? 두려워하지 않을 수 있는 사람이 있을까? 욕망을 모르는 사람이 있을까? 우리의 가장 깊은 욕망과 혐오처럼 근본적으로 우리의 통제를 벗어난 것과 건강한 관계를 이루기 위한 합리적인 첫 단계는 무엇일까? 무력함을 인정하는 것이 완전히 부적절해 보이는가? 그런 수준의 놓아 버림은 통제할 수 없는 것을 통제하려는 끝없고 결실 없는 투쟁으로부터 우리를 해방시킬 수 있을까? 그런 놓아 버림은 우리를 있는 그대로 정직하게 인정할 수 있는 곳으로 데려다줄 수 있을까?

DAY 127

우리는 미워하거나 두려워하는 대상에 매인다.
스와미 프라브바바난다

우리의 관심은 원하는 것에 생기를 불어넣을 수 있듯이, 원하지 않는 것에도 쉽사리 생기를 불어넣을 수 있다. 나는 인종 차별 철폐 운동이 벌어지던 시기에 보스턴에서 몇 년간 학교에 다녔다. 이웃 학교에 다니던 소수 인종 학생들은 인종 평등을 이루기 위한 노력으로 멀리 있는 학교까지 버스로 통학했는데, 이로 인해 큰 소동이 벌어졌다. 보스턴에 살던 백인의 상당수가 반기를 들었고, 인종에 대한 증오를 부추기는 것이 정치가로서 경력이 되었으며, 수백 명의 무고한 어린아이들이 갑자기 거대한 이념 전쟁의 중심에 서게 되었다. 혐오와 폭력이 절정에 다다랐던 시기에 나는 12~3세였다. 어리석고 무지한 어른들에게 학대당하던 그 시기에 내 안에서는 누그러지기 힘든 쓰라린 아픔이 자리하게 되었다. 그래서 나중에 기회가 생기자마자 얼른 보스턴을 떠나 버렸고, 이후 십 년 동안 세계 각지를 여행하고 눌러살기도 하면서 지냈다. 하지만 그 쓰라린 아픔은 늘 나와 함께 있었고, 나는 그 아픔이 결코 바뀌지 않을 것이라고 확신했다.

몇 년 뒤에 독일에서 군인으로 복무하던 나는 영적으로 깨어나는 체험을 했다. 그 뒤 하루는 신이 없는 듯한 세계에 살다가도, 다음 날이면 신이 내 우주의 중심에 있었다. 나의 영적 성장과 다른 사람들의 영적 성장을 돕는 일이 내 삶에서 우선 사항이 되었다. 놀라운 나날을 보내던 나는 군복무를 마치고 보스턴으로 돌아갔고, 누나의 집에 들어가 살았다. 나중에 안 일이지만, 누나는 내가 어린아이일 때 학대받은 바로 그 학교에서 1킬로 정도밖에 떨어져 있지 않은 곳에 살고 있었다. 나는 오래전에 걸었던 거리를 걸었고, 그때와 같은 버스 정류장을 이용했고, 같은 버스에 올라타서 의자에 앉아 있었으며, 주위에는 과거에 나를 미워하던 사람들이 있었다. 내가 참여한 영적 프로그램에는 다양한 이웃 사람이 모였다. 사실 나는 20~100명쯤 되는 나의 옛 적들이 서로 돕고 신을 경배하기 위해 모이는 모임에 고정 참석자가 되었다. 아주 좋은 만남이었다. 나는 초점을 옮겼다. 그러자 보스턴이 심각한 문제가 있는 사람들이 정신없이 사는 곳, 언제든 내게 잔혹한 행위를 가할 수 있는 도시로 보이는 게 아니라, 그저 신이 존재하는 또 하나의 도시로 보였다. 과거에는 분노하고 미워하면서 떠났던 이 도시를 나는 깊이 사랑하게 되었다. 보스턴에 돌아온 지 10년이 지났지만, 인종 차별 행위를 목격한 적이 한 번도 없다. 대신에 많은 사랑과 이타심을 만났다. 그리고 우리가 사는 세상은 우리 마음의 반영이라는 것을 알게 되었다.

생명에 애착하는 욕망은 무지한 사람도, 많이 배운 사람도 타고난 것이다.
왜냐하면 마음이 수많은 전생에서 경험한 죽음의 인상을 지니고 있기 때문이다.
요가 수트라

파탄잘리가 죽음의 두려움을 설명할 필요를 느꼈다는 사실이 서구의 독자들에게는 좀 이상해 보일 것이다. 우리는 생명 유지 산업의 규모가 1조 달러인 사회에서 살고 있고, 누구에게나 일어날 수 있는 최악의 일은 죽음이라고 여긴다. 그러니 죽음을 두려워하는 이유를 굳이 얘기해 줄 필요는 없다고 보는 것이다. 요가 수트라는 동양과 서양의 문화적 차이를 분명히 보여 준다. 유대-기독교 문화의 맥락에서는 삶이 한 번으로 끝난다. 그러나 힌두교 문화의 맥락에서는 이 한 번의 삶이 아주 길게 이어지는 일련의 생애 가운데 하나의 일화에 불과하다.

얼마 전 나는 인도에서 온 은퇴한 사업가를 만났다. 그는 50대 후반이었고, 미국에 있는 아쉬람들을 순례하며 여행하고 있었다. 우리는 매사추세츠 주 서부에 있는 크리팔루 센터에서 만났는데, 그는 이제 은퇴했고 다음번 삶을 위해 노력하고 있다고 얘기했다. 그러고는 삶의 앞부분은 가족과 사업을 위해 바쳤고, 이제 남은 20~30년의 삶은 다시 태어날 때 좋은 환경에서 태어나도록 여건을 마련하는 일에 쓰겠다고 했다. 요가 수트라의 저자는 우리의 세계와는 매우 다른 세계에 살았다.

서구인인 나는 다음번 삶이라는 믿음에 많은 시간을 쓰지 않기로 마음먹었다. 영적인 삶의 초기에 나는 이제 막 영적인 삶을 시작한 사람들에 둘러싸여 있었고, 우리는 신이 있는지 없는지에 관해 많은 토론을 했다. 나는 신이 없는 것처럼 여기며 살다가 결국 신이 있다는 것을 알게 되느니, 결국 신이 없다는 것을 알게 되더라도 신이 있는 것처럼 사는 편이 좋다고 생각한다. 태어남과 다시 태어남이라는 주제에 대해서도 같은 입장이다. 누가 알겠는가? 요가의 모든 법칙이 이 삶에 적용된다는 것은 사실이다. 인류 역사상 죽음을 두려워하는 것이 누구에게 도움이 되는지는 증명되지 않았다. 반면에, 자신과 타인의 죽음에 대한 두려움을 극복하라는 요가의 제안이 유익하다는 증언은 아주 많다.

이 삶에서 우리에게는 취해야 할 일련의 자세들이 주어져 있다. 죽음은 그 가운데 하나다. 알코올 중독을 극복한 사람들 사이에는 같은 길을 걷던 동무가 죽었을 때 "그녀는 술에 취하지 않은 채로 죽었어."라고 말하는 아름다운 전통이 있다. 이 구절은 요가가 우리에게 가르쳐 주는 초점의 이동을 나타낸다. 우리가 관심을 두어야 할 것은 우리의 죽음이라는 사실이 아니다. 우리가 관심을 두어야 할 것은 언젠가 이 결말을 맞을 때의 영적 상태여야 한다.

DAY 129

내 삶은 살아 있는 사람이든 죽은 사람이든 다른 사람들의 노동에 의지한다는 것을,
그리고 내가 받았고 지금도 받고 있는 만큼 남에게 주려고 노력해야 한다는 것을
날마다 자꾸자꾸 상기한다.
알버트 아인슈타인

나에게 처음으로 영적 조언을 해 주던 분은 늘 자기관리를 해야 한다는 뜻으로 '잠자리 정리하기'라는 표현을 사용했다. 요가의 여덟 개 가지는 자신의 잠자리를 정리하는 방법이다. 그리고 우리가 잘살기 위해 할 일의 순서다. 파탄잘리는 좋은 삶을 위한 수단을 제시한 뒤, 푸루샤르타(purusartha)라고 하는 삶의 네 가지 목표를 정의한다. 수련으로 삶에 준비되면 푸루샤르타를 껴안을 수 있다.

요가 수트라에 따르면, 삶의 네 가지 목표는 다르마(dharma), 아르타(artha), 카마 (kama), 목샤(moksa)다. 이 경우에 다르마는 영적인 규율을 적극적으로 지키는 것이다. 그것은 야마와 니야마를 함께 엮어서 삶의 길이 되게 한다. 다르마가 영적인 면에서 균형 잡힌 삶을 이루는 것이라면, 아르타는 물질적인 면에서 균형 잡힌 삶을 이루는 것이다. 직장, 가정, 돈 등 모든 것이 균형 잡히며, 수련자의 영적 가치와 잘 어우러진다. 카마는 노동의 결실을 즐기는 것이다. 정원에 식물을 심고 잘 가꾸는 것만으로는 충분하지 않다. 그것을 즐길 시간도 따로 챙겨야 한다. 목샤는 삶의 마지막 목표인 해탈이다. 다르마, 아르타, 카마는 우리의 행동이다. 목샤에서 우리는 행동의 결실을 우주에 맡긴다. 모든 것을 놓아 버리고, 아무것도 붙잡지 않는다.

부모님이 그랬고 조부모님이 그랬듯이, 우리는 모두 자신의 방식으로 푸루샤르타를 행한다. 행복하고 충족된 삶을 위한 노력에 요가가 필요한 것은 아니다. 요가는 우리에게 윤곽만을 제시한다. 푸루샤르타는 이 길의 모든 수련을 하나로 엮는다. 요가의 가지들 하나하나가 나무라면, 푸루샤르타는 숲과 같다. 앞에 있는 나무에 몰두하는 동안, 숲을 놓치지 않는 방법으로 푸루샤르타를 이용해 보라.

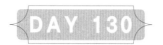

내 삶은 살아 있는 사람이든 죽은 사람이든 다른 사람들의 노동에 의지한다는 것을,
그리고 내가 받았고 지금도 받고 있는 만큼 남에게 주려고 노력해야 한다는 것을
날마다 자꾸자꾸 상기한다.
알버트 아인슈타인

아인슈타인의 이 지혜는 우리가 푸루샤르타에 관해 얘기할 때 되풀이할 만한 가치가 있다. 이 한 문장에 삶의 네 가지 목표가 다 들어 있기 때문이다. 첫째 목표인 다르마는 자신이 믿는 바에 따라 살기 위해 하는 행동이다. 그것은 믿음의 실천이다. 아인슈타인은 올바른 시각을 지니기 위해 날마다 자꾸자꾸 상기해야 한다고 말한다. 그것은 다르마에 관한 나의 경험이었다. 다르마는 어떤 일을 더 잘하는 게 아니라, 영적인 선택을 가치 있게 여기고, 그 선택을 실천하기 위해 필요한 일을 하는 것이다. 잠시 멈추고, 다음 질문에 답해 보라. 나는 어떤 영적 선택에 따라 행동하는가? 내가 따르지 않는 영적 선택은 무엇인가? 나는 어떤 경우에 기꺼이 그 일을 하려 하며, 그러지 않는 때는 언제인가? 다르마는 우리가 믿는 바에 따라 기꺼이 행동해야 한다는 것을 상기시킨다. 그것은 또한 자신의 믿음과 조화로운 상태이며 경험이다. 요가는 삶의 목표가 그렇게 실천하는 사람이 되는 것이라고 분명히 말한다.

DAY 131

> 내 삶은 살아 있는 사람이든 죽은 사람이든 다른 사람들의 노동에 의지한다는 것을,
> 그리고 내가 받았고 지금도 받고 있는 만큼 남에게 주려고 노력해야 한다는 것을
> 날마다 자꾸자꾸 상기한다.
> 알버트 아인슈타인

삶의 둘째 목표는 아르타(artha)인데, 아인슈타인은 이 목표에 관해서도 얘기한다. 다르마는 내적 조화이며, 아르타는 외적 조화다. 아르타 수련은 삶에서 평화를 가로막는 장애물을 제거하기 위한 것이다. 나는 부유하고 성공했지만 일이나 인간관계에서는 행복하지 않은 사람을 많이 만난다. 그런 삶은 아르타가 아니다. 아르타는 조화로운 삶이

며, 우리가 풍요롭고 평화로워지기 위해 직장, 가정, 돈과 맺는 관계에 야마와 니야마를 들여온다. 아르타는 자신이 영적으로 가치 있게 여기는 것을 실천하는 것이다.

　나 자신의 삶에서 아르타는 내가 가치 있게 여기는 것을 실제 행동으로 옮길 기회이자 과정이었다. 영적 여행을 시작한 뒤 처음 몇 년간 내가 할 수 있었던 것은 오로지 일하러 나가서 좋은 태도를 보이려 노력하는 것뿐이었다. 시간이 지나고 성숙해지면서 내가 가장 깊이 믿는 바가 서서히 삶에 표현되기 시작했다. 나는 하나의 목적, 하나의 우선 사항으로 출발했다. 내게 그 우선 사항은 봉사였다. 나는 봉사하는 삶을 계획했고, 그 계획을 실현하기 위해 열심히 노력했다. 그러다가 결국은 덜 일하고, 덜 애쓰고, 일이 일어나는 대로 놓아두기 시작했다. 나는 여전히 중시하는 가치들이 있고, 남에게 봉사하는 영적 선택을 하지만, 세부적인 것들은 놓아 버린다. 오늘은 그저 밖으로 나가서 내 도움이 필요한 사람이라면 누구에게든 봉사하려 한다. 우주가 쓰기로 선택하는 능력으로.

　당신의 외부와 내면이 잘 들어맞는지 살펴보라. 둘 사이에 간격이 있다면, 일어나기를 원하는 변화의 목록을 써 보고, 살고 싶은 삶을 간략히 묘사해 보라. 그런 다음 그것을 치워 놓아라. 지갑이나 핸드백에 그 목록을 넣어 놓고, 필요할 때마다 새롭게 갱신하되, 너무 애써서 하지는 마라. 이러한 변화들이 일어나도록 기꺼이 허용하라. 변화에 저항하지 마라. 아르타는 삶의 흐름을 따를 때 자연스럽게 얻어지는 부산물이며, 당신이 받고 싶어 하는 것을 준다는 것을 신뢰하라.

> 내 삶은 살아 있는 사람이든 죽은 사람이든 다른 사람들의 노동에 의지한다는 것을,
> 그리고 내가 받았고 지금도 받고 있는 만큼 남에게 주려고 노력해야 한다는 것을
> 날마다 자꾸자꾸 상기한다.
> 알버트 아인슈타인

이 구절을 다시 읽어 보라. 그러면 아인슈타인이 감사하고 있음을 알 것이다. 그는 삶을 당연한 것으로 여기지 않는다. 이것이 카마(kama)다. 다르마와 아르타의 도전에 휩쓸리면 매우 심각해지기 쉽다. 우리의 습관적인 반응, 두려움, 자만심, 분노를 헤치며 힘들게 나아가다 보면, 영적인 삶이 견뎌야 하는 의무로 여겨질 수 있다. 카마는 우리의 영적 수련이 균형 잡히게 한다. 카마는 여행의 즐거움이며, 삶이라는 교향곡에 경이로워하는 느낌이다.

영적인 삶의 토대는 감사다. 감사는 내가 현실에, 좋은 진동에, 우주에 연결되는 것이다. 이것이 카마이며, 카마는 나의 출발점이다. 그 자리에서 현실에 닻을 내린 뒤 나의 자리가 어디인지 의식하며 세상으로 들어갈 수 있고, 내가 모든 존재와 연결되어 있음을, 우리가 서로 의지하고 있음을, 우리가 하나임을 알아차릴 수 있다.

아사나를 수련하면서 우리는 요가 자세에서 경험하는 모든 것에 감사한다. 카마를 수련할 때는 자신이 경험하는 모든 것에 감사한다.

무슨 일을 하든지 놓아 버리는 마음으로 하라. 어떤 칭찬이나 보답도 바라지 마라. 조금 놓으면 조금 평화로워질 것이다. 많이 놓으면 많이 평화로워질 것이다. 완전히 놓아 버리면 완전한 평화와 자유를 알게 될 것이다. 세상과의 싸움이 끝날 것이다.

아찬 차 스님

목샤(moksa)는 해탈 즉 자유로워짐을 의미한다. 수련의 흐름에서 그것은 놓아 버리는 행위다. 우리는 할 일을 하고, 풍요롭게 살고, 감사를 표현하며, 놓아 버린다. 목샤는 집착하지 않는 상태이며, 우리의 행동과 노력, 희망, 꿈의 결과를 놓아 버리는 것이다. 요가의 지혜에서 하나는 우리에게 두 가지로 오며, 우리는 욕망과 혐오, 사랑과 미움, 남성과 여성, 단순함과 역설 등 상반되는 쌍을 수용하는 법을 배워야 한다. 푸루샤르타(삶의 네 가지 목표)에서 우리가 하나로 규정하는 두 가지, 즉 헌신적인 행위와 무집착이 나타난다. 우리가 다르마와 아르타에서 하는 일에 쏟아붓는 모든 열정은 목샤의 초연함이 없이는 소용이 없다. 반대로, 목샤의 열린 공간은 다르마와 아르타의 집중과 추진력이 없다면 의미가 없다.

요가 수업을 마칠 때마다 나는 말한다. "나와서, 환히 타오르고, 열정적으로 살고, 자신을 억제하지 맙시다. 그리고 그 순간이 지나가면, 할 일을 마치면 물러나서 놓아 버립시다." 마음에 두 가지를 지니되 그 둘을 하나로 수련하라. 그러면 세상과의 싸움이 끝날 것이다.

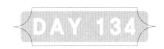

요가라는 말은 사람의 참된 본성을 깨닫는 수단을 나타낸다.

스리 K. 파타비 조이스

요가 수트라는 참된 자기에 이르는 길을 안내하는 지도다. 요가 수트라에서 우리는 문제와 해결책을 발견한다. 삶의 네 가지 목표라는 장(場)에서 우리는 참된 자기로 돌아간다. 요가의 여덟 가지는 참된 자기와 연결되기 위해 우리가 그런 장에서 취할 수 있는 매일의 선택이고 행동이다. 푸루샤르타(삶의 목표)와 여덟 개의 가지를 둘로 보고 이해하되, 그 둘을 하나로 여기며 수련하라. 일상생활을 할 때는 큰 그림을 염두에 두고, 전체를 볼 때는 세부적인 것을 염두에 두어라.

예를 들어, 비폭력은 여덟 가지의 한 면이다. 그것은 세부적인 것이다. 우리는 어디서 비폭력을 수행하는가? 다르마에서는 자신과의 관계에서 비폭력을 실천한다. 아르타에서는 다른 사람과의 관계에서 실천한다. 카마에서는 태도에서 실천한다. 목샤에서는 우주와의 관계에서 실천한다. 우리는 아르타를, 풍요로운 삶의 실천을 어떻게 행하는가? 우리는 요가의 여덟 가지를 일상의 일에 적용한다. 매 순간이 요가가 되고, 매 순간이 참된 본성으로 돌아가는 길의 한 걸음이 된다.

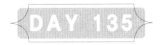

그른 행위와 옳은 행위라는 관념 너머에 어떤 장(場)이 있다. 거기서 나를 만나라.

루미

요가는 영적 수행에 관한 상반된 관점 사이를 수천 년 동안 여행해 왔다. 하나의 관점은, 세상도 결함이 있고, 결함 있는 세상의 일면인 개인도 결함이 있다는 것이다. 그러니 요가 수행은 우리의 결함 있는 본성을 초월하기 위한 것이다. 다른 관점에서는 모든 것이 이미 괜찮다. 그러므로 우리의 수행은 이 진실을 보지 못하게 가로막는 장애를 없애기 위한 것이다. 지금은 이 말이 추상적인 이론처럼 보일지 모르지만, 진지한 영적 수행을 시작하기에 앞서 이 관점을 정리하는 것만큼 중요한 일은 없을 것이다.

파탄잘리의 요가 수트라는 인간성이 타락한 상태를 초월하기 위해 요가가 수행되던 시기에 지어졌다. 다음 경문의 표현에 주목해 보라. "즐거움은 욕망과 감정적 집착으로 이끈다." 즐거움은 나쁜 것으로 여겨지고, 세상은 좋은 것과 나쁜 것으로 나뉘어 있다. 물론, 요가 수트라는 진실을 말하고 있으므로 여전히 가치 있고 중요하다. 문제는 그 진실을 어떻게 쓰느냐다. 요가 수트라는 타락한 세상을 벗어나는 방법인가, 아니면 이번 삶을 온전히 살기 위한 일련의 가르침인가?

나는 모든 것이 이미 괜찮다고 본다. 내게 요가 수트라는 우리 모두 안에 있는 신성을 겨냥하는 화살이다. 아사나를 수련할 때는 어떤 경험을 하든, 몸의 상태가 어떠하든 아무것도 부정하지 않아야 한다. 부정하는 대신, 자신에게 실제인 것을 점점 더 껴안아야 하며, 그럴 때 건강과 조화를 발견할 수 있다. 이런 태도는 자신의 다른 모든 면에도 똑같이 적용될 수 있다. 요가 수트라를 더 깊이 공부하며 최상의 상태, 이상적인 상태에 관한 글을 읽을 때는 자신이 이 공부를 하는 목적을 잊지 말기 바란다. 우리는 참된 자신이 누구인지를 기억하기 위해, 참된 자기로 돌아오기 위해 공부하고 있다. 오직 옳고 그름이라는 관념을 넘어선 뒤에야 진정한 요가 수련이 시작된다.

활동 중에 고요히 있는 법, 휴식 중에 활발히 살아 있는 법을 배워야 한다.
인디라 간디

대다수 우리에게 아사나는 집으로 돌아오는 먼 길이다. 나는 매트 위에서 몇 년을 보내면서 요가가 내게 그리 적합하지는 않다고 생각했다. 운동선수였던 나는 과거에 상당히 육체적인 사람이었기 때문이다. 그러나 수련이 깊어지면서, 모든 사람이 시작하는 곳에서 시작해야 한다는 것을 깨닫게 되었다. 다시 말해, 신과의 관계, 몸과의 관계, 다른 모든 것과의 관계에서 시작해야 한다는 것을……. 나를 나 자신에게서, 신에게서, 다른 사람들에게서 분리되게 하는 두려움은 내 몸과도 분리되게 했다.

마침내 수련을 하면서 결과에 집착하지 않게 되었을 때, 나는 이것이 진실임을 깨달았다. 어딘가에 도달하려고 수련하는 한, 내가 있는 곳을 알아차릴 수 없었다. 요가를 가르치면서, 수련생들이 매트 위에서 이 문제로 씨름하는 모습을 지켜보면서, 나는 돌파구를 찾았다. 수련생들에게 고요해지라고 가르치다 보니, 그 가르침이 나 자신의 알아차림 속으로 스며들기 시작했다. 요가 수련은 본래 활동하면서도 점점 더 고요해지기 위한 것이었지만, 내가 하는 수련은 그저 목표를 향해 달려가는 운동이었음을 알아차리기 시작했다.

집으로 돌아오는 먼 길은 내가 있는 곳을 경험하는 것이다. 그것은 다른 곳을 응시하면서도 요가 자세에서 나의 발이 어디에 있는지를 잊지 않는 것이고, '왜'가 아니라 '어떻게'와 '언제'를 즐기는 법을 배우는 것이다. 아사나는 우리의 참된 본성으로 가는 길을 안내하는 지도다. T. E. 화이트의 명작 동화인 《과거와 미래의 왕, 아서》에서 마법사 멀린은 어린 아서를 잇따라 다양한 동물로 변신시키며, 그런 경험으로 아서가 자기 본성의 다양한 면을 더 잘 이해하도록 교육했다. 이것이 아사나 여행이다. 우리는 평온하고, 활동 중에 고요하며, 고요히 있는 가운데 활발히 살아 있는 법을 배운다.

DAY 137

지옥은 아무것도 연결되지 않는 곳이다.
T. S. 엘리엇

요가 수련은 우리에게 연결의 힘을 날마다 경험하게 해 준다. 우리는 분리되고 단절되어야 안전하다고 가르치는 문화에서 성장하여 매트로 온다. 어떤 교육 체계에서 일어나는 일이 다른 교육 체계에 영향을 미치지 않는다고 믿는다면, 여성이나 남성 중 어느 한 성에서 일어나는 일이 다른 성에게 영향을 미치지 않는다고 믿는다면, 세상의 어느 한 지역에서 일어나는 일이 나머지 지역에 영향을 미치지 않는다고 믿는다면, 자신이 안전하다고 굳게 믿을 수 있다. 하지만 자신을 보호하기 위해 단절에 의존하는 것은 거짓에 의존하는 것이다. 마틴 루터 킹 목사가 말했듯이, "바닥에 짓밟힌 진실은 다시 일어날 것이다."

우리는 내면 깊은 곳에서 진실을 안다. 우리가 모두 연결되어 있으며, 우리 자신보다 더 큰 무엇의 일부라는 것을 안다. 그렇게 연결되어 있음을 존중하지 않으려 한다면 견디기 힘든 긴장이 생긴다. 우리 안에는 이런 긴장이 어느 정도씩 있다. 우리가 매트에 오를 때 이러한 긴장은 자신과 몸의 관계에서 드러난다. 수련을 시작할 때 몸은 모자란 것투성이다. "오늘은 어깨가 아파." "잠을 잘 못 잤어." "다리가 너무 당겨." "2주 동안 못 왔더니 몸 상태가 엉망이야." 우리는 과소평가된 몸으로 매트에 도착한다.

나는 수련을 시작하기 전 30분 동안, 동작을 멈추고는 수련생들에게 더 나아진 몸 상태와 연결되는 시간을 잠시 가져 보라고 권유한다. 그러면 그들이 요가원까지 힘겹게 끌고 온 감자 자루(몸)가 기적처럼 변한다. 활력 있고 잘 반응하며 감각을 잘 느끼는 존재로……. 그들의 몸은 바뀌지 않았다. 바뀐 것은 몸에 대한 경험이다. 그들의 수련은 거짓된 막을 뚫어 내고, 수업과 수업 사이에 형성된 단절을 뚫고 나아간다.

요가를 수련할 때는 마음의 지성이 몸의 지성과 어우러지면서, 먼 옛날부터 전해 내려온 춤을 함께 춘다. 우리는 다시 한 번 하나가 된다. 연결의 힘을 경험한다.

DAY 138

아사나는 몸의 확고부동함, 지성의 안정, 영혼의 자비심이다.
요가 수트라

요가 수트라에는 요가 자세에 관해 언급하는 부분이 있다. 나는 아사나 부분에 담긴 지혜의 정수를 더 잘 알아차리기 위해 두어 가지 다른 번역본을 이용할 것이다. 위의 번역문은 아사나 수행의 목적을 더 잘 이해하게 해 준다. 여기에서 아사나는 몸, 마음, 영혼을 향상해 주는 것으로 묘사된다. 여기까지 인내하며 읽은 사람들에게는 이 말이 새로운 소식이 아니겠지만, 지난 이천오백 년 동안 인간이 그다지 많이 바뀌지 않았음을 보는 것은 반가운 일이다.

몸의 확고부동함, 지성의 안정, 영혼의 자비심. 이런 표현들은 멋지게 들린다. 하지만 그렇게 되려면 어떻게 해야 할까? 스티븐 킹은 "글쓰기는 의자에 앉아 있는 엉덩이와 같다."고 말한다. 나는 아사나는 매트에 놓인 발과 같다고 말하고 싶다.

우리는 아사나 수련의 첫째 장애를 매트 바깥에서 맞닥뜨린다. 오늘 수련을 하지 않을 이유를 끝없이 늘어놓는 것이다. 그래서 나는 대개 아침에 맨 먼저 수련한다. 그런

데 날이 갈수록 그렇게 하지 못할 상황이 점점 늘어간다. 내겐 그런 선택을 합리화해 줄 온갖 변명거리가 있다. 그래서 나는 수련생들에게 이렇게 말한다. 수련 시간을 중심으로 일주일 계획을 세우세요. 요가 친구를 만들어서 함께 요가를 하세요. 거창한 요가를 조금 하는 대신, 소소한 요가를 많이 하세요. 매트 위에서 야마와 니야마를 적용해 보세요. 근사한 요가복을 몇 벌 구입하고, 필요한 보조 도구를 사고, 좋은 매트를 구해서 즐겁게 수련하세요. 할 수 있다면 주말 요가 워크숍에 가서 요가 휴가를 누리세요. 삶을 요가 수련으로 온통 채울 필요는 없지만, 수련이 삶의 일부가 되게 하세요. 자신에게 주어진 수련의 기회를 마땅히 존중하세요.

DAY 139

> 성장하기 위해 온 사람들에게는 온 세상이 정원이다.
> 배우기 위해 온 사람들에게는 온 세상이 대학이다.
> 신을 알기 위해 온 사람들에게는 온 세상이 기도 방석이다.
> M. R. 바와 무하이얏딘

편안히 이완하고, 오늘은 수련하기 전에 이 말을 숙고해 보라. 이 말과 이 생각을 숨처럼 들이쉬어 보라. 차이를 느껴 보라. 과거에 내가 매트에 올 때, 온 세상은 대개 나의 낮은 자존감을 확인해 주는 곳이었다. 나는 노력하고 통제하고 이기기 위해 매트에 왔다. 그리고 이기러 오면 나는 졌다. 만일 내가 성장하기 위해, 배우기 위해, 신을 알기 위해 매트로 온다면, 어떻게 될까?

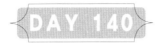

에고는 대답할 수 없는 천 가지 질문을 한다.
기적 수업

우리는 모든 것을 두려워한다. 성공을, 실패를, 사랑을, 상실을, 자녀 양육을, 자녀 없음을, 돈을, 가난을……. 목록은 끝이 없다. 요가 매트에 처음 올라설 때, 우리는 가장 친숙한 두려움을 품고 온다. 실패나 실망을 걱정할 수도 있고, 요가의 낯선 모습을 두려워할 수도 있으며, 왼쪽 매트 위에서 깊은 숨을 쉬고 있는 낯선 여성이나 오른쪽에서 물구나무를 서고 있는 긴 머리 남성을 경계할 수도 있다. 어떤 두려움들은 더 개인적이다. 이를테면 다치기 쉬운 근육이 다시 부상할 수 있다는 두려움("15년 전에 이쪽 어깨를 수술받았어요. 괜찮을까요?"), 약속에 대한 두려움("다음 주에 약속이 있는데. 괜찮을까요?"), 미지의 것에 대한 두려움. 어떤 수련생은 양말 벗는 것을 두려워하기도 한다.

《기적 수업》에서는 "에고는 대답할 수 없는 천 가지 질문을 한다."고 말한다. 바꿔 말해, 우리는 수많은 의심과 의문으로 계속 기력이 고갈되고 산만해질 수도 있고, 아니면 그저 눈앞의 일에 전념하기를 선택할 수도 있다. 요가 매트 위에서 하는 수련은 나의 전부를 요구한다. 만일 마음이 의심이나 판단, 자기비난으로 소모된다면, 나는 요가를 하고 있는 것이 아니다. 그렇게 단순하다.

어떤 친구는 삶의 무게에 짓눌려 깊은 두려움에 빠져 있던 차에 우연히 요가 교사를 만났다. 그가 많은 고민거리를 요가 교사에게 털어놓자, 교사는 부드럽게 대답했다. "그렇게 고민거리가 많을 때마다 저는 그저 모든 일이 잘될 거라고 믿습니다." 당신도 그럴 수 있다. 우리는 언제든지 믿기로 선택할 수 있다. 그러면 믿음은 압박을 받고 있는 우리를 우리 마음속 논쟁 위원회보다 훨씬 효과적으로 돕는다. 오늘 당신이 그처럼 단순하게 할 때 무슨 일이 일어나는지 보라. 질문을 놓아 버리고, 두려움을 제쳐두고, 모든 일이 잘 해결될 것이라는 점을 기억하라. 이제 숨을 쉬고, 미소를 짓고, 한 번에 한 발씩만 내디뎌라.

DAY 141

성공의 80퍼센트는 출석이다.
우디 앨런

나는 개인 요가 교습을 시작할 때, 신체적 수준에서 이루려 하는 것을 몇 가지로 나누어 본다. 힘, 심혈관 건강, 유연성, 균형, 신체 조정력(coordination). 내가 '조정력'이라는 단어를 말하면 많은 수련생이 움츠러든다. 그러면 나는 아내의 이야기를 들려준다. 아내의 성장 배경은 내가 아는 많은 요가 수련생과 꽤 비슷하기 때문이다.

아내는 작가와 지식인의 가정에서 태어났는데, 운동에 관한 한 그들은 텔레비전으로 농구를 시청하고, 맨해튼을 여행하다가 택시에 부딪칠 뻔할 때 겨우 피하는 정도에 불과했다. 그런 가정에서 자란 아내는 자신이 몸치라고 확신했다. 고등학생일 때는 신체 활동보다 연애에 관심이 많았고, 나중에는 책에서 빠져나와 한동안 소년 배구팀을 운영했다. 이렇게 운동 경기를 잠시 맛본 일이 요가를 만나기 전까지 스포츠 경험의 전부였다.

청소년 시절에 경험한 일은 평생의 믿음, 즉 어떤 상황에서든 몸에 의지할 수는 없다는 것을 확신하게 했다. 그 시절 야외 교육 프로그램을 운영하는 단체에서 주관하는 여행을 떠난 아내는 추락을 방지하는 등산용 피켈 사용법을 며칠 동안 훈련했다. 그리고 산을 오르던 중 발을 헛디뎌 가파른 산비탈 아래로 급히 미끄러져 내리기 시작했다.

재빨리 피켈을 빈틈에 꽂아 넣어 잠시 멈추긴 했지만, 다른 등반가가 미끄러지는 아내를 붙잡아 주지 않았다면 추락하고 말았을 것이다. 버몬트 주를 자전거로 여행할 때는 2층 층계참에 있던 값비싼 자전거 두 대를 실수로 쳐서 밖으로 떨어뜨렸다. 친구들은 울타리를 기어올라 넘었지만, 아내는 울타리를 돌아 나가는 길을 찾으려고 성큼성큼 걸어갔고, 동료들의 무신경함에 기분이 상했다. 그들은 아내가 울타리를 넘을 수 없으리라는 것을 알면서도 그랬기 때문이다!

그런데도 아내는 요가 수업에 참여하기 시작했고, 곧 수업에 꾸준히 나오기 시작했는데, 놀랍게도 요가를 좋아한다는 것을 알게 되었다. 요가는 그다지 위험해 보이지 않았고 안전하게 느껴졌다. 실망시킬 팀도 없었고, 숙달해야 할 기어도 없었다. 게다가 요가를 하면서 몸과 마음이 가벼워지고 걱정도 덜 하게 되는 것 같았다. 그리고 몇 달 뒤에는 다른 변화들도 일어났다. 누가 아내에게 열쇠를 던지면 공중에서 잡을 수 있게 된 것이다. 아파트 건물 뒤쪽의 좁은 골목에 갇혔을 때는 울타리와 나무, 창고를 기어올라 탈출했다. 요즘 수련생들은 요가 수업을 마친 뒤 아내에게 종종 다가가서 아내의 우아한 동작을 칭찬한다. 아내는 현재 숙달된 요가 교사다. 미운 새끼오리가 백조가 되었다.

신체 능력을 조금도 인정받아 본 적 없는 많은 사람이 요가를 하러 온다. 주변에는 운동선수 같은 사람이 많지만, 그들은 몸치라고 불렸다. 그 꼬리표들은 내면화되고 결국에는 슬픈 일이 일어난다. '몸치'는 자신의 몸을 포기해 버리고, 부정적인 믿음은 현실이 된다.

우리가 어떤 종류의 신체 훈련에 몰두하면 변화가 일어날 수 있을 뿐만 아니라, 일어날 수밖에 없다. 앞의 이야기는 이 점을 상기시키기 위한 것이다. 삶은 고정되어 있지 않다. 우리는 20년, 30년, 40년 전에 자신에게 붙여진 꼬리표를 받아들일 필요가 없다. 다른 기술들이 그렇듯이 신체 조정력도 배우고 개선하고 연마하고 수련해야 하며, 우리가 요가 매트 위에서 하는 일이 바로 그것이다. 우디 앨런은 대부분의 성공에 큰 역할을 하는 것은 출석이라고 말한다. 이 말은 신체 조정력에 관해서도 틀림없이 진실이다. 그러니 지금 이 순간으로 들어오고, 과거를 놓아 버리고, 몸을 자유롭게, 마음을 자유롭게, 가슴을 자유롭게 하라. 그리고 은총이 일어나도록 허용하라.

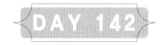

새로운 요가 자세를 만날 때마다 이 구절이 떠오른다. 주위 사람들은 이미 할 수 있는 (때로는 으스대며 하는 것처럼 보이는) 자세를 시도하다가 동요하고 좌절할 때, 나는 계획에 없던 것을 맞닥뜨리곤 했다. 그러는 동안 나는 틀림없이 이런 식으로 말했을 것이다. "아니, 그 부위에는 힘을 쓰지 않아도 될 거야. 그냥 건너뛰어야겠다." 또는 "이런, 나는 마라톤을 하고 싶어. 하지만 허리에게 지금 어떤 상태인지는 묻지 말자." 전에 언젠가는 나 자신에게 "남자는 이렇게 걷고, 이렇게 앉아야 하는 거야."라고 말한 적도 있다. 또 어느 때는 심지어 "운동을 하다가 입은 부상은 괜찮아. 용기의 증거니까."라고 확신하기까지 했다. 그리고 이 모든 행위의 결과는 아사나 수련을 할 때 내게 돌아온다. 카르마가 우리의 매트 위에서만큼 분명히 드러나는 곳이 또 있을까.

이때 좋은 방법은 불편함에서 기회를 보는 것이다. 우리는 그저 상처 입은 자존심을 위로하며 언젠가는 성공할 것이라고 다짐할 수도 있고, 아니면 어떤 불필요한 여분의 짐을 정리하기 좋은 시간으로 그 상황을 볼 수도 있다. 그렇게 야마와 니야마를 매트 위로 가져오고, 요가 자세로 들어갈 때는 비폭력과 내맡김의 인도를 받고, 자세에서 나올 때는 절제의 인도를 받는다. 수련 중에는 타파스가, 수련의 끝에는 만족이 있다. 쌓아 두지 않음(아파리그라하)은 우리에게 더는 필요하지 않은 것을 놓아 버리라고 가르친다. 야마와 니야마는 배운 뒤 잊어야 하는 것을 없애 주고, 과거라는 컵을 비워서 현재로 채울 수 있게 한다.

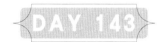

사회는 문제점을 잘 알아차리고 예리하며 혁명적인 사람을 원하지 않는다. 왜냐하면
그런 사람은 이미 갖춰진 사회의 패턴에 들어맞지 않으며, 그 패턴을 부숴 버릴지도
모르기 때문이다. 사회가 당신의 마음을 자기의 패턴에 가둬 두려 하고, 이른바
교육이라는 것이 당신에게 모방하고 따르고 순응하도록 권장하는 것은 그 때문이다.
지두 크리슈나무르티

여러분이 받은 교육에 관해 내가 왈가왈부할 입장은 아니다. 내가 받은 교육은 좋은 점과 좋지 않은 점이 섞여 있었는데, 대체로 유익했다. 특히 수학은 그때는 몹시 싫어했지만 나의 유머 감각을 향상시켜 주었다. 역사는 내게 우리 집단 경험의 아름다움을 사랑하고 존중하도록 가르쳐 주었다. 사회복지 대학원 과정은 내가 주위의 고통받는 사람들을 얼마나 못 본 척했는지 아는 데 도움이 되었다. 하지만 그 가운데 어떤 교육도 내가 찾으려는 사랑이 이미 내게 있음을 가르쳐 주지는 않았다. 이런저런 결과를 얻고 싶은 나의 깊은 갈망은 실은 내가 나 자신과 평화롭기를 바라는 갈망이라는 것을 학교에서는 배우지 못했다. 내가 수업을 들었던 어떤 교실에서도 이런 것은 얘기해 주지 않았다. 이런 진실은 내가 나중에 만난 성자들이, 내게 정직하게 말해 준 모든 사람이 전해 준 것이다. 이 지혜는 우리 개의 눈에 어린 미소에 담겨 있고, 대지의 음악이며, 오랜 세월 울려 퍼지는 진실이다. 이 지혜는 우리가 고요할 때만 들린다. 내가 크리슈나무르티의 말을 전하는 까닭은 여러분이 받은 교육을 비난하려는 것이 아니라, 여러분을 기다리고 있는 다른 교육이 있으며, 당신을 가르쳐 주는 교사는 당신의 가슴일 것임을 상기시켜 주기 위해서다.

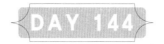

스승은 이 순간이 무엇을 가져오든 그 일에 완전히 전념한다.
노자

1990년 가을은 독일에 있던 한 젊은이에게 특별한 시간이었다. 날씨는 더할 나위 없이 좋았고, 베를린 장벽은 지난해에 무너졌으며, 냉전은 과거의 일이었다. 독일은 그해 봄에 월드컵 축구에서 우승했고, 독일에서 오래 지내고 있던 나는 이 기적 같은 사건으로 독일인이 느낀 자부심과 기쁨, 놀라움을 공감할 수 있었다. 당시 독일에서 복무하던 나의 미군 생활은 끝나 가고 있었고, 나는 유럽에서 보내는 마지막 몇 달을 기분 좋게 즐기고 있었다. 아름다운 9월의 이른 아침에 나는 기지를 둘러싸고 있는 목장과 농지를 지나며 달렸다. 돌아와서는 샤워를 한 뒤, 군화 끈을 매면서 그날의 계획을 듣기 위해 옆에 있던 상관의 사무실에 갔다. 상관이었던 시트닉 소령은 내게 군에서 만난 것이 큰 특권인 것처럼 느껴지는 그런 사람, 대단히 강인하면서도 다정한 사람이었다. 하루를 시작할 때 그와 함께하는 것은 특별히 즐거운 일이었다. 그는 전날 밤을 자신의 동생과 보냈는데, 동생은 사우디아라비아로 가는 길에 공군기지 근처에 머물고 있었다. 동생은 소령에게 우리 부대도 분명히 사우디로 갈 것이며, 이것은 우리가 지상전을 준비하고 있다는 뜻이라고 알려 주었다.

그 아름다운 가을 아침에 나는 소령의 사무실에 앉아 있었는데, 별안간 나의 삶이,

나와 함께 근무하던 모든 부대원의 삶이 위험에 처했다. 갑자기 나의 온 세계가 순식간에 바뀌었다. 시트닉 소령은 내 얼굴에서 낙담한 표정을 읽고는 내 눈을 똑바로 바라보면서 말했다. "좋은 일도 나쁜 일도 다 받아들여야 한다네."

나는 그가 듣기 좋은 말을 그럴듯하게 해 주는 사람도, 예의를 차리며 완곡하게 얘기해 주는 사람도 아니라는 것을 알고 있었다. 이미 전장을 경험해 본 그는 어떠한 환상도 품고 있지 않았다. 그는 다정한 사람이었고, 내가 어른으로서 삶의 성질을 이해하도록 돕고 있었다. 우리는 나아갈 길을 정한 다음, 좋고 나쁜 일을 다 받아들일 준비를 해야 한다. 어려움을 받아들여야 그 일에 숙달할 수 있다. 세상 경험이 많은 이 상관은 행운과 불운을 함께 받아들이는 법을 배웠고, 그래서 자신의 직업에 대해서도, 삶에서 만나는 사람들에게도 진실할 수 있었다. 그가 보여 준 본보기는 수정처럼 맑던 그날 아침처럼 신선하고 맑게 오늘날까지 내 마음에 남아 있다.

나는 요가 수련에 도전할 때마다 그가 보여 준 본보기의 도움을 받는다. 좋은 날도 있고 힘든 날도 있었지만, 나는 수련이 삶 자체와 다르기를 기대하지 않는다. 그리고 이러한 태도로 견디면서 계속 목표를 이루어 간다. 나는 요가 교사로서 사람들에게 봉사할 수 있다. 밴 모리슨은 말한다. "가장 어두운 시간에 진실을 붙들고, 주님의 영광을 노래하게 하소서." 우리는 요가를 수련할 때도, 삶을 살아갈 때도 둘 다 할 수 있고, 이 순간이 무엇을 가져오든 그 일에 전념하는 법을 배울 수 있다.

DAY 145

아사나를 하려는 노력이 노력 없음이 될 때, 그리고
내면의 무한한 존재에 도달할 때, 아사나가 완성된다.
요가 수트라

파탄잘리는 요가에 관해 196개의 경문을 썼지만, 그중 아나사에 관한 경문은 세 개뿐이다. 첫 경문은 수단, 즉 확고부동하고 이완된 자세에 관한 것이다. 둘째 경문은 목표, 즉 우리가 지금 있는 존재와 노력 없이 하나 됨에 관한 것이다. 위의 경문은 우리가 수련하면서 마주치는 첫 번째 장애물에 관해 말한다. 우리는 너무 열심히 노력한다. 우리는 저마다 삶의 많은 분야에서 노력 없이 숙달해 왔는데도, 자신이 충분하지 않으며 앞으로도 충분하지 않을 것이라고 말하는 문화적 믿음을 짐처럼 지고서 요가를 하러 온다. 자신이 향상되어야만 하고, 혼자 힘으로 해내야만 하고, 더 열심히 노력해서 어느 정도 진보해야만 한다고 믿는다. 더 많이 노력하고 좀 더 안간힘을 쓰면, 요가 자세에서 더 많은 것을 얻으리라 생각한다. 우리의 착각은 노력으로써 가고자 하는 곳에 도달할 수 있다고 믿는 것이다.

파탄잘리는 성공을 노력하지 않음으로 정의한다. 요가 자세의 중심에, 경험의 중심에 떠 있을 때 우리는 그 순간과 조화를 이루고, 팔다리, 호흡, 알아차림과 조화를 이룸으로써 성공한다. 너무 열심히 노력하려는 성향을 알아차려라. 조화를 이루는 지점을 넘어서 밀어붙이려는 충동을 알아차려라. 물러서서, 그저 자세를 유지하며 조화로운 경험을 할 수 있는데도, 그러지 못하게 가로막는 것이 무엇인지 알아차려라. 노력하지 않음을 목표로 삼아라.

DAY 146

아사나를 하는 동안 수련생의 몸은 자연계에서 발견되는 수많은 생명체의 모습을 취하며,
그는 이 모든 것 속에 똑같은 우주의 영(靈), 즉 신의 영이 숨 쉰다는 것을 배운다.
B. K. S. 아헹가

대학원에서 공부할 때 나는 꽤 많은 시간을 들여 잠재의식에 관해 논의했다. 그러나 내가 아는 한, 잠재의식을 실제로 발견한 사람은 아무도 없었다. 잠재의식은 포착되지 않았고, 포착하려는 계획이 있다는 말도 들어 보지 못했다. 나는 아직 잠재의식을 충분히 이해하지 못한다. 내가 이 말을 하는 까닭은, 우리가 잠재의식이라는 개념을 이해하든 못하든, 요가를 수련해 온 사람이라면 누구나 마음이 고요할 때 통찰력이 발달한다는 점에 동의할 것이기 때문이다. 마음이 고요하면 유사 지성에 연결된다. 더 나은 용어가 없으니 이 지성을 잠재의식이라고 부르자. 이 유사 지성과 연결되려면 수련에 전념해야 한다. 호흡과 팔다리를 제어하면 결국 마음이 고요해질 것이다. 산만함이 없을 때 우리는 온전한 전체인 자신과 연결된다. 그 전체의 한 면은 잠재의식의 무한한 창조성이다. 몸에서도 비슷한 창조 과정이 작용한다. 아헹가 선생님이 잘 말해 주었듯이, 우리의 몸에는 진화의 전 경험이 담겨 있다. 우리의 디엔에이(DNA)는 이 사실을 입증한다. 잠재의식이 드러나려면 마음이 고요해져야 한다. 몸이 세포의 지혜와 연결되려면 평화로워야 한다. 몸은 움직이든 멈추어 있든 평화로울 수 있다. 놓아 버리는 마음과 열린 가슴으로 수련할 때 우리의 몸이 효율적으로 우아하게 움직인다. 노력의 결과에 더는 집착하지 않을 때, 마음의 지성은 더이상 몸의 지혜를 가로막지 않는다. 그러면 우리는 움직이든 멈추어 있든 창조의 힘과 연결된다. 어떤 순간에는 우리의 몸이 울타리를 휘감아 오르는 덩굴처럼 나선형을 그리며 요가 자세로 들어가고, 또 어떤 순간에는 대양을 헤엄쳐 나아가는 물고기처럼 물결 모양으로 움직인다.

그러나 그런 창조적인 표현이 일어날 공간을 마련하려면, 명상 방석에 다가갈 때와 같은 마음가짐으로 요가 매트에 다가가야 한다. 마음을 고요히 하는 것이 그렇듯이, 우리의 움직임도 우리가 아직 이용하지 못한 지성에 다가갈 수 있게 한다는 것을 알아야 한다. 하루하루 수련하면서 이 지성을, 진화의 지혜를 기르면 그 지성과 점점 깊이 연결될 것이다. 우리보다 먼저 길을 간 수많은 존재의 신성이 움직이는 법을, 먹고 자고 사랑하고 살고 죽는 법을 알려 줄 것이다.

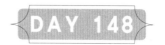

DAY 147

인간이 된다는 것은 우리의 온전함을 발견하고, 그런 앎으로 사는 법을 배우는 것이다.

존 웰우드

수련할 때는 수련에 전념하라. 몸무게를 조절하거나 외모를 관리하거나 노화를 방지하거나 다른 어떤 목적을 위한 수단으로 수련을 이용하지 마라. 수련이 당신의 온전함을 발견하는 수단이 되게 하라. 상처 입고 슬퍼하고 행복하고 화를 내되, 그 자리에 있어라. 그저 그런 일이 일어나도록 놓아두어라. 삶은 주는 것이며, 줄 때 우리는 필요한 모든 것을 받는다. 수련이 주는 것이 되게 하라. 가슴을 주고, 영혼을 주고, 선행을 주어라. 간디가 말했듯이 "세상이 변하는 모습을 보고 싶다면, 당신이 먼저 변해라."

DAY 148

원의 중심에 머무르면서, 모든 일이 저절로 이루어지도록 놓아두어라.

노자

10월 초에는 나뭇잎이 붉게 물든다. 도시에서 한 주간 일하고 나면 아내와 나는 해방감을 느낀다. 우리는 숲속을 걸으며, 이 아름다운 날에 가슴을 열고, 뉴잉글랜드에 찾아온 짧은 가을의 장관을 맛본다. 심한 부상을 입은 뒤 6주간의 회복기를 막 끝낸 우리 개도 저 앞에서 낙엽 위를 신나게 뛰어가며 이 행운을 느끼고 오늘 살아 있음에 행복해하는 것 같다.

저 높이 지붕처럼 덮고 있는 나무들 사이로 듬성듬성 햇살이 내리는 길을 거닐면서, 나는 계절이 일시적이면서 또한 영원함을 숲이 어떻게 일러 주는지 보면서 감탄한다. 일찍 나뭇잎을 다 벗어 버린 길가의 나무는 내게 알려 준다. 곧 겨울이 찾아오겠지만, 이 숲의 나무들은 다시 잎사귀로 뒤덮일 것임……. 인적이 끊긴 깊은 숲속 호수의 선창은 갓 지난 뜨거운 여름의 기억을 불러일으킨다. 이렇게 고요하고 맑은 날에는 쉽사리 지금 여기에 현존하게 된다. 이울어 가는 햇살조차 우리 존재의 일시성을 떠올리게 한다. 우리는 자신에게 주어진 이 짧은 계절 동안 여기 이 대지 위에서 살고 누려야 하며, 다음에는 놓아 버리고, 태어날 새로운 생명들에게 자리를 내주어야 한다. 이런 생각을 하다 보면 조금 슬퍼지지만, 다른 한편으로는 마음이 평온해진다. 삶은 그러하고 언제나 그러했다. 숲의 지혜에는 역설이 있다. 삶, 죽음, 그리고 새로운 탄생의 순환은 태초부터 계속되어 왔다. 이 순환의 영원성은 나를 경외감으로 가득 채운다.

그러나 도시의 한겨울 속에 있을 때는 그런 시각으로 보지 못한다. 늘 한기로 움츠러들게 하는 아파트에서 나와 얼어붙은 풍경으로 들어가노라면, 겨울이 언제까지나 끝나지 않을 것만 같다. 올해는 봄이 오지 않을 것만 같고, 나는 겨울에 익숙해져야 한다. 자연과 단절되어 일상생활의 온갖 일과 직업의 세계에 사로잡힌 채 지내다 보면, 계절이 서서히 변하고 있음을 알려 주는 대지와 하늘의 작은 변화, 자연의 미묘한 소식을 놓치게 된다. 도시에서는 머릿속에서 살고 잘 알아차리지 못하며, 내가 다른 무엇을 안 적이 있다는 사실을 잊어버린다.

자연에는 지성이 있고, 이 지성은 마음과 가슴, 영혼이 균형 잡히고 조화로워지게 한다. 이 지성과 단절되면 서서히 균형을 잃어버린다. 요가 수련에서도 그렇다. 요가는 우리를 단절과 두려움으로부터 연결과 사랑으로 데려간다. 수련을 통해서 마음의 지성은 몸의 지혜와 연결되고 어우러지며 함께한다. 우리 몸에는 숲의 지혜가, 해돋이의 아름다움이, 여름 저녁의 평화가 담겨 있다. 우리가 매트 위에서 발견하는 것은 이런 힘, 이런 능력, 이런 에너지다. 우리 몸에 담긴 수백만의 기적이 있는 자리에서 우리는 진실에 자리 잡는다. 그리고 숲의 지혜를 안 적이 있음을 잊어버리는, 인파로 붐비는 거리를 서둘러 걷고 있는 도시인처럼, 우리는 요가의 지혜를 안 적이 있음을 잊어버릴 수 있다. 수련을 우선순위로 삼는 것이 중요하다. 수련을 중시하라. 노자는 "원의 중심에 머무르면서, 모든 일이 저절로 이루어지도록 놓아두어라."고 말한다. 우리의 수련은 원의 중심으로 들어가는 길이다.

DAY 149

> 몸의 타고난 경향성을 제어할 때, 무한한 존재에 관해 명상할 때,
> 요가 자세는 확고부동하고 편안히 이완된다.
> 요가 수트라

이 인용문은 아사나에 관한 둘째 경문의 다른 번역이다. 여기에서는 타고난 경향성을 제어하고 무한한 존재에 관해 명상하라고 말한다. 좋은 말이다. 그런데 오래된 요가원에서 맞는 졸린 월요일 아침에 이 말이 우리에게 어떤 도움이 될 수 있을까? 내 수련에서 나는 이 경문을 새로운 습관을 계발하고 목표를 향해 나아가라는 권유로 받아들였다.

얼마 전에 나는 시니어 크리팔루 요가 교사인 스티븐 코프가 개최한 워크샵에 참석했다. 거기서 그는 "지루함과 친구가 되세요."라고 조언했다. 내게는 이 말이 새로운 습관을 계발하라는 말로 들린다. 요가원에서 맞는 그런 졸린 월요일 아침에 수련의 걸림돌 중 하나는 지루함이다. 대체로 지루함은 내가 수련을 즐기지 못하게 만드는 큰 적이다. 지루해도 요가 자세들을 겨우겨우 마칠 수는 있지만, 지루함은 고통으로 남아 있다. 스티븐은 지루함과 연관된 새로운 습관을 만들어 보라고 제안한다. 우리는 지루함

을 싫어하거나 억누르는 대신에 수련 과정의 일부에 포함할 수 있다. 그럴 때 나는 한 걸음 물러서 있다. 초점을 문제에서 해결책으로 옮기고 있다. 무한한 존재에 관해 명상하고 있다. 우리가 마주치는 수련의 모든 걸림돌에는 새로운 눈으로 세상을 볼 비슷한 기회가 담겨 있다.

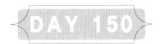

당신이 사랑하는 아름다움이 당신의 행위가 되게 하라.
루미

요가 수업을 할 때 나는 다르마의 개념을 설명한 뒤 이 인용구를 자주 들려준다. 불교 철학에서 다르마는 궁극의 법칙을 가리키는데, 이 법칙에 따른 개인의 올바른 행위도 의미한다. 실생활에서 다르마는 우리가 모두 독특한 재능을 가지고 태어났으며, 이 재능을 발견하고 다른 사람들과 나누는 것이 우리의 길임을 인식하는 것이다. 자신의 재능을 나눌 때 우리는 더욱더 온전하게 살고, 주위의 사람들에게 최대의 봉사를 하며, 그들이 자신의 다르마를 실천하도록 돕는다. 요가 수업에서 이 아름다운 개념을 들려주면 대부분 호기심을 느끼지만, 언제나 누군가는 수업 후에 내게 다가와서 묻는다. "근데 하고 싶은 게 뭔지 모르면 어쩌죠?"

　이런 질문을 하는 사람은 대개 이런 문제로 고민하는 경우가 많다. 우리 중 많은 사람은 자신의 삶을 놓치고 있을까 봐 두려워하며 산다. 나의 대답은 두 가지다. 먼저 나는 "세상의 모든 시간과 돈을 가졌다면 뭘 하고 싶으신가요?"라고 묻는다. 이것은 아주 분명히 대답을 찾게 해 주는 질문이며, 나도 내가 삶의 올바른 궤도 위에 있는지 확인하기 위해 자주 이렇게 자문한다. 하지만 이 질문이 별 도움이 되지 않으면, 이제 "아무도 보고 있지 않은 여가 시간에는 무엇을 합니까?"라고 묻는다.

무엇이 우리의 가슴을 노래하게 하는지, 우리가 사랑하는 아름다움이 무엇인지, 우리는 이미 알고 있을 것이다. 문제는, 우리의 꿈에 활기를 불어넣는 힘이 우리 바깥에 있다고, 우리의 독특한 재능은 세상에 이미 있는 직업을 위해 쓰여야 한다고 믿도록 우리가 길들여졌다는 것이다. 어느 날 나는 침실에 서서 미소 지으며 말했다. "내 다르마는 구인 광고란이나 대학원 카탈로그에 상세히 설명되어 있지는 않을 것 같아." 그것은 내게 진정한 돌파구였다.

다르마는 가슴에 새겨진, 신이 주신 선물이다. 다르마를 알아차리기 시작하면, 다르마가 평생 우리와 함께했음을 깨닫게 된다. 다르마는 당신을 당신답게 만들어 준다. 나는 표현하고 싶은 열망, 소통에 대한 애정, 자세히 알고 싶은 열정에서 나의 다르마를 본다. 당신의 다르마는 무엇인가? 돌을 가까이서 바라보면 돌을 만들어 낸 불의 흔적을 볼 수 있고, 사람의 눈을 들여다보면 그 눈이 사랑으로 들여다본 모든 눈의 반영을 볼 수 있다는 글을 읽은 적이 있다. 우리의 다르마도 그렇다. 우리가 평생 만난 수백만의 미소를 떠올려 보면, 사랑으로 우리를 돌아보는 다르마를 보게 된다.

수련은 몸과 가슴, 마음이 깊이 작용하여 꿈을 이루도록 준비시켜 준다. 숨을 들이쉴 때는 준비하고, 내쉴 때는 자세로 더 깊이 들어간다. 매트로 나올 때는 준비하고, 삶으로 나아갈 때는 빛난다. 수련은 들숨이고, 다르마는 날숨이다.

DAY 151

나는 내 몸에 장애들이 있음에 신께 감사드린다.
이 장애들을 통해 나 자신을, 내 일을, 그리고 나의 신을 발견했기 때문이다.
헬렌 켈러

매주 2천여 명이 우리 요가원에 오는데, 다들 삶의 어려움을 조금씩 이해해 가고 있다. 그런 모습을 지켜보는 것은 참으로 기분 좋은 일이다. 이 사람은 이혼의 과정을 겪고 있고, 저 사람은 지병이 있으며, 이 사람은 중독자다. 수련생들은 나에게 와서 무엇이 문제인지, 그 문제를 해결하기 위해 어떻게 하고 있는지 얘기한다. 나는 시간이 흐르면서 그들에게 어떤 변화가 일어나는지 목격한다. 그들은 성숙해지고 있다.

우리 시대에 영적 수련의 목표는 성숙해지는 것이라고 나는 믿게 되었다. 모든 워크숍, 매트나 방석 위에서 보낸 모든 시간, 모든 공부와 성찰, 노력은 진정한 의미의 성장에 이바지하는 것 같다. 우리는 신뢰할 수 있고 현명하고 용감하며 사랑하는 사람이 되기를 원한다. 고요히 머무르고, 분명히 보며, 봉사하기를 원한다. 그것은 마치 우리 모두가 좋은 할머니, 할아버지가 되려고 정말 열심히 노력하는 것과 같다. 그런데 왜 안 되는 것일까? 헬렌 켈러가 여기에서 하는 말은 그녀가 성장했다는 것이다. 그녀는 더 이상 세상과 맞서 싸우지 않았다. 대신, 자신에게 있는 것을 사용했고, 그럴 때 평화롭고 효과적임을 발견했다. 헬렌 켈러가 불리한 신체 조건을 받아들였듯이, 당신도 불리한 신체 조건을 택해 받아들이는 실험을 해 보라. 그 모든 것을 경험해 보라. 저항, 두려움, 아픔을 경험해 보고, 성장할 수 있음을 경험해 보라. 자신의 불리한 신체 조건에 감사해 보라.

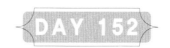

사람에게 봉사하는 것보다 더 고귀한 종교는 없다.
공동의 선(善)을 위한 노력이야말로 가장 위대한 교의다.

알베르트 슈바이처

얼마 전에 나는 고통을 끝내는 일에 내 수련을 바치기 시작했다. 그 전에 달라이 라마의 책을 읽었는데, 거기서 그는 모든 존재의 고통을 끝내는 일에 헌신하겠다는 서원을 했다. 그것은 위대한 서원 같았다. 내가 티베트 승려가 아니라는 사실이 잠시 애석하게 느껴졌다. 그 뒤 그 서원을 나 자신의 것으로 만들 방법을 생각해 보기 시작했다. 그것은 많은 면에서 내가 12단계 프로그램의 일부로 이미 한 서원이었다. 나는 이미 삶을 봉사에 바쳤는데, 그것은 사람들의 고통을 덜어 주는 12단계의 단순한 형태라고 할 수 있다. 그러나 나는 한 번도 보지 못한 사람들에게까지 나의 사랑을 넓힐 수 있는 좀 더 공식적이고 의례적인 방식을 원했다. 나의 모든 수련—명상, 아사나, 프라나야마, 가르치기, 집필, 12단계 프로그램—은 내 고통을 끝내기 위한 것이다. 그러나 그 이상의 것이 있다. 나는 바다의 한 방울 물이어서, 내 물방울에 든 내용물이 변하면 바다도 변하고, 바다가 변하면 나도 변한다. 모든 존재의 고통을 끝내는 일에 내 수련을 바칠 때, 나는 살아 있는 모든 존재와 나 사이에 분리가 없다는 사실과 연결된다. 내가 수련이라는 형태로 나 자신을 사랑할 때, 내 사랑은 모든 존재에게로 넓혀진다.

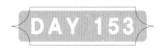

2달 동안 다른 사람들에게 관심을 가지면,
다른 사람들이 당신에게 관심을 갖게 하려고 2년 동안 노력하는 것보다
더 많은 친구를 사귈 수 있다.
데일 카네기

아무도 내게 이런 말을 해 주지 않았다. 나는 서른 살이 될 때까지 사람들에게 멋있어 보이고 관심을 끌어 보려고 했다. 서른 살이 되어서는 중독 상담가로 일하기 시작했다.

이런 직업은 다른 사람들에게 계속 관심을 기울이게 된다. 금주하려고 노력하는 사람은 당신이 아니라 그들이다. 그러니 그들이 모든 관심의 대상이 된다. 당신이 무엇을 이루었는지, 주말에 무슨 일을 했는지, 자신의 부모나 직업에 대해 어떻게 느끼는지는 '당신의 내담자가 술을 끊을 것인지 그렇지 않을 것인지'라는 중심 드라마에서 전혀 중요하지 않다. 나는 완전히 새로운 기법을 배웠다. 그 전까지는 사람들에게 좋은 인상을 남기는 데 관심을 기울였는데, 이제는 갑자기 인터뷰 하는 기술을 연마하고 있었고, 내담자가 대답하고 싶은 말을 질문하는 능력을 개발하고 있었다. 이삼 년이 지나자 내 삶이 변화되었다. 나는 공동체를 만드는 능력을 길렀고, 거의 모든 사람과 대화할 수 있었으며, 그러면서 내가 성장한다고 느꼈다. 내겐 언제나 그런 능력이 있었지만, 한 번도 활용되지 못했을 뿐이었다. 나는 관심을 끄느라 너무 바빴다.

매트 위에서 자신을 비판하지 말고, 아사나의 힘을 과소평가하지 마라. 내가 인생의 첫 30년간 나 자신에게 해로운 행위를 많이 했다고 해서, 다음 30년도 똑같은 행동을 하면서 보내리라는 법은 없다. 당신이 매트에 오기 전에 몸으로 무슨 행동을 하고 있었든 그것은 지나간 일이다. 당신은 제때 있어야 할 자리에 있으며, 마음만 먹으면 무엇이든 할 수 있다.

DAY 154

인간은 배울 능력을 갖추고 있고, 태어나서 죽을 때까지 계속 많은 것을 배울 수 있는데,
이것이 바로 인간이 다른 생명체와 다른 점이다. 시대에 따라 인간은 건축하는 동물,
일하는 동물, 싸우는 동물로 정의되었지만, 이 모든 정의는 불완전하며 결국은 틀렸다.
인간은 배우는 동물이며, 인류의 본질이 그 단순한 용어에 표현되어 있다.

조지 레너드

우리는 아사나를 수련하면서 우리 자신에 관한 이 진실을 매일 다시 알게 된다. 요가 교사로서 나는 요가의 구체적인 형태에 점점 더 숙달해 왔다. 기본적으로 같은 자세들을 같은 순서로 수천 시간을 수련해 왔다. 나는 이런 수련이 싫증 나지 않는다. 매일 다르기 때문이다. 요가 수업을 할 때 나는 자주 말한다. 똑같은 강물에 두 번 들어갈 수 없고, 똑같은 요가 자세를 두 번 경험할 수 없으며, 똑같은 숨을 두 번 쉴 수는 없다고……. 최악의 날에 겨우겨우 수련을 이어 갈 때도 나는 새로운 수준의 유연함, 균형, 집중, 힘을 경험한다. 이 새로움은 내가 이전에 경험해 보지 못한 것이다. 나는 완전히 새로운 방식으로 내 몸과 삶에 존재한다. 그러나 계속 배우기 위해서 익숙한 연못을 떠나 새로운 바다에 도전해 본다.

이 글을 쓰는 지금 나는 아헹가 요가가 회자되는 소도시에서 지내고 있다. 나는 파워 요가 수련자이고 파워 요가 수련자들은 그 모든 것의 춤을 받아들이는 반면, 아헹가 요가 수련자들은 그 모든 것의 정확함을 받아들인다. 그러므로 가끔 아헹가 요가 수업에 참석해서 새로운 관점으로 나의 아사나 수련을 보는 것은 내게 특히 좋다. 이렇게 하는 게 중요하다는 것을 안다고 해서 요가의 스타일을 바꾸는 일이 쉬워지는 것은 아니다. 그래서 아헹가 수업에 참석할 때면 첫 두어 시간은 나 자신이 한심해 보이기도 하고 자기연민을 느끼기도 한다. 하지만 마침내 돌파구가 생긴다. 갑자기 수련이 즐거워진다. 나는 배우고 있다! 우리는 수련을 즐긴다. 왜냐하면 매일 요가 자세를 하며 나아갈 때, 우리는 배우고 있고 성장하고 있기 때문이다. 다른 것을 시도해 보는 것, 기꺼이 다시 초보자가 되어 보려 하는 것은 우리의 수련에 활력을 불어넣는 방법 중 하나다. 우리는 배우기 위해 여기에 있다.

내가 요가를 좋아하는 이유는 요가가 믿음이 아니라 경험에 기반하기 때문이다. 내 몸에 스트레스를 지니고 있다는 것을, 요가 자세는 스트레스를 풀어줄 뿐 아니라 스트레스를 직면하고 경험하고 이해하게 해 주는 방법이라는 것을 나는 경험으로 안다. 우리는 스트레스를 받아들이고, 함께 살고, 놓아 버리는 법을 배워야 한다. 어떤 요가 자세든 두려움이든 다른 무엇이든 평화를 방해하는 것이라면 그런 것에 이와 같은 방식을 적용할 수 있다. 수련에 약간의 지혜를 더하면서 관심을 기울인다면, 요가 자세는 이런 장애를 이해하는 방법이다.
클라이드 B., 요가 수련생

클라이드와 그의 아내인 르네는 몇 년 전 나의 수업에 처음 오기 전에도 한동안 요가와 명상을 수련했다. 그들은 우리 요가원의 새벽 수업반에 다정함과 온화함, 미소와 너그러움, 고요한 힘, 성숙함을 가져온다. 케임브리지의 대학을 다니거나 직장에 다니는 많은 젊은이가 이 훌륭한 부부와 함께 하루를 시작한다. 우리는 이 부부에게서 우리가 되고 싶은 모습—강인하고 사랑이 많고 현명하고 성실한—을 본다. 헌신적인 아버지인 클라이드는 법조인으로서 사회 정의를 위해 헌신해 왔다. 그러니 우리 삶을 실제로 바꾸어 준다는 것이 입증된 아사나에 그가 관심을 기울이는 것은 놀라운 일이 아니다. 매트 위에서 우리는 삶의 어려움을 직면하고 경험하고 이해하고 받아들이고 함께 살고 놓아 버리는 법을 배운다. 그럴 때 우리는 클라이드와 르네 부부처럼 오늘 하루를 충실히 사는 법을 배운다.

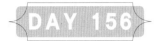

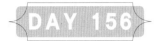 DAY 156

> 나는 상관없어. 당신은 믿고 싶은 것을 믿지만, 난민처럼 살 필요는 없어.
> **톰 페티와 하트브레이커스**

요가 수트라는 지금 있는 현실의 반영일 뿐이다. 대대로 우리는 인간이기에 갖는 동일한 곤경에 직면한다. 유일하게 변하는 것은 우리가 그것에 대해 어떻게 기록하느냐다. 톰 페티의 이 가사는 아사나에 관한 둘째 경문을 현대적으로 풀어쓴 셈이다. 그가 사랑하는 사람은 자신이 과거에 버림받았다는 이유로 현재에 난민처럼 살아야 한다고 믿는 것 같다. 분명히 그녀의 문제는 카르마의 결과로 발달된 '타고난 경향성'이다. 당연히 해결책은 인식의 전환이다. 그녀는 새로운 시각으로 보겠다는, 자신에 관해 달리 믿겠다는 의식적인 선택을 할 수 있다. 그녀는 자기 내면의 '무한한 존재에 대한 명상'을 해야 한다. 우리 중 얼마나 많은 사람이 매일 그녀처럼 이런저런 방식으로 난민처럼 살아가는가? 아사나는 우리 삶에서 난민처럼 떠돌게 만드는 원동력을 해체할 기회를 준다. 우리는 매트 위에서 "이 동작을 해야만 해. 저 동작은 할 수 없어."라는, 자신을 한정 짓는 믿음들을 자꾸자꾸 마주친다. 요가 수트라와 톰 페티는 우리가 믿고 싶은 것을 믿을 수 있지만, 언제까지나 그럴 필요는 없다고 말한다.

자신이 매일 매트 위에서 반복하는 '한정 짓는 믿음'을 알아차려 보라. 우선, 그 믿음이 나타날 때마다 이름을 붙여서 불러 보라. 내가 요즘 한동안 이름 붙인 믿음은 '수고로움'이다. 나는 수련하기로 선택한 뒤, 잠시 후회한다. 그 때문에 자신에게 미안함을 느끼고는 지나치게 열심히 수련하여 나를 '수고롭게' 한다. 몸짓 언어나 생각이 수고로움을 향할 때마다 나는 판단 없이, 바꾸려 하지 않고 그것에 이름을 붙인다. 그저 그것을 알아차리고, 내가 요가 난민이 아닐 가능성을 허용한다.

가르치고 배우는 상황에서 개인은 주는 것과 받는 것이 같다는 것을 배운다.
기적 수업

바가바드 기타에서는 요가를 능숙한 행동이라고 말한다. 매트 위에서 하는 수련이 어떻게 매트 밖의 삶에 능숙함을 가져올까? 안정되고 편안한 아사나로 시작하자. 우리의 요가 자세가 안정되고 편안할 때는 무슨 일이 일어나는가? 머리서기 자세에서 몸무게가 어깨에 똑바로 놓여 있고, 다리가 골반에서 곧게 뻗어 나오고, 발바닥 앞쪽의 볼록한 부분이 위를 향하며, 발가락들이 활성되어 있다. 이것은 안정됨이고, 주는 것이다. 머리서기 자세에서 골반에 있는 중력의 중심에 주의를 기울이고 절묘한 균형을 이루면, 힘들이지 않고 집중된 상태로 자세를 경험하게 된다. 이것은 편안함이고, 받는 것이다. 우리는 편안함과 안정됨 중 어느 한쪽에 편중되지 않으며, 그저 안정되고 편안하게 있다. 주고받음이 동시에 일어난다.

우리는 일상생활에서 책임, 의무, 영적 수련, 직장 생활, 인간관계에 참여한다. 이것이 다르마다. 이것은 안정됨이고, 주는 것이다. 일상생활에서 사람들을 정직하게 대하고, 공정하게 대우하고 공정하게 대우받으려 한다. 우리는 자신을 위해 행동하고, 꿈을 이루려 하며 자신의 선행에 알맞은 보상을 받으려 한다. 이것이 아르타다. 이것은 편안함이고, 받는 것이다. 우리는 편안함이나 안정됨 중 어느 한쪽에 편중되지 않으며, 그저 안정되고 편안하다. 주고받음이 동시에 일어난다. 그러므로 아사나는 삶에서 능숙함을 가르쳐 준다고 말할 수 있다.

DAY 158

우리의 마음이 평온하고 고요하지 않다면,
무엇을 하든 완벽하게 할 수 없을 것이다.
스리 K. 파타비 조이스

일전에 나는 동료 강사인 친구와 함께 점심을 먹었는데, 우리는 수련생들이 더 열심히 수련하고 있고, 함께 수업을 받는 사람들을 더 많이 알아 간다는 사실에 관해 잠시 이야기를 나누었다. 그래서 우리가 수업을 지도하러 들어갈 때면 수련생들이 친근하게 잡담을 나누느라 와글대는 모습을 보게 된다. 요가 수업의 첫 10분은 이 에너지의 방향을 바꾸는 데 쓴다. 혼자서 하든 수업에 참석해서 하든, 수련을 시작할 때는 수련에 알맞은 상태로 들어오는 시간을 가져 보라. 나는 개인 수련을 시작할 때 15분간 프라나야마를 하는데, 가슴을 들어 허파의 확장을 돕기 위해 등 밑에 볼스터(bolster, 긴 베개 모양의 보조 도구)를 받치고 누워서 한다. 이 자세를 하면 몸과 마음이 편안히 이완되며, 신체적으로 평온하고 차분해진다. 프라나야마도 허파가 아사나를 위해 준비되게 하며 마음이 고요하고 집중되게 한다. 시작하는 방식을 만들어 보라. 삶의 자세들을 취할 때 마음 상태를 자각하는 것으로 시작하라.

DAY 159

편안한 자세로 바닥에 앉아서 (아사나 수련을) 시작하라. 방 안의 에너지를 느껴라. 색깔과 모양들을 살펴보고 어떤 느낌이 드는지 알아차려라. 그런 다음 눈을 감고, 깊고 부드럽게 호흡하라. 숨을 멈출 때 잠시 공기를 음미한 다음, 천천히 놓아주어라. 이렇게 세 번 반복하고, 자신이 우주를 이루는 일부임을 상기하라. 자신의 자세에, 느낌과 기분에 관심을 두고, 편안히 이완하며 가만히 있어라. 그런 다음 짧게 기도하거나 기도문을 읊조려라.

에릭 쉬프맨

의도적인 방식으로 수련을 시작하는 습관은 당신의 남은 삶에 두루 스며들 것이다. 몇 년간 12단계 모임에 참석하는 것은 내게 중요한 영적 수행이었다. 모임에 참석해서 자리에 앉을 때마다 나는 마음속으로 "저를 이곳으로 데려다주어 고맙습니다."라고 말했는데, 이렇게 시작하는 방식이 습관으로 자리 잡았다. 이제는 어떤 일을 시작할 때마다 잠시 멈춘 뒤 "당신의 뜻이 이루어지기를." 또는 "저를 이곳으로 데려다주어 고맙습니다."라고 말한다. 시작할 때마다 고요히 멈춘 뒤 마음이 신성을 향하게 한다. 그리고 그럴 때마다, 이전에 멈추었던 수천 번의 시간을, 깊이 연결되었던 수없이 많은 순간을, 그 순간의 아름다움을, 우주에서 내가 있는 자리를 떠올린다.

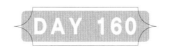

오직 숙련을 통해서만 균형이 생긴다.

도나 파리

견고함과 이완, 안정됨과 편안함, 애쓰지 않음과 집중…… 이런 말들은 우리를 어디로 인도하는가? 일상생활을 할 때 우리는 감각의 폭격을 받는다. 모습, 소리, 냄새, 신체 감각, 공상과 기억, 희망과 꿈, 두려움과 현실, 의무와 책임, 죽음을 피할 수 없다는 사실에서부터 좀 더 많은 화장지를 사야 할 필요성에 이르기까지 모든 것의 폭격을 받는 것이다. 이런 폭격은 우리를 지나치게 자극하며, 우리는 민감하게 반응하게 된다. 그리고 우리는 과도한 경험을 하는 바람에 자신이 누구인지를 잊어버린다. 과거의 경험에 얽힌 상태로 현재에 반응한다. 그래서 붉은 신호등은 단지 붉은 신호등이 아니라, 내가 약속 시간에 늦었던 모든 경험이고, 늦지 않았던 모든 경험이며, 군대에서 시간을 정확히 준수하도록 배운 것이고, 내가 약속 시간에 늦으면 상대방이 나를 어떻게 생각할까 하고 상상했던 것이다. 이 모든 것의 아래에는 내가 지금 가고 있는 곳에 가고 싶지 않아서 억지로 발을 끌며 가고 있다는 사실이 숨어 있을지도 모른다. 이 모든 것과 더 많은 것이 정지 신호에 대한 나의 반응에 영향을 미친다. 과도하게 자극받은 반응의 혼돈 속에서는 분명하게 보지 못하고 능숙하게 행동하지 못한다. 나의 생각과 말, 행동이 알맞게 이루어지지 않는다. 나는 환상 속에서 살고 있다.

요가는 마음과 몸, 영혼이 고요해지는 것을 목표로 수련하여 이런 상태를 넘어선다. 매트 위에서 우리는 삶의 축소판을 경험한다. 감각들로 폭격당할 때 우리는 거기에 압도되어 반응할 수도 있고, 아니면 능숙한 삶의 기술을 얻기 시작할 수도 있다. 우리는 어디에서 시작하는가? 나는 우리가 '견고하고 편안히 이완된', '안정되고 편안한', '애쓰지 않으면서 집중된'이라는 말로 시작하며 무슨 일이 일어나는지 볼 수 있다고 생각한다.

DAY 161

'있는 그대로의 당신'과 '바로 지금 여기에 있는 당신의 삶'이 존재하는 모든 것이며, 당신이 알 필요가 있는 모든 것이다. 특별한 어떤 것을 할 필요가 없다. 우리는 바로 지금 자신의 삶에 관한 진실을 직면하고, 그 진실과 함께 춤을 추도록 마음을 열어야 한다. 자신의 쪼개진 조각들을 모으고 살펴본 다음, 그것들을 자신의 일부로 받아들이는 방법을 찾아야 한다. 영적 수행은 변화를 위한 것이지만, 더 중요하게는 지금 있는 존재를 탐구하는 것이다.

엔젤 교도 윌리엄스

아사나 수련을 처음 시작했을 때 내게는 척추 굽음증이 있었다. 내 삶의 수천 시간은 이 문제와 씨름하는 데 쓰였다. 매트 위에 있을 때 나의 등 아랫부분은 전쟁터가 되었다. 나는 싸우고 졌고, 싸우고 졌다. 내 몸을 치유하려는 노력은 등근육에 경련이 일어나는 것으로 끝나는 경우가 많았다. 시간이 지나면서 내 등을 존중하기 시작했다. 그러자 앞뒤로 굽히는 등의 능력, 몹시 고통스러운 부상에서 회복하는 몸의 능력에 놀라워하게 되었다. 결국 내 등과 친구가 되기 시작했고, 심지어 감탄스러운 대상으로 보기 시작했다. 나는 등이 할 수 있는 일에 초점을 맞추기 시작했다. 이런 태도가 길러지자 내 등을 바꾸어야 할 필요성, 나의 현실과 싸울 필요성이 줄어들었고 서서히 사라졌다. 그러다가 척추 굽음증이 없어졌는데, 언제 없어졌는지는 잘 기억나지 않는다. 왜냐하면 그런 일이 일어날 즈음에는 더이상 관심을 두고 있지 않았기 때문이다.

DAY 162

> 계속 나와서 마음을 열고 수행을 해야 한다. 참된 자기로 들어가는 여행은
> 집단적인 경험이 아니다. 그것은 홀로 가는 길이다. 그러나 많은 사람이
> 혼자인 것을 두려워한다. 그러니 실험해 보아야 한다. …… 이런 영적 가르침을
> 따르는 과정 전체는 두려움을 극복하는 것과 많은 관련이 있다.
>
> 베릴 벤더 버치

내가 자주 하는 질문 중 하나는 "나는 무엇을 두려워하는가?"이다. 물론, 나는 수업 중에 머리서기를 하다가 넘어지거나 까마귀 자세에서 고꾸라질까 봐 두려워하는 사람을 많이 본다. 하지만 내가 말하려는 것은 이런 두려움이 아니다. 나는 내 수련에 여러 가지 면이 있음을 두어 달마다 새롭게 알아차리는 것 같다. 예를 들어, 내가 어딘가에서

막혀 있거나 수박 겉핥기 식으로 접근한다는 것을 깨닫기도 한다. 최근 나는 수련생으로 배우는 요가 수업에서 "나는 그 동작을 절대 그런 식으로 하지 않아. 그래도 이제껏 잘해 왔어."라고 마음속으로 말하는 것을 문득 알아챘다. 그 순간 생각을 멈춘 뒤 자문했다. "내가 정말 잘해 왔나?" 정말로 잠재력을 충분히 발휘하며 살았나? 대답은 그렇지 않다는 것이었다. 사실 내가 그토록 헌신적인 요가 수련자인 이유 중 하나는 그동안 잠재력을 충분히 발휘하며 살지 않았음을 알기 때문이다. 그 순간, 나 자신으로 혼자 들어가는 여행에서 한 발짝 더 나아갔다. 나 자신과 나의 잠재력을 새로운 방식으로 경험해 보려는 시도를 방해해 온 습관적 태도 중 하나를 멈추었다. 나는 무엇을 두려워하는가? 당신은 무엇을 두려워하는가?

DAY 163

> 나는 전인적인 뭔가를 찾고 있었기 때문에 요가를 시작했다. 전에 물리치료를 받으러 갔더니 물리치료사는 내가 충분히 호흡하지 않는다고, 충분히 깊게 호흡하지 않는다고 말했다. 그런 얕은 호흡은 그때 내가 어떻게 살아가고 있는지를 잘 보여 주는 은유였다. 나는 마지못해 살아가는 것 같았고, 그렇다는 것을 정말로 인정하지는 않는다고 느꼈다.
>
> 길 C., 요가 수련생

길은 우리 중 많은 사람이 처음 요가를 하러 왔을 때 처해 있던 상태를 말해 준다. 우리는 자신의 많은 면을 회피하고 있었고, 그래서 자기 삶의 많은 영역을 모르고 있었고 살펴보지도, 살아 보지도 못했다. 요가 수업에서는 이런 일을 어렵지 않게 알아볼 수 있다. 예를 들어, 신입 수련생들은 손을 충분히 의식하지 못한다. 팔을 뻗는 자세에서 그들의 손은 되는 대로 맥없이 팔에서 내밀어진다. 우리 중 대다수는 손, 발, 엉덩이,

심장과 허파, 온몸에서 물러난 채로 요가를 하러 온다. 우리는 자신의 실재, 거대한 미지를 두려워하게 되었다. 아사나는 우리가 다시 몸에 현존하게 하는 일련의 통제된 실험이다. 몸을 가리키는 말 가운데 내가 가장 좋아하는 단어는 그리스어 소마(soma)인데, 이 말은 영혼의 집이라는 뜻이다. 언젠가 우리의 몸은 잠들어 버렸고, 우리의 소마는 생기를 잃고 덩굴로 뒤덮였다. 아사나는 잠들어 있는 공주를 깨우러 오는 왕자처럼 생기 없는 팔다리에 다시 생명력을 불어넣는다.

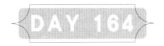

가만히 있지 못하는 마음이 아무리 자주 벗어나 떠돌아다녀도,
그는 마음을 제어하여 참된 자기로 계속 데려와야 한다.
바가바드 기타

내가 처음 명상을 지도한 수업반은 참석 인원이 꽉 차서 빈자리가 하나도 없었다. 첫날 밤에는 모든 일이 순조롭게 진행되었다. 우리는 아사나를 한 뒤 프라나야마를 했고, 다음에는 고요히 앉아 있었다. 수업에 참석한 사람 중 아무도 명상을 해 본 적이 없었지만, 다들 명상에 대해 좋은 이야기를 들었고 기대에 부풀어 있었다. 두 번째 수업을 시작할 때 나는 불교인들이 고귀한 실패라고 부르는 것을 말해 주었다. 고귀한 실패란 명상이나 아사나 수련을 처음 시작할 때 배우는 진실인데, 우리는 마음을 통제할 수 없다는 것이다. 마음을 한 점으로 가져와도 잠시 후 마음은 다른 곳으로 떠나 돌아다니고, 우리는 다시 시작해야 한다. 가만히 있지 못하는 마음을, 그리고 그 마음을 우리가 어찌할 수 없음을 맞닥뜨리는 것을 고귀한 실패라고 한다. 고귀한 실패는 우리에게 수련이 필요한 첫째 이유다. 나는 어느 명상 교사의 강의가 담긴 녹음테이프를 참석자에게 들려주었는데, 그는 명상을 벽장 속에 미치광이와 함께 갇혀 있는 것과 비슷하다고 말했다. 아무도 웃지 않았다. 그것은 명상 교사로서 나 자신의 고귀한 실패에 미치지 못하는 시작이었다. 그다음 주까지 참석자의 3분의 1이 수업에 빠졌다. "아뇨, 환불해 주실 필요 없습니다."라는 말은 "그냥 얼른 여기서 떠나게 해 주세요."라는 뜻이었다. 8주간의 명상 수업이 끝날 무렵에는 참석자가 3분의 1만 남았다.

명상을 능숙하게 지도하면 더 좋겠지만, 그래도 우리의 마음이 정말로 얼마나 통제되지 않는지를 알아차려야 하는 힘겨운 과제는 여전히 남는다. 우리가 할 수 있는 유일한 선택은 개나 아이를 훈련하는 방식으로 끈기 있게 마음을 훈련하는 것이다. 아사나는 우리의 마음이 현재에 머물도록 훈련하는 꽤 좋은 상황을 제공한다. 아사나를 할 때는 할 일이 많다. 호흡을 해야 하고, 발이나 골반, 무릎, 어깨, 척추, 시선, 노력, 노력하지 않음에 무슨 일이 일어나는지 알아야 한다. 우리가 이 모든 일로 바쁠 때는 대개 마음이 떠돌 때 즉시 알아차리게 되고, 마음을 당면한 일로 데려오는 자기제어가 그리 힘들지 않다. 이 수련은 마음을 훈련하는 데 아주 좋은 방법이다. 매트 밖에서도 이처럼 지켜보기 시작하고, 마음을 훈련하는 일이 나아지는지 보라. 마음속 대화를 관찰하고, 아사나 수련이 이 대화를 더 잘 알아차리는 데 도움이 되는지 보라.

DAY 165

결과를 생각하지 말고 필요한 행위를 하라.
모든 집착을 포기하고 삶의 가장 높은 선(善)을 이루어라.
바가바드 기타

이 여정을 시작했다면, 이제 어떻게 나아갈까? 살면서 가장 좋은 결과를 낳았던 순간들, 이를테면 언제까지라도 춤출 수 있을 것 같았던 밤, 최고점을 받은 시험, 잘 마무리한 일을 떠올려 보라. 최선의 결실을 거둔 일들을 돌이켜보면, 대체로 결과에 집착하지 않는 순간에 그런 일이 일어난다는 것을 깨닫는다. 우리는 그 일 자체를 사랑해서 그 일을 하고 있다. 우리는 그 순간 속에 있으며, 다음 순간을 생각하지 않는다. 우리가 그런 순간을 기억하는 까닭은 불행히도 그런 일이 우리 삶에서 아주 특별하고 드물기 때문이다. 많은 사람은 평소 욕망이나 싫어함 때문에 어떤 행위를 한다. 삶은 투쟁이다. 무언가를 얻거나 피하기 위한 투쟁……. 그러지 않으려면 두어 걸음 물러서서 다음 두 가지 질문에 답해 보아야 한다. "나는 무엇인가?" 그리고 "나는 무엇이 아닌가?"

요가에서는 당신이 자신에 관한 진실을 깨닫기 위한 신성한 임무를 수행 중인 신성한 의식이라고 말한다. 그렇다는 것을 믿는가? 이것이 모든 존재에 진실이라는 것을 믿는가? 다음번 수련을 시작할 때 두 가지 질문을 해 보라. 매트 위에서든 밖에서든 욕망이나 싫어함이 생길 때, "나는 무엇인가?" 그리고 "나는 무엇이 아닌가?" 하고 물어보라. 행위의 결과에 관심을 두지 않을 때, 놓아 버림이 타당해 보이기 시작하는지 어떤지 보라. 자신의 삶이 살아 있는 모든 존재를 품는 춤이 된다고 상상해 보라.

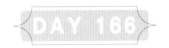

최선을 다했다면, 그 밖에 뭐가 더 있겠는가?
조지 패튼 주니어

아사나 수련 덕분에 나는 삶에서 더 깊은 수준의 자존감을 경험한다. 나는 수련하고 싶은 기분이 아닐 때도 그저 묵묵히 매트 위에 오른다. 일이 내 뜻대로 진행되지 않아서든 심신이 지쳐서든 마음이 내키지 않아도 어떻게든 수련을 시작한다. 그럴 때면 내가 수련을 시작하면서 누운 자세로 15분간 프라나야마를 한다는 사실에 감사한다. 왜냐하면 지친 몸을 바닥에 눕혀 등을 대고 누운 뒤 팔을 쭉 펼 수 있기 때문이다. 나는 호흡과 함께 머물고, 호흡 수련을 하며, 가슴 부위 안의 넓은 공간과 연결된다. 그 뒤 태양경배 자세를 1회 한 다음, 고대의 만트라 '옴(Om)'을 3회 음송한다. '옴'은 신성의 이름이고 소리이며 진동이다. 나는 내 몸의 모든 세포에서 신의 이름과 소리, 진동을 체험한다. 나는 나의 무력함에 '옴'을 음송하고, 감사함에 '옴'을 음송하고, 모든 존재의 고통을 끝내기 위해서 '옴'을 음송한다. 그런 다음 수련을 시작한다. 어떤 날에는 상태가 바뀌어 에너지가 밀려들고, 어떤 날에는 그러지 않는다. 그건 그리 중요하지 않다. 수련을 마치면 한 걸음 물러나서 놓아 버린다. 나는 최선을 다했다. 뭐가 더 있겠는가?

DAY 167

더 나은 행동을 하고 싶은 기분이 들게 하기보다는
더 나은 기분이 들도록 행동하는 게 더 쉽다.
O. H. 모우라

12단계 프로그램에서는 힘든 삶의 시간을 보내는 사람들이 "이 프로그램을 가까이한다."는 말을 자주 할 것이다. 이 프로그램을 가까이한다는 말은 자신을 돕는 사람과 친구, 멘토를 가까이하고, 실천 방법을 꾸준히 적용한다는 뜻이다. "이 프로그램을 가까이하라."는 조언은 우리가 심한 스트레스를 겪을 때 영적 수행을 떠나려는 경향이 있음을 알기에 나온 것이다. 나의 아사나 수련에서 '프로그램을 가까이하는' 것은 힘들었던 주간이나 쉽지 않은 날에도 수련 시간을 마련한다는 뜻이다. 그럴 기분이 전혀 아닐 때도 올바른 행동을 한다는 뜻이기도 하다.

9월 11일 이른 아침에 아내와 나는 간발의 차이로 비행기를 놓쳤다. 결국 우리는 마이애미 호텔에서 나흘간 발이 묶였고, CNN 방송을 보면서 아이스크림으로 끼니를 때웠다. 이렇게 비통한 시간을 보낸 뒤 처음 하는 수련은 솔직히 말해서 내키지도 않았고 기분도 좋지 않았다. 나는 아사나에 관한 한 '프로그램을 가까이하지' 않았고, 제대로 먹지도 못한 상태였다. 힘겹게 수련을 끌고 가다가 나 자신에게 조언을 했다. "요가는 마음과 몸, 영혼의 건강을 위한 체계이고, 지금 네겐 이 세 가지가 절실히 필요해. 그러니까 이 체계를 활용해. 너는 잘할 필요가 없고, 네가 뛰어나지 않아서 일어날 결과를 걱정할 필요도 없어. 그냥 이 체계를 사용하기만 하면 돼." 이 말은 훌륭한 효과를 발휘했다. 우리는 요가가 가장 필요할 때 가장 적게 원하는 경우가 많다.

DAY 168

당신은 활이며, 살아 있는 화살인 자녀를 앞으로 내보낸다. 궁수인 그분은
무한의 길에 있는 과녁을 보면서, 자신의 화살이 빠르고 멀리 가도록 자신의 권능으로
당신을 휜다. 궁수의 손에서 당신이 휘어지는 것을 기쁘게 받아들여라.
왜냐하면 그분은 날아가는 화살을 사랑하듯이 견고한 활도 사랑하기 때문이다.

칼릴 지브란

우리 중 일부는 현재 자녀가 있고, 일부는 언젠가 자녀를 가질 것이고, 일부는 자녀를 갖지 않을 것이다. 요가 수련은 다른 종류의 자녀들, 우리의 기술이라는 자녀들이 탄생하도록 돕는다. 이 자녀들은 우리가 세상에 가져오는 사심 없는 봉사와 기술의 산물이다. 그것들은 우리가 세상과 나누는 우리 자신만의 사랑이다. 요가 수행자인 우리는 어떤 순간도, 어떤 행동도 평범하지 않음을 알게 된다. 그것들은 모두 우리의 자녀다. 아

사나는 우리를 견고한 활로 만들어, 이 자녀들이 우리를 떠나 날아가게 한다. "궁수의 손에서 당신이 휘어지는 것을 기쁘게 받아들여라."

DAY 169

사랑하는 그분에게 완전히 내맡기기 전에는 제대로 내맡긴 게 아니다.
온전히 내맡기려면 자신에게서 사랑을 앗아가는 모든 것을 포기해야 하고,
사랑에서 나오는 모든 것을 키워야 한다.
디팩 초프라

우리는 어둠 속에서 태어난, 빛의 자녀다. 우리 중 대다수는 우리가 이미 아는 것을 좋아하는데, 우리가 아는 것은 어둠이다. 아사나 수련을 명상으로 삼으면 이 말이 얼마나 진실한지를 쉽게 확인할 수 있다.

이렇게 한번 해 보라. 다음번 수련을 시작할 때는 "마음을 계속 지금 이 순간에 두겠어. 지금 하는 요가 자세에만 오롯이 주의를 기울일 거야."라고 말해 보라. 그런 다음 마음이 협력을 거부하면 지켜보라. 계속 지켜보되 가벼운 마음으로 그렇게 하라. 좌절과 판단을 놓아 버리고, 아이와 강아지를 길들이듯이 제멋대로 구는 마음을 길들여라. 제멋대로 구는 마음을 알아차리고, 판단하지 않으면서 기꺼이 껴안으려 하는 것이 아주 중요하다.

길들지 않은 마음을 제대로 이해할 때 고통의 성질을, 내맡김이라는 말의 의미를, 그리고 영적 수련의 취지를 차츰 이해할 수 있다. 이러한 이해는 빛 속으로 들어가는 첫걸음이다.

> 보는 자와 보이는 것의 결합은 보는 자가 자기 자신의 참된 본성을 발견하기 위한 것이다.
> 요가 수트라

이것은 좋은 소식이다. 우리는 나쁜 소식을 들었다. 즉, 우리는 자신이 누구인지 모르며, 그 때문에 과도한 자아감과 자만심을 갖게 되고, 다시 그로 인해 두려움과 욕망의 끝없는 순환에 묶인다. 그런데 만일 그것이 그리 나쁜 소식이 아니라면, 우리는 죽음도 두려워하지 않을 것이다. 그렇다면 좋은 소식은 무엇일까?

좋은 소식은 이 모든 것, 삶이라 불리는 이 경험의 모든 면이 단 하나의 목적을 가진다는 것이며, 그 목적은 우리의 영적 성장이다. 육체와 정신, 물질과 에너지, 죽음과 삶의 교차는 모두 진화를 목적으로 한다. 그 모두는 진화를 위한 것이며, 우리는 그 파티에 초대받는다. 우리가 가기로 선택한다면 말이다.

크리슈나무르티는 우리가 경험을 통해 배우는 게 아니라, 배우기로 선택하는 경험을 통해 배운다고 말한다. 모두가 진화를 위한 것이다. 우리가 그런 관점으로 보려 한다면……. 우리에게는 자유 의지가 있다. 여덟 개의 가지로 이루어진 요가의 길은 삶의 어려움을 위한 해결책이며, 이 길은 경험에서 배우려는 선택을 체계적으로 할 수 있는 수단을 준다. 요가는 자신의 성장을 스스로 책임지게 해 주는 수단이다. 야마, 니야마, 아사나, 프라나야마, 명상 등 수행은 그저 신성의 춤에 더 충분히, 더 완전히 참여하도록 초대할 뿐이다. 이제는 그 해결책을 받아들이자. 지금 있는 곳에서 시작하자. 자신의 삶 전체를 영적 수련으로 보기 시작하자. 당신에게 문을 열어 준 사람에게 고마워하든, 식당 종업원에게 팁을 많이 주든, 매트 위에서 땀 흘리며 보내는 시간이든, 그 순간 당신이 있는 자리를 온 마음으로 껴안자.

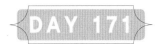

DAY 171

우리가 직면한 어떤 사실도, 그 사실을 대하는 우리의 태도만큼 중요하지는 않다.
우리의 태도가 성공과 실패를 좌우하기 때문이다.
노먼 빈센트 필

아사나는 우리에게 마음의 태도뿐 아니라 몸의 태도도 책임지도록 요구한다. 좋은 태도는 좋은 결과를 낳고, 나쁜 태도는 나쁜 결과를 낳는다. 전에 나는 요가 동영상을 보았는데, 미국에서 가장 숙련된 요기(yogi, 요가 수행자) 6명이 스승의 지도를 받으며 수련하고 있었다. 그들의 신체 언어는 그들이 얼마나 숙달했는지를 웅변하고 있었다. 다음 날, 그들을 본받고 싶었던 나는 똑같은 신체 언어를 써서 수련해 보고 싶었다. 내 몸은 말하고 있었다. "세상에서 가장 위대한 요기는 한 자세에서 다음 자세로 매끄럽게 이어 갈 거야." 그리고 내 수련이 극적으로 향상되었다. 나는 자세에서 자세로 매끄럽게 이어 가고 있었다. 숙달함을 보여 주는 신체 언어는 균형, 자신감과 우아함, 정확함과 단순함으로 이루어진 신체 언어다. 긍정적인 태도를 보여 주는 신체 언어다. 아사나를 수련할 때 우리는 내적, 외적 태도를 나란히 정렬할 기회를 얻는다.

DAY 172

나의 몸이나 너의 몸이라는 것은 단어일 뿐 존재하지 않는다. 하나의 거대한 물질
덩어리들인데, 어떤 점은 달이라고 부르고, 어떤 점은 태양이라고 부르며, 어떤 점은
사람이라고, 어떤 점은 땅이라고, 어떤 점은 행성이라고, 어떤 점은 광물이라고 부른다.
스와미 비베카난다

새롭거나 어려운 요가 자세를 시도할 때면 나는 흔히 분리감을 느낀다. 그리고 옛날부터 지금까지 이런 요가 자세를 할 수 있었을 그 모든 사람을 생각하게 된다. 가끔 주위를 둘러보면 가까이 있는 사람들이 그 자세를 할 수 있고, 아내가 할 수 있고, 때로는 우리 개조차 할 수 있음을 본다. 하지만 나는 못한다. '할 수 없음'이라는 나의 섬에 홀로 고립된 채 나는 능력 밖이라고 여겨지는 요가 자세를 마지못해 시도해 본다. 그러던 어느 날, 꾸준히 수련한 까닭에 한동안 자기연민을 극복한다. 그래서 같은 자세를 다른 태도로 시도해 본다. 바르게 한 자세의 모습을 떠올린다. 내 안에는 이 자세를 힘들이지 않고 할 수 있는 능력이 있다고 상상한다. 두려움이나 욕망 없이 흥미와 즐거움만 느끼며 차분하고 신중하게 그 자세를 향해 움직인다. 그런 날에는 그 자세를 할 수 있거나 적어도 이해하기 시작할 수 있다. 이러한 이해는 다음 날 다시 할 수 있을 것이라는 인상을 내 중추신경계와 세포들에 새긴다. 나는 그 자세와 연결됨을 경험하며, 그 경험은 나를 영원히 변화시킨다.

에고, 아스미타(asmita), 과도한 자아감에 사로잡혀 있을 때 우리는 많은 요가 자세를 능력 밖이라고 여긴다. 아사나는 우리에게 분리감을 극복하라고 요구하며, 우리가 분리되어 있지 않다는 명백한 진실을 깨닫게 한다. 우리가 분명히 우주 안에 있듯이, 우주의 모든 경험도 우리 안에 있다. 우리가 힘들이지 않고 아사나를 할 수 있는 것은 이 때문이다. 수련을 할 때 '할 수 없음'의 경험과 '할 수 있음'의 경험을 관찰해 보라.

DAY 173

라틴어에서 유래한 단어 'innocence'는 '해롭지 않음'을 뜻한다. 이것은 고대의 요가 문헌에서 중요한 개념이며 아힘사라고 한다. 아힘사는 비폭력, 해 끼치지 않음이다. 참된 요기들처럼 참된 예술가들도 이러한 무해함과 즐거움 속에 있으며,

이 무해함과 즐거움은 세상에 홀로 서 있음에서, 규칙과 판단의 잣대가 없는 눈으로
세상을 바라봄에서, 이러한 무해함과 즐거움을 몸과 마음, 감정에 담아냄에서 나온다.
이것은 정말로 위대한 예술가의 특징이다. 그리고 결국 우리 개개인은 예술가다.
도나 홀러먼

아사나를 수련할 때, 요가 수트라는 내 경험의 약도이자 나를 훈련하는 개인 트레이너
의 역할을 한다. 수련을 하면서 변화무쌍한 감각을 경험하고 있을 때면, 아사나에 관한
요가 수트라의 핵심어는 닻 같은 역할을 한다. '견고하고 이완된', '안정되고 편안한', '애
씀 없이 집중된', '과거에 조건 지어진 것들을 놓아 버림', '무한한 존재에 관해 명상함.'
이런 말들은 경험을 담는 그릇이다. 실제 경험은 어떠한가?

아쉬탕가 요가 교사인 베릴 벤더 버치는 '말로 표현하기 어려운'이라는 구절을 사용
해서 요가 수련의 경험을 설명한다. 그녀가 지적하듯이, 어떤 음악을 들은 경험을 다른
사람에게 묘사할 수는 없다. 그 곡을 직접 들어야 한다. 이 장의 나머지 많은 부분에서
는 말로 표현할 수 없는 것에 관해 얘기할 것이다. 매일 하는 아사나 수련의 맥락에서
야마와 니야마를 다시 얘기할 것이다. 그리고 우리가 말로 표현할 수 없는 것을 경험할
때, 우리와 함께 이 길을 걷는 형제자매들의 집단적인 지혜를 그 경험에 불어넣고 전하
기 위해 수련생과 교사의 언어를 쓸 것이다. 우리는 함께 홀로 서서, 규칙과 판단의 잣
대가 없는 눈으로 세상을 바라볼 것이다. 그들의 삶이 우리의 예술인 예술가들처럼.

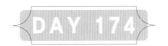

DAY 174

나는 더 강하다고 느끼게 해 줄 뭔가를 찾고 있었다. 또한 내 몸에 더 자리 잡고 뿌리내릴
필요성을 느꼈다. 요가 수련을 시작했을 때 내 척추와 척추의 생명력을 느꼈다. 코어 근육의
힘을 강화하자 나 자신이 많은 면에서 자유로워졌다. 요가는 우리가 몸이라는 사실을 자각

하게 해 주었다. 한 달이 지나자 내 몸이 놀랍게 변했다. 나는 손과 발, 정수리, 척추와 훨씬 강하게 연결되어 있다고 느낀다. 훨씬 더 생생히 살아 있다고 느낀다. 요가는 내가 몸을 가지고 있다는 사실을 계속 부인할 수 없음을 이해하게 해 주었다. 나는 나의 신체성을 다루어야 한다. 신체를 가진 존재라는 것은 제약이 아니라 길임을 나는 알아 가고 있다.

데이브 E., 요가 수련생

내가 데이브를 만난 것은 사회복지사 양성 학교에 다닐 때였다. 교육 과정은 빡빡했고, 데이브와 나는 수련을 위해 새벽에 일어나야 했다. 나는 요가를 수련했고, 그는 태극 권을 수련했다. 그 학교를 떠난 뒤 우리의 길은 계속 엇갈렸지만, 결국 그가 우리 요가 원에 나오기 시작했다. 그의 수행 중 하나는 공동체에 봉사하는 것이다. 데이브와 그의 아버지는 수백 시간을 들여 요가원을 칠하고 개선했다. 두 사람의 작업 덕분에 수천 명 이 혜택을 보았지만, 그들은 두 사람이 한 일을 모른다.

데이브가 알아차린 것은 아사나의 중요한 특징을 보여 준다. 우리는 몸을 입었다. 많은 영적 길은 이 진실을 다루지 않는다. 아사나는 이 진실을 정면으로 마주한다. 이 삶에 대한 영적 탐험은 몸에서 시작한다. 우리는 자신이 지금 있는 자리에서 시작한다. 우리는 몸과 벌이는 전쟁을 끝내고, 사랑의 수련을 시작한다.

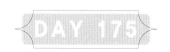

우리의 목표는 백인을 패배시키거나 굴욕감을 갖게 하는 것이 아니라
그의 우정과 이해를 얻는 것입니다.

마틴 루터 킹 목사

아힘사(비폭력)는 요가의 중요한 가르침이다. 아사나 수련의 길을 바르게 가는 가장 쉬

운 방법은 아힘사를 기억하는 것이다. 내 수련의 경우, 세월이 흐르면서 매트 위에서 비폭력이 중요하다는 인식이 서서히 자리 잡았다. 내가 처음 훈련한 신체 운동은 경기장에서 상대 선수를 패배시켜 굴욕감을 느끼게 하는 것이 목표였다. 물론 내 몸이 싸움에서 패배로 끝날 때도 많았다. 몸은 내게 알맞은 영양을 섭취하고 충분한 휴식을 취하라고 자주 권고했다. 나는 흡연과도 싸웠고, 술통과도 싸웠다. 대체로 내 몸은 최선을 다해 협력했다. 하지만 마음이 개입하면 그 잠재력을 제대로 발휘하지 못했다.

변화는 느렸지만 놀라웠고, 너무 많은 성장과 변화의 단계를 거쳤기에 일일이 언급할 수가 없다. 그저, 자신의 몸을 존중하고 돌보기 시작하면 삶 전체가 점점 변화된다고만 말해 두자. 자기의 몸을 거슬러 행동하는 모든 방식을 알아차릴 만큼 민감해지면, 나중에는 일상생활의 함정도 피할 수 있을 것이다. 자기의 몸과 어떻게 관계하는지를 탐험하다 보면, 다른 모든 관계가 자신에게 미친 영향을 알게 된다. 자신이 정치, 성별, 성관계, 돈, 권력 등 모든 것에 관해 가지게 된 믿음의 진짜 본질을 깨닫기 시작한다. 매트 위에서 우리는 카르마의 황야로 모험을 떠난다. 이 여정에서는 아힘사 수련이 중요하다, 우리는 자신을 판단하고 비난하지 말아야 한다. 우리의 목표는 패배시키거나 굴욕감을 주는 것이 아니라, 친구가 되고 이해하는 것이다.

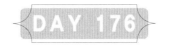

하지만 당신이 우리를 떠나기 전에 청하오니,
우리에게 당신의 진실을 말해 주십시오.
칼릴 지브란

요가에서 둘째 가치는 사티야(satya), 즉 정직이다. 매트 위에서는 이 야마를 '겸손'으로 해석한다. 겸손을 굴욕감으로 오해하는 경우가 있지만, 겸손은 굴욕감을 일으키는 원인이 아니며, 그것을 방지한다. 겸손은 초라한 것이 아니라 정직한 것이다. 그것은 알맞은 사이즈가 되는 것이다. 우리 문화에서는 이 가치를 사랑하는 마음이 없다. 우리의 지도자들은 이 나라를 역사상 가장 위대한 초강대국이라 하고, 우리의 영웅들은 "내가 세상에서 최고야."라며 떠들고, 신입 요가 수련생들은 요가의 보조 도구인 블럭과 스트랩(띠)을 무시하며, 그런 것들은 계집애 같은 남자들이나 쓰는 거라고 말한다. 나는 요가 수업에서 어떤 자세를 설명하면서 '고급'이라는 말을 쓰지 않게 되었다. 내가 그런 말을 쓰면 모두가 그 자세를 시도하려 하기 때문이다. 우리는 자신과 다른 사람에게 정직한 법을 배우지 못했다.

정직은 사실 삶이 좋아지기 시작하는 순간이다. 우리는 자신의 진실을 보지 못하게 만들어 버린 두려움을 놓아 버리며, 거짓 자아를 세상에 내보이려 할 때 느끼는 중압감을 놓아 버린다. 대다수 우리에게는 알맞은 사이즈가 되는 것이 진정한 승급이다. 우리는 자신이 대단하다는 환상을 품고 있을지 모르지만, 그 환상 밑에 있는 우리는 평범하다. 알맞은 사이즈가 된다는 것은 우리가 신의 자녀가 아닌 척하는, 우리가 신성을 타고나지 않은 척하는 위장을 놓아 버린다는 뜻이다. 자신의 신성을 깨달을 때도 기꺼이 출발점으로 돌아가려 해야 한다는 것은 역설이다. 아사나는 우리에게 출발점으로 돌아갈 기회, 겸손을 기를 기회를 무한히 준다. 기꺼이 이렇게 하려 한다면 아주 좋은 일이 일어난다. 진짜 인간이 드러나기 시작하는 것이다. 이 존재가 성숙할 때 우리는 얘기할 것이 있음을, 나눌 것이 있음을 알게 되며, 얘기하고 나누는 바로 그 행위가 '주는 자'와 '받는 자'를 둘 다 치유한다는 것을 알게 된다. 아사나는 이러한 앎을 드러내며, 우리가 이 짧은 삶을 떠나기 전에 우리의 진실을 주어야 한다는 것을 거듭거듭 상기시킨다.

첫 요가 수업을 마치고 돌아가는 길에 나는 남편에게 전화해서 "내가 찾고 있던 걸 방금 찾았어요."라고 말했다. 나는 금세 바뀌었다. 한 달도 안 되어 생각이 완전히 바뀌었다. 감정적으로도, 영적으로도. 요가는 두려움을 없애 준다. 내 두려움은 망상을 만들어 냈고, 망상은 나를 감옥 같은 삶에 가두었는데, 내가 아닌 그 삶이 행복할 리 없었다. 요가를 하기 전에는 뭔가 잘못된 것 같다는 생각이 뇌리에서 떠나지 않았다. 나는 운동에서도 학업에서도 좋은 성과를 거두었지만, 나에게 성공은 탈출구였고 인정받는 방법이었는데, 이 문화는 나에게 큰 보상을 해 주었다. 큰 성공을 거두었지만 내면은 공허했고 뭔가를 갈망하고 있었다. 요가는 참된 자기를 알지 못하도록 가로막는 장벽을 무너뜨린다. 요가를 하기 전에도 가끔 참된 자기를 얼핏 보곤 했다. 하지만 내 영혼을, 참된 존재를 보기 전에는 내가 육체적, 영적, 감정적, 정신적 수준 모두에서 존재하는 게 아니었다. 요가는 네 가지 수준이 모두 균형 잡히게 해 준다. 나는 매트 위에서 나를, 이 아름다운 영혼을 만나고, 이 모든 마음속 잡동사니를 만난다. 요가는 그 잡동사니를 깨끗이 없애 준다.

리 H., 요가 수련생

리의 말에는 매트 위에서의 사티야(satya), 즉 진실함의 정수가 담겨 있다. 매트 위에서 자신의 모든 것을 점점 더 받아들일 때 우리는 매트 밖에서도 점점 더 진실한 사람이 된다. 요가 수련을 위해서는 지금 이 순간에, 지금 실제로 있는 것에 관심을 기울여야 하는데, 그러면 우리가 매트를 떠나더라도 그런 관심이 지속되며, 삶에 초점을 맞추게 된다. 리의 경험을 통해 우리는 성장이 매트 위에서도 매트 밖에서도 함께 이루어짐을 엿볼 수 있다. 그녀의 첫 수업에서 씨가 잘 뿌려졌고, 그 씨가 잘 자란 것 같다. 그 과정에서 시련이 없었던 것은 아니지만, 꾸준히 수련을 이어 가겠다는 결심이 그런 고난을 극복하게 해 주었다. 수련을 통해 리는 자신의 진실을 나누어 주는 방법을 발견했다.

그러므로 염려하여 이르기를 무엇을 먹을까 무엇을 마실까 무엇을 입을까 하지 말라.
너희 하늘 아버지께서 이 모든 것이 너희에게 있어야 할 줄을 아시느니라. 그런즉 너희는
먼저 그의 나라와 그의 의를 구하라. 그리하면 이 모든 것을 너희에게 더하시리라.

마태복음 6장 31~33절

요가의 셋째 원리는 아스테야(asteya), 즉 훔치지 않음이다. 훔치지 않음을 정의하는 가장 간단한 방법은 믿음으로 행동하는 것이다. 그리고 훔침을 정의하는 가장 쉬운 방법은 믿지 않음이다. 실제로 훔치는 행동을 하기 훨씬 전부터 우리는 보살핌을 받지 못할 것이라고 생각한다. 올바른 행동에 대한 믿음을 잃어버린다. 우리가 매트 위에 있을 때는 보살핌을 받지 못하리라는 두려움을 경험할 기회가 주어진다. 그 두려움은 수많은 걱정거리로 찾아온다. '내가 잘하고 있는 건가?' '이 정도면 되나?' '더 해야 하나?' '덜 해야 하나?' 우리가 요가 자세를 하고 있다면 이 질문들에 대한 해답이 주어질 것이다. 하지만 정말로 그 자세에 전념하고 있는 순간에는 이런 질문들이 떠오르지 않을 것이다. 그렇게 단순하다. 믿지 않음은 우리의 성장을 가로막는다. 믿지 않음은 우리 자신에게서, 우주에게서 그 순간을 훔쳐 간다. 올바른 행동을 하면 그것으로 충분하다. 지금 자신이 하고 있는 요가 자세에 전념하고, 나머지는 저절로 해결되도록 놓아두자.

설거지를 할 때는 설거지만 해야 한다. 이는 설거지를 하는 동안에는 설거지를 하고 있다는
사실을 완전하게 알아차려야 한다는 뜻이다. 얼핏 보기에는 이 말이 우스워 보일 수 있다.
"단순한 행위를 왜 그렇게 많이 강조하지?" 하지만 그것이 핵심이다. 내가 거기에 서서
이 그릇들을 씻고 있다는 사실은 경이로운 현실이다. 나는 온전히 나 자신이며,
나의 호흡을 따르고, 나의 현존을 의식하며, 나의 생각과 행동을 알아차린다. 나는
물결에 찰싹찰싹 부딪쳐 이리저리 내던져지는 병처럼 아무 지각 없이 흔들리지 않는다.

틱낫한

우리 개를 돌봐 주던 친구에게 주려고 서둘러 서점에 가서 틱낫한 스님의 책을 샀을
때, 나는 물결 위의 병처럼 아무 지각 없이 이리저리 내던져지고 있었다. 그녀에게 유
익할지 알아보려고 획 훑어보는데, 이 단락이 눈에 확 들어왔다. 나는 꽤 중대한 사업
결정을 두고 고심하던 터여서 사실 많이 괴로운 상태였다. 중압감이 심해서 며칠간 어
떤 것에도 진정으로 현존할 수가 없었다. 현재에 있지 못하는 경험은 동요다. 좋은 일
이나 나쁜 일로 마음이 산만해질 수 있는데, 어느 경우든 동요가 일어나고 있다.

그때 나의 영적 건전지들은 비어 있었다. 너무나 비어 있어서 사실 어떻게 채워야
할지 상상할 수가 없었다. 이 책을 산 뒤 나는 지금 하는 일에 관심을 기울이기 위해 많
은 노력을 하기 시작했다. 미래에 하고 있을지 모르는 일이 아니라, 바로 지금 하는 일
에……. 내가 느낀 안도감은 놀라웠다. 나는 다시 정신이 온전한 어른이 되었다. 사업
을 어떻게 진행할지가 갑자기 덜 중요해 보였고, 결과에 집착하지 않으니 그다지 큰일
이 아니었다. 일상적인 일과와 아사나 수련은 다시 내 성장에 도움이 되었다. 왜냐하면
내가 더는 그런 순간들을 나 자신에게서 훔치지 않았기 때문이다.

친구들이 나를 첫 요가 수업에 데려갔지만 미리 얘기해 준 것은 전혀 없었다. 나는 요가 자세라는 것이 있다는 것조차 몰랐다. 요가 수업이 마음에 들지는 않았지만, 어떤 이유로 이틀 뒤에 다시 갔고, 그 뒤 이틀이 지나서 다시 갔다. 가야 할 것 같았다. 처음에는 매트도 사고 싶지 않았다. 그 정도로 열심히 하고 싶지는 않았기 때문이다. 처음에는 요가가 신체 운동으로 보였지만, 지금은 좀 다르다. 요가는 나 자신에게 계속 관심을 기울이며 수행해야 한다고 가르쳐 주었다. 그런 말을 처음 들었을 때 나 자신에게 집중하는 것은 너무 이기적이라고 생각했다. 내 삶의 목적은 남에게 뭔가를 주는 것이었기 때문이다. 하지만 요가를 수련하면 늘 새로운 것을 깨닫게 된다. 인식이 새로워진다. 나는 내가 얼마나 정직한지를 살펴보아야 했다. 요가 교사 훈련에서 두 친구는 내가 모든 일을 '좋은 쪽'으로만 처리하고 싶어 한다는 사실을 알려 주었다. 내가 거짓말을 하는 것은 아니지만, 모든 것을 언제나 정직하게 직면하지는 않는다는 뜻이었다. 이런 태도는 인간관계에서 내게 좋지 않은 영향을 미치는 경우가 많았다. 이제 나는 자문한다. "나는 지금 나 자신에게 정직한가? 내 진짜 감정은 무엇인가?" 나는 더 깊이 숙고하며 균형을 찾으려 한다. 그것이 요가다.

캐롤라인 B., 요가 수련생

안과의사인 캐롤라인은 해외에서 많은 시간을 보내면서, 도움이 필요한 사람들에게 봉사한다. 우리는 그녀가 점점 더 수련에 몰입하면서 의식의 경계들을 허물어 가는 모습을 본다. 야마, 니야마, 아사나가 어떻게 함께 일어나는지도 본다. 아사나는 캐롤라인에게 균형과 정직이라는 야마에 관해, 자기 학습과 수련에의 전념이라는 니야마에 관해 가르쳐 주었다. 이 모든 것의 중심에 있는 것은 점진적 내맡김이다. 캐롤라인의 이야기는 우리의 이야기와 비슷하다. 우리는 어디로 들어가고 있는지, 왜 그러는지도 모르는 채 매트로 나아온다. 우리는 서서히 더 자각하기 시작하며, 나중에 돌아보면 우리가 매트에 정확히 제때 도착했음을 알게 된다. 그리고 이 과정에 기꺼이 헌신하려 하는 만큼 우리는 그 이로움을 누리게 된다.

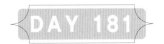

무력은 모든 것을 정복하지만, 그 승리는 오래가지 못한다.
에이브러햄 링컨

넷째 야마는 브라마차리야(brahmacarya), 즉 성적 절제다. 매트 위에서 이 야마를 적용하는 일에 관해서는 에이브러햄 링컨이 거의 다 말해 준다. 우리는 기꺼이 시간을 들여야 한다. 10년이 필요한 아사나 수련을 2년쯤으로 줄이려는 시도는 좋은 결과를 가져오지 못할 것이다. 매트 위에서의 브라마차리야는 꾸준히 지속할 수 있는 수련을 찾는 것이다. 매트 밖에서의 브라마차리야는 삶을 뒷받침하는 수련을 찾는 것이다. 스티븐 킹은 작가들에게 책상을 방 한가운데 두지 말고 한쪽에 두라고 권한다. 집필이 삶의 중심이 되어서는 안 된다는 것을 상기시키기 위해서다. 그는 삶이 인생의 중심에 있어야 함을 알려 준다. 매트 위에서의 브라마차리야는 안정되고 편안하며, 견고하고 이완되며, 집중되고 힘이 들지 않는다.

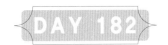

진흙으로 항아리를 빚는데, 항아리는 안이 비어 있어서
우리가 원하는 것은 무엇이든 담는다.
노자

아파리그라하(aparigraha) 즉 쌓아 두지 않음은 삶에서 비어 있음이 좋음을 알아보는 방법이지만, 비어 있음이 좋음을 알아보기 전에 먼저 놓아 버리는 법부터 배워야 한다. 매트 위에서 우리는 기대를 놓아 버리고 그날의 근심을 놓아 버림으로써 아파리그라하를 수련한다. 최근에 나는 내가 받는 수업을, 더 큰 만족감을 주던 다른 수업과 비교하고 있다는 것을 알아차렸다. 나는 잠시 멈춘 뒤, 다른 수업이 더 큰 만족감을 주었다는 내 믿음에 대해 그게 사실인지 질문을 던져 보았다. 내가 더 만족한 수업은 나 자신을 더 깊이 내맡긴 수업이었고, 안도의 한숨을 크게 쉬고, 그날 하루에 있었던 일을 다 놓아 버리고, 편안이 이완하며 지금 이 순간으로 들어가는 수업이었다. 수업이 어떻게 이루어져야 한다는 생각 없이, 자꾸 시간을 확인하지도 않으며, 어린아이처럼 순종하고, 지금 이 순간을 자각하면서……. 그 수업이 만족스러웠던 까닭은 내가 모든 것을 놓아 버리고 그 수업으로 들어갔기 때문이다.

이제 나는 내가 받은 수업을 만족스럽지 않게 만드는 선택을 스스로 하고 있었음을, 그 수업에서 얻을 수 없는 것들을 잔뜩 기대하고 있었음을 인정하지 않을 수 없었다. 아파리그라하는 늘 놓아 버려야 함을, 붙잡고 있지 않아야 함을 상기시킨다. 이렇게 놓아 버리면 삶에 빈 공간이 더 많이 늘어날 것이다. 이 빈 공간으로 은총이 들어올 것이다.

DAY 183

1년 반쯤 전에 콜로라도를 떠났다. 오래 머물며 지낸 곳이지만, 어떤 사람과 맺은 관계가 내 마음을 너무 힘들게 했다. …… 나는 이 관계에 내 모든 것을 쏟아부었고 나 자신에게는 관심을 두지 않았다. 그러다가 이제 그 사람과의 관계를 떠나니 마음이 온통 텅 빈 것만 같았다. 나는 뭔가를 찾고 있었고, 기력을 조금 회복하자, 그동안 흥미는 느꼈지만 하지 못한 일들에 관심을 가지기 시작했다. 첫 요가 수업을 마친 뒤 기진맥진하여 바닥에 누워 뻗어 버렸다. 오랜만에 처음으로 모든 일이 다 잘될 것 같았고, 요가에, 나 자신에 계속 관심을 기울이면 더 좋아지리라는 예감이 들었다. 당시에 나는 상처를 받았고, 내 처지에 관해 남들의 시선을 많이 의식했다. 사람들은 내게 무슨 일을 하냐고, 앞으로 어떻게 할 계획이냐고 물었는데, 대답하지는 않았지만 나는 실업자였다. 요가원에서는 알 필요가 없었다. 나는 경제적으로, 정서적으로 치유되고 있었고, 요가 수업은 안식처였다. 나에게 관심을 기울이면서 상처와 화를 다루는 법을 배웠다.

요가 수업 중에는 이런 일이 일어난 이유를 알 필요가 없었다. 나는 그저 놓아 버릴 수 있었다. 그러다가 마침내 내가 요가원에 잘 들어맞는 사람이라고 느껴졌다. 나는 평생 육체적인 사람이었고 경쟁심이 강했다. 요가는 나의 삶에서 내가 경쟁하지 않은 유일한 영역이었다. 나는 수련생으로 자리 잡았다. 나는 기꺼이 배우려 하지만, 더 나아지거나 옆 사람보다 잘하려는 것이 아니다. 이제는 다른 수련생의 헌신적인 수련을 보며 감탄한다. 요가는 내 마음을 정화해 주었고, 더 잘 결정하게 해 주었다. 나는 지금의 내 삶을 즐기며, 과거의 그 인간관계가 잘되지 않았음에, 내 길이 나를 여기로 데려와 주었음에 감사한다. 나 자신에게 만족하며, 내 안에서는 행복이 넘쳐흐른다.

로라 S., 요가 수련생

로라는 자기의 잔을 비우고 있고, 거기에 은총이 부어지고 있다.

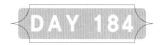

DAY 184

이러한 자세들은 올바른 마음 상태를 얻기 위한 수단이 아니다.
이 자세를 취하는 것이 그 자체로 올바른 마음 상태를 가진 것이다.

스즈키 로쉬

수련생들의 이야기가 펼쳐질 때마다 우리는 아사나가 그들에게 새로운 자각과 초점의 변화를 가져다준다는 것을 거듭 알게 된다. 우리의 낡은 사고방식은 이전의 몸 상태에 영향을 미치고, 새로운 몸 상태를 경험할 때 우리는 새로운 사고방식을 경험한다. 이를 제대로 이해하면 이 둘이 서로 연관되어 있음을 언뜻 보게 된다. 중추신경계는 세포들에게 정보를 주고, 세포들은 중추신경계에 정보를 전달한다. 정보는 조수처럼 왔다 갔다 흐른다. 거기에는 위계도 없고, 분리도 없으며, 신분을 나타내는 이름표가 달린 흰 가운을 입은 사람이 "이것은 진실이고, 이것은 진실이 아니다."라고 말하는 순간도 없다. 오직 지금 실제로 있는 것만이 있다. 그 순간에 인식되는, 당신의 영혼에게 들리는 당신의 진실만이 있다. 아사나는 실재하는 것의 춤이며, 우리의 진실과 추는 춤이다. 시간이 지나면서 이 춤은 우리가 세상을 보는 방식을 변화시킨다. 이보다 더 근본적인 변화가 있을까?

DAY 185

쾌락과 권력에 완전히 집착하고 그런 것들에 마음이 휩쓸린 사람은
의지의 정수인 그들의 지혜가 사마디에 안주하지 못한다.
바가바드 기타

이 번역에서 사마디는 분명한 봄(seeing)을 의미한다. 집착은 우리의 판단력을 흐리게 하지만, 아사나를 영적 변화의 수단으로 삼고 싶은 우리에게는 집착을 놓아 버리는 일이 엄청난 도전이다. 요가를 단순히 몸 건강의 수단으로 수련할 수도 있다. 그러나 만일 아사나를 영적인 길의 일부로 삼기를 선택한다면, 그 보상으로 받을 수 있는 이로움이 아주 커진다. 수련에 더 많은 노력을 쏟을수록 확실한 결과를 바라는 마음이 더욱 커지고, 참된 길을 발견했다는 확신을 즐기고 싶어질 것이다. 하지만 우리의 바깥에서

는 그런 확실성을 발견할 수 없으며, 우리는 늘 변하고 있다. 만일 어제의 진실을 놓아 버릴 준비를 확고히 하지 않으면, 주요 종교들에서 발견되는 원리주의에 빠지게 된다. 이 방식은 좋고 저 방식은 나쁘다, 이 요가는 맞고 저 요가는 잘못이라고 믿기 시작하는 것이다. 분명한 봄은 확실성의 편안함, 우리가 아는 느낌의 힘보다 더 중요하다. 매트 위에서는 반드시 놓아 버려야 한다. 우리는 (좋다, 나쁘다 등) 반대되는 것으로 이루어진 모든 쌍을 넘어서, 비어 있으면서 분명한 실재 안에 닻을 내리고 머물러야 한다.

DAY 186

그리고 정오쯤에 매 놓은 사슬들을 끊어 버리지 않는다면, 어떻게 낮과 밤을 넘어설
수 있겠는가? 사실 당신이 자유라 부르는 것은 이 사슬 가운데 가장 강한 것이다.
그 사슬의 연결고리들이 햇빛을 받아 반짝거리고 당신의 눈을 부시게 하겠지만.

칼릴 지브란

첫째 니야마는 샤우차(sauca), 즉 청정함이다. 매트 위에서 샤우차는 아사나의 기회를 실현하도록 몸과 마음을 준비하는 작업이다. 나에게 샤우차는 주로 식습관, 휴식, 명상, 그리고 과로와 지나친 수련을 피하는 것과 연관되어 있다. 매트 위에서의 청정함은 유연하고 강하고 민감하고 균형 잡힌 신체와 집중된 마음, 그리고 평안한 영혼이라는 결과를 낳는다. 우리는 어떤 자유를 포기함으로써 이런 것들을 이룬다.

만일 내가 몇 가지 권리를 포기하려 하지 않는다면—이를테면, 감자칩과 크림치즈 브라우니를 먹을 권리, 과로하면서 돈을 벌 권리, 또는 좋은 책을 끝까지 다 읽으려 새벽 3시까지 깨어 있을 자유를 포기하려 하지 않는다면—나는 매트 위에서 나의 잠재력을 충분히 실현하지 못할 것이다. 그렇게 단순하다. 다행히 아사나는 우리를 해독해 주

므로, 우리가 포기해야 하는 많은 것에 대한 욕망은 시간이 지나면서 줄어들고 사라진다. 여전히 우리는 인간이고 산만함과 식욕은 우리의 일부이므로, 샤우차는 계속 매트에서 충분히 주전 선수가 되고도 남는다. 우리는 각자 매트에서 샤우차가 우리에게 어떤 의미인지 스스로 정해야 한다. 아사나는 우리에게 탁월한 피드백을 준다. 해로운 음식을 먹으면 내 수련이 즉시 영향을 받는다. 그것은 마치 누가 내 연료 탱크에 모래를 쏟아붓고 있는 것과 같은 느낌이다. 나는 힘과 집중력, 민감함을 잃는다. 영양 부족으로 몸이 약해지더라도 묵묵히 수련해 간다면, 자유에 대한 나의 정의를 재고할 수밖에 없게 된다. 첫째 니야마인 샤우차는 야마를 매트 위에서도 적용해야 한다는 것을 상기시킨다.

DAY 187

요가와 예술은 둘 다 같은 목표를 지향한다. 우리 내면의 창조성에 따라 자신과 주위 세계의
관계를 새롭게 정립하려는 것이다. 다시 말해, 몸과 마음으로 하여금 창조 에너지가
외적인 제약 조건에 방해받지 않고 자유로이 흐르는 통로가 되게 하는 것이다.
우주 에너지의 일부인 이 에너지가 궁극적으로 '순수'하며 기쁨으로 가득함을 신뢰하며…….
도나 홀러먼

'몸과 마음으로 하여금 창조 에너지가 자유로이 흐르는 통로가 되게 하는 것', 이렇게 하는 것이 샤우차(sauca)다. 그것은 고귀한 노력이다. 아사나는 그렇게 하는 데 큰 역할을 한다. 아사나는 장기, 중추신경계, 호흡계와 마음을 정화하고 근골격계를 강화한다. 전부는 아니라도 많은 것이 아사나를 통해 이루어질 수 있다. 우리 각자에게 샤우차는 발견의 여행이다. 다음 두 가지 중 어느 쪽이 당신에게 좋은 영향을 미치는가? 유제품

과 비유제품, 육류와 비육류, 많은 햇빛과 아주 적은 햇빛, 많은 자극과 조용히 혼자 있음, 느긋하게 오래 걷는 것과 빨리 힘차게 걷는 것. 우리는 저마다 건강과 균형을 위한 자기만의 길을 발견한다. 우리는 진실에 이르는 길 위에 있고, 그 진실을 결정 짓는 수단은 자신의 개인적 경험이다. 당신으로 하여금 창조 에너지가 자유로이 흐르는 통로가 되게 하는 것은 어떤 수련인가?

DAY 188

나는 유선섬유 낭포증을 앓고 있었다. 요가를 시작한 지 한 달도 안 되어 그 병과 모든
통증이 말끔히 사라졌다. 나는 상처받은 감정들을 놓아 버린 것 같았고, 그 뒤 내 병이 완전히
사라진 것을 알아차렸다. 요가는 나 자신을 더 잘 돌보고 싶은 마음이 들게 한다. 그래서 나는
입을 통해 몸에 들어가는 것을 더 많이 의식하고, 지금 여기에 더 많이 현존하며, 어떤 것이
내게 어떤 악영향을 미치는지 더 잘 알아차리게 된다. 나 자신을 더 잘 돌보고 싶다.
에이미 L., 요가 수련생

적절한 지도를 받으며 아사나를 수련하면 야마와 니야마를 수련하게 된다. 에이미는 수련이 어떻게 즉각적이고 심오한 샤우차(정화)를 경험하게 해 주었는지 들려준다. 그녀의 이야기는 몸과 감정의 깊은 정화를 묘사하는데, 이런 결과를 뒷받침한 것은 자기와의 관계에 일어난 변화였다. 그녀는 온전한 의미의 샤우차를 경험하고 있으며, 매트에 오름으로써 이를 이룬다.

참된 야망은 신의 은총 아래에서 쓸모 있게 살고 겸손하게 걷고 싶은 바람이다.
빌 윌슨

둘째 니야마는 산토샤(santosa), 즉 만족이다. 매트 위에서 산토샤는 평화를 경험하는 것이다. 그것은 우리가 더는 자신과 전쟁을 벌이지 않으면서 바로 지금 있는 것에 만족하는 순간이다. 앞서 로라 S.가 들려준 말은 산토샤의 체험을 묘사한다. "요가는 나의 삶에서 내가 경쟁하지 않은 유일한 영역이었다. 나는 수련생으로 자리 잡았다. 나는 기꺼이 배우려 하지만, 더 나아지거나 옆 사람보다 잘하려는 것이 아니다. 이제는 다른 수련생의 헌신적인 수련을 보며 감탄한다." 이것은 자신의 주위와 조화로운 사람을 표현하는 말이다. 많은 수련생이 그런 말을 한다. 뭔가 불만족스러움을 느끼며 요가원에 왔는데, 요가를 하다 보면 점점 더 행복하고 평화로워지며, 로라의 말처럼 '모든 일이 다 잘될 것' 같은 느낌이 점점 강해질 때가 많다고……. 아사나는 우리에게 이것을 주지만, 우리도 길 중간쯤까지 마중을 나가서 맞으려 해야 한다. 빌 윌슨은 "자신의 환경을 고려하면서 스스로 자진하여 해 보려는 마음을 기를 필요가 있다."라고 표현하기도 한다. 달리 말하면, 우리는 기꺼이 도움을 받으려 해야 한다. 만족을 가로막는 거짓된 가면을 마침내 벗어 버리려 할 때, 참된 야망을 배울 때, 우리는 매트 위에서 만족을 발견한다.

나는 딸이 둘인데, 딸들이 대학을 갔을 때 점점 깨닫게 되었다. 내 삶의 목적은 나 자신이 아니라 딸들이었다는 것을……. 이런 변화를 맞자, 그리고 삶의 중간 지점에 도달했다는 자각이 들자 나는 곰곰이 생각해 보았다. 내가 영적으로 굶주려 있다는 것이 분명히 느껴졌다. 중년은 죽을 날이 멀지 않았음을 깨닫는 때다. 요가는 내가 그 사실을 자각하며 살아가도록, 거기에 관해 어떻게 해야 하는지를 찾아내도록 도와주었다. 내게 중요한 물음은 "요가를 꾸준히 하려면 어떻게 해야 하지?"였다. 요가를 시작한 뒤 처음 일 년 반은 감정적으로나 육체적으로 정말 힘들어서 그만두고 싶었다. 힘든 일이 아주 많았고, 때로는 어떻게 수업 진도를 따라가야 할지도 몰랐지만, 그래도 떠나지 않고 이어 갔다. 내가 요가 곁에 머무름으로써 배운 것은 남편 곁에 머무르는 법을 배우는 데도 도움이 되었다. 나는 상황이 힘들 때 떠나지 않는 법을 훈련했다. 이렇게 훈련하고 이렇게 살아가자 남편과의 관계에도, 새 직장에 적응하는 데도 많은 도움이 되었다. 요가는 당면한 일에 집중하고, 그 일을 잘하며, 다음에 일어날 일을 걱정하지 않도록 도와준다.

마사 M., 요가 수련생

마사는 단순한 개념 아래에 있는 복잡함에 대해 말한다. 만족 자체는 복잡하지 않다. 만족은 우리 삶에 이미 있는 은총에 경의를 표하는 것일 뿐이다. 매트 위에서 지금 있는 현실에 닻을 내린 우리는 산토샤(만족)의 다른 측면을 만난다. 많은 사람은 불만을 품은 채 요가원을 찾아온다. 설상가상으로 우리는 불만을 느낄 기회를 제공하기로 작정한 듯한 변화무쌍한 세계에서 산다. 마사는 정직하려는 마음과 꾸준한 훈련이 불만 족과 만족 사이의 거리를 메워 준다는 것을 발견했다. 마사에게 그 훈련은 한곳에 머무 르는 것이었고, 결과를 놓아 버리는 것이었다. 그녀는 충분히 진실해지는 법을 배워야 했고 그렇게 해서 산토샤에 문을 열었으며, 만족을 초대해서 일상생활의 일부가 되게 했다.

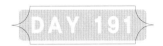

어떤 사회적 위치에 있든 인간의 마음은 아름다움을 갈망한다.
해리엇 비처 스토

우리가 매트 위에서 마주치는 다음 니야마는 타파스(tapas)인데, 원래 뜻은 '열기(熱氣)'이며 수련에 대한 타오르는 열정이다. 우리는 흔히 이 에너지를 '전념'이라는 말로 표현한다. 이는 강철처럼 견고하게 자기를 제어하는 전념이 아니며, 아름다움을 갈망하는 마음으로 하는 전념이다. 이 사랑의 힘이 원동력이 될 때 우리는 해마다 타오르는 열정으로 수련할 수 있다. 수련생들은 유연성을 기르기 위해, 배근육과 엉덩이, 허벅지를 탄력 있게 만들기 위해 요가를 하러 오긴 했지만, 다른 무엇이 그들을 계속 매트로 돌아오게 한다고 거듭 말한다. 다른 무엇이 그들의 마음에서 꽃을 피웠다. 요가는 우리가 간절히 살고 싶었던 삶으로 들어가는 문을 열어 준다. 우리를 날마다 매트 위로 데려오는 것은 이러한 염원과 기쁨이다. 타파스는 일상생활에서 사랑의 힘을 목격할 기회다. 다음에 수련을 준비할 때는 어떤 힘이 당신을 매트 위로 데려오는지 알아차려 보라. 소란스러운 욕망과 혐오의 아래에 있는, 아름다움을 갈망하는 조용하고 순수한 목소리를 분간할 수 있는지 보라.

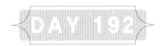

나는 교차 훈련으로 얻을 효과를 기대하고 요가를 하러 왔지만, 얼마 후 몇몇 수업은
기대 이상이었다. 곧바로 효과를 본 건 아니었지만, 지나고 보면 어느새 예전에는

할 수 없던 것들을 하고 있었다. 이제 나는 내 몸과 훨씬 더 많이 조화롭다. 요가를 한 뒤
내 마음상태가 더 나아졌다는 느낌이 든다. 더 차분해진 것 같고, 많은 것을 정말로
놓아 버릴 수 있게 되었다. 이제 나는 더 많은 것을 원한다. 더 깊이 움직이고 있으며,
자세를 더 깊게 유지하고 싶고, 요가를 더 잘 이해하고 싶다.

비키 E., 요가 수련생

아사나는 우리 삶의 추진력을 일깨우며, 그 추진력이 타파스다. 비키의 경험은 꽤 일반
적이다. 제대로 배운 수련생은 대개 요가 수업에 두어 번 참석한 뒤 더 많은 것을 배우
기 위해 계속 나오게 된다. 일부 타파스는 우리가 통제할 수 없다. 아사나 수련은 생명
력을 일깨우며, 그 에너지의 한 면이 타파스다. 그러나 타파스의 다른 부분은 전적으로
우리에게 달려 있다. 비키는 지금 자신의 삶에 살아 있는, 건강을 향한 충동에 따라 행
동하지 않으면 그 이상을 얻지 못할 것임을 깨닫는다. 그녀는 다른 삶을 얼핏 보게 될
것이고, 그게 전부다. 타파스는 또한 요가라는 기회를 실현하겠다는, 우리를 위해 그
기회를 현실로 만들겠다는, 그 기회를 붙들겠다는 의지다.

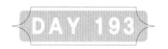

당신이 찾으려 하는 존재는 바로 당신 자신입니다.

스와미 비베카난다

짧은 시간만 요가를 수련하는 수련생에게도 매트 위에서 아름다운 일이 일어난다. 점
점 더 자각하게 된다. 외부에 관심을 쏟는 문화에 빠져 있던 우리는 자신에게 없는 무
언가를, 뭔지 모를 무언가를 찾아서 요가를 배우러 온다. 몇 주가 지나고 몇 달이 지나
면 이제 더는 자기 바깥에 있는 것, 자기에게 없는 것을 추구하지 않음을 이해하기 시

작한다. 그리고 그런 이해가 더욱더 자리 잡기 시작한다. 우리의 관심은 '우리가 무엇을 얻을 수 있는가'에서 '우리는 어떤 존재일 수 있는가'로 옮겨 간다. 누구의 말을 들을 필요 없이, 그저 매트 위에서 홀로 시간을 보냄으로써 우리는 자기 자신이 바로 우리가 기다려 온 존재라는 결론에 도달한다. 이것이 매트 위에서 하는 스와디야야(svadhyaya), 즉 자기 학습의 시작이다.

DAY 194

워크샵에 가든, 수업을 받든, 수련생을 가르치든 내가 하는 모든 일은 내게 배울 기회를 준다. 내겐 마법 같은 일이다. 요가는 내 삶에 많은 것을 돌려주었다. 내가 아이였을 때는 사방에서 마법을 감지할 수 있었다. 요정 같은 존재들의 이야기도 좋아했다. 그러나 어른이 되면서 그런 세계가 모두 사라졌다. 내 마음에는 진짜 구멍이 있었고, 그것은 내 삶의 구멍처럼 느껴지기 시작했다. 요가는 그 구멍을 메워 주었고, 내 믿음을 회복시켜 주었다. 거기에는 마법이 있고, 길잡이가 있고, 영성이 있고, 신이 있다.

나탈리 G., 요가 교사

나는 종종 이것을 보지 못한다. 그럴 때 내 수련은 꼭 해야 하는 의무가 되고, 끝낸 뒤할 일 목록에서 지워야 하는 일이 된다. 이런 태도로 접근할 때는 수련의 재미가 훨씬 덜할 뿐만 아니라 핵심도 놓치게 된다. 요가의 기본 원리는 보는 자(우리 자신)와 보이는 것(삶)의 합일을 배우게 하기 위한 것이다. 우리의 삶 전체가 하나의 큰 수업이다. 그리고 매트 위에서 보내는 시간은 자기 학습 즉 스와디야야를 훈련하기 위한 것이다. 나탈리가 수련을 하면서 연결되는 마법은 그녀 자신 안에 있다. 우리가 열망하는 신성한 불꽃, 마법, 아름다움은 우리 자신의 것이다. 우리는 이것을 배우고 있고, 아사나는 우리의 교실이다.

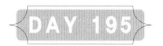

내가 스승과 빗속을 걷고 있을 때 스승은 내게 말씀하셨다.
"빨리 걷지 마라. 비는 어디에나 있으니."

순류 스즈키 선사

많은 사람이 아픈 마음 때문에 서둘러 요가 매트로 온다. 자기 학습은 아픔과 상실의
세계를 드러내며, 동시에 더 나은 길이 있음을 알게 한다. 매트 위에서 수련하다 보면
얼마간 고통이 덜어지고, 우리는 이렇게 더 많이 수련하면 더 많이 덜어질 것이라고 믿
는다. 그래서 이런저런 워크샵에 참석하고, 점점 더 어려운 요가 자세를 시도한다. 우
리는 여전히 씨름하고 있는 자기 안의 고통을 벗어나려 서두르지만, 급히 서두르면 역
효과를 내기 마련이다. 그렇게 빨리 걸어가지 말라. 당신이 벗어나고 싶은 고통은 어디
에나 있다. 그토록 빨리 걸어가지 말라. 당신이 구하는 은총은 어디에나 있다.

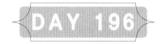

세상은 알지만 자기는 알 수 없는 '아는 자'는 누구인가? 새의 노랫소리는 듣지만 자기는 들을
수 없는 '듣는 자'는 누구인가? 구름은 보지만 자기는 볼 수 없는 '보는 자'는 누구인가?

켄 윌버

매트 위에서 하는 모든 수련은 결국 이 물음으로 귀결된다. 우리는 누구인가? 왜 여기
에 있는가? 몇 달, 몇 년이 지나면 우리의 아사나 수련은 우리가 무엇이 아닌지를 알게
한다. 우리의 두려움이나 욕망, 생각, 한계는 우리가 아니다. 마음이 정화되면 몸도 정

화된다는 것을 우리는 보기 시작한다. 하지만 그것이 가리키는 것은 무엇인가? 보이는 것과 보이지 않는 것, 형이상학인 마음과 물질적인 몸은 어떤 관계에 있는가? 이런 질문이 자기 학습이다. 아사나는 '보이는 것'이 아니라 '보고 있는 자'가 우리 자신임을, '느낌'이 아니라 '느끼는 자'가 우리 자신임을 알도록 훈련한다. 수련으로 우리의 인식이 변한다. 우리가 사는 세계는 감각이 일으키는 빛의 쇼이며, 우리는 더이상 이 쇼로 인해 동요되지 않는다. 우리의 초점은 내면을 향한다. 추구의 여정은 발견의 결실을 맺는다. 우리가 찾고 있던 것이 이미 여기에 있음을 이해하게 된다.

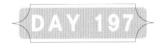

마지막 니야마는 이슈와라 프라니다나(Isvara pranidhana), 즉 신에게 내맡김이다. 우리가 다른 야마와 니야마를 수행하다 보면 내맡김이 자연스럽게 일어난다. 매트 위에서 더 높은 수준의 목적을 가지게 된다면, 그것이 우리가 대개 매트 위에서 처음 만나는 내맡김이다. 우리는 야마와 니야마가 무엇인지 전혀 모를 수도 있지만, 매트 위에서 시간을 보내면 우리의 관점이 바뀐다는 것을 알게 된다. 우리의 요가 수련이 새로운 우선순위들을 낳을 때, 우리가 직장 동료들이나 가족, 친구들과 함께 나누는 많은 걱정거리가 저절로 사라져 버린다. 우리는 경계선을 넘었고 지금은 새로운 땅에서 살고 있다는 것을, 하지만 그곳에는 우리를 환영해 줄 사람이 없다는 것을 발견한다. 친구들이나 반려자들이 이런 말을 들으면 웃으면서 한때의 망상일 것으로 생각할 것이다. 우리는 낯선 땅의 이방인이다. 하지만 그런 낯선 느낌은 머지않아 지나간다. 우리는 새로운 토양에 뿌리를 내리고, 시간이 지나면서 새로운 생명이 우리 주변에서 자랄 것이다. 결국 헤리엇 터브먼은 300명의 노예를 인도하여 탈출시켰고, 자신의 남은 60 평생을 노예 해방을 도우며 살았다. 그렇게 해서 그녀는 우리가 있게 된 이 새로운 땅에서 어떻게 나아가야 하는지, 그리고 신에게 내맡긴다는 것이 어떤 것인지를 보여 준다.

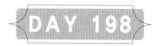

신은 우리 자신을 알려고 하는 최고의 본능이다.
디팩 초프라

신에게 내맡기는 것은 우리가 태어난 세계에 주어진 가능성에 내맡기는 것이다. 우리는 두뇌의 잠재력을 아주 조금만 사용한다고 한다. 아사나 수련에서도 신체의 잠재력을 아주 조금만 사용한다는 것을 알게 된다. 인간이라는 종(種)으로서 우리는 신이 우리에게 준 몸과 마음에 온전히 존재하지 않으려고 강하게 저항한다. 이슈와라 프라니다나는 이 저항을 포기하겠다는 결정이다.

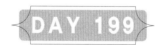

자아를 중심으로 보고, 자아가 다른 모든 사람, 모든 것과 분리되어 있다고 본다면,
이 자아를 계속 보호하고 지키려 할 것이다.
데니스 겐포 머젤 선사

초보 수련생은 노련한 수련생보다 쉽게 지친다. 운동 능력이 좋은 초보자 수련생에게 요가에는 무언가가 있다는 것을 깨닫게 하는 쉬운 방법은 그녀보다 스무 살 많은 수련생 뒤에서 수업을 받게 하는 것이다. 40분이 지나면 그 초보 수련생은 기진맥진하여 바닥에 주저앉을 것이고, 수월하게 수련을 이어 가는 어머니뻘 되는 여성을 지켜볼 것이다. 두 수련생의 차이는 분명하다. 한 사람은 다른 사람보다 더 오래 수련했다. 그렇지만 그것이 무엇을 뜻하는 걸까? 더 나이 많고 노련한 수련생은 무엇을 배운 것일까?

매트에 오를 때마다 우리는 점점 더 효율적이고 경제적으로 움직이는 법을 배운다. 움직여야 하는 근육은 움직이고, 움직일 필요가 없는 근육은 움직이지 않는다. 노련한 요가 수련생이 힘들이지 않고 물 흐르듯 우아하게 움직일 수 있는 것은 이 때문이다. 노련한 수련생은 갈수록 점점 더 내맡기면서 수련한다. 그녀는 자아감을 지키거나 방어하느라 에너지를 소모하지 않는다. 자신의 몸이나 신체 능력에 맞서 싸우지 않는다. 신뢰하고 숨 쉬고 미소 지으며 한 번에 하나씩 자세로 들어간다. 그녀는 놓아 버리고서 삶의 흐름 속에 들어가는 법을 배웠다. 자신이 모든 것과 하나임을 이해했기에 그녀의 수련은 내맡김의 실천이 되었다.

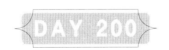

깨지지 않은 약속은 없었고, 하지 않은 가슴 아픈 말도 없었다네.
보니 레잇

요가 수업을 지도하면서 나는 우리에게 가장 불리한 점이 가장 큰 힘이 된다고 거듭 말한다. 나는 어디에서 이것을 배웠던가? 한 수련생이 내 친구에게 "롤프는 어떻게 그런 것을 알게 되었죠? 그는 태어나면서부터 지혜로웠던 걸까요?"라고 물었다고 한다.

자신이 가지지 못한 것을 줄 수는 없다. 나는 두 번째 기회 얻기, 새로운 삶 얻기 일에 몸담고 있다. 나는 교사일 뿐 아니라 그 클럽의 회원이다. 처음 나를 도와준 사람이 말했다. 나는 다시 태어나겠지만, 이번에 태어날 때는 눈을 크게 뜨고 깨어 있을 것이며, 괴롭고 기쁘고 근사한 매 순간을 똑똑히 지켜볼 것이라고……. 사실이었다. 그러나 나는 먼저 내맡겨야 했고, 내맡기려면 먼저 깊고 철저하게 겸손해져야만 했다. 이는 힘든 일이다. 많은 사람이 내맡김으로 가는 도중에 죽는다. 나의 누나는 싸움을 그만둘 준비가 되기 훨씬 전에 죽었다. 문제는 사람들이 내맡김을 좋지 않은 것으로 본다는 점이다. 대개는 그 대안이 훨씬 더 나쁘다는 사실에도 불구하고……. 최근 알코올 중독에서 벗어난 친구에게 들은 얘기인데, 술을 마시지 않는 성탄절 파티는 지겨울 것이라고 말하는 동생에게 그는 이렇게 말했다고 한다. "아니, 술을 마시지 않는 성탄절 파티는 지겹지 않아. 파티 후 낯선 방에서 깨어났는데, 옆에는 모르는 사람이 누워 있고 바닥은 토사물로 뒤덮여 있는 게 지겨운 일이지."

'내맡김'은 놓아 버림의 다른 말이다. 물러나기 위해서, 멈추기 위해서, 이제 '충분하다'고 말하기 위해서, 힘들고 지친 상태가 넌더리 난다고 말하기 위해서, 정말 모른다고 말하기 위해서 놓아 버린다. 나는 무엇이 내게 최선인지를 모른다고 고백했고, 그러면서 발견했다. 나의 인간적인 것들을 기꺼이 인정하기 전까지 내 삶은 시작되지 않았다. 나는 위험을 무릅썼다. 죽음에 대한 두려움으로 인해 여러분에 대한 두려움을 극복할 수 있었고, 도움을 요청했다. 여러분은 나를 위해 줄곧 거기에 있었다. 그래서 일주일에 15~20개의 요가 수업을 지도하는 일이 내게는 지겨운 일이 아니다. 가르치는 일은 내가 여러분에게 고맙다고 말하는 좋은 방법이다. 나는 내 삶을 구해 준 보통 사람들에게 진 빚을 결코 갚을 수 없을 것이다. 그리고 그것은 내게 정말 좋은 일이다. 왜냐하면 나의 빚을 갚은 그날, 나는 아마도 이 삶을 마칠 것이기 때문이다. 그날이 올 때까지 나는 계속 고맙다고 말할 것이다.

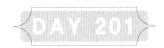

당신이 무엇을 하든지, 설령 길을 건너는 사람을 돕는다 해도, 그것은 예수님께
하는 것이다. 물 한 컵을 누구에게 준다 해도, 당신은 그것을 예수님께 하는 것이다.
이렇게 단순하고 작은 가르침이지만, 그것은 더욱더 중요하다.
마더 테레사

아사나 수련은 서로 연결되어 있음을 배우게 한다. 엄지발가락의 자세를 조금만 바꿔
도 어떤 요가 자세의 경험이 극적으로 바뀐다는 것을 우리는 알게 된다. 우리는 몸의
모든 세포에 숨을 불어넣고, 시선은 한 점에 두며, 모든 면을 알아차리는 수련을 한다.
점점 더 몸을 알아차릴 때 우리의 요가 자세는 비폭력을 구현하고, 믿음과 연민과 정직
을 표현하게 된다. 이렇게 되려면 우리가 몸에서 분리되기 위해 선택했던 수많은 방법
을 직면하고 체계적으로 해체해야 한다. 사랑을 주지 않은 곳에도 사랑을 주는 법을 배
워야 한다. 그러나 이런 배움이 나머지 관계들로 이어지지 못한다면, 오래가는 가치가
있는 것들을 얻지 못할 것이다. 공평하게 사랑을 주라는 아사나의 핵심 가르침을 이해
하지 못할 것이다. "이렇게 단순하고 작은 가르침이지만, 그것은 더욱더 중요하다."

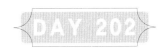

연민은 모든 존재의 고통을 덜어 주려는 소망의 중심에서 일어난다. 연민의 가장 진보한
형태인 연민의 실천은 오로지 개인적인 바람에서만 일어나는 것이 아니다.
그것은 모든 존재의 집단적인 고통으로 생긴 소망에서 일어난다.
람 다스

우리 요가원의 수련생 중 일부는 몸은 어른이지만 마음은 아직 청소년 수준을 벗어나지 못한 채로 요가를 처음 배우러 온다. 삶이라는 경기에서 승자인 그들은 우리 사회에서 성공에 유리한 외모와 기회, 재능을 받은 경우가 많다. 그들이 알아차리는 고통이란 허리의 통증이나 불편한 무릎이 고작이며, 몇 번의 요가 수업으로 그런 문제가 해결되기를 바란다. 그러나 몇 달이 지나고 몇 년이 지나면 그들의 표정에 변화가 생긴다. 그들은 내 눈을 더 잘 바라보며 덜 서두른다. 그들의 몸이 젊어지고 정신이 성숙하는 것 같다. 나는 이 수련생이 요가원에서 만난 낯선 사람을 번번이 차로 태워 주고, 저 수련생은 실업 상태인 동료 수련생에게 꼭 필요한 직업 관련 조언을 해 준다는 것을 알게 된다. 그들은 자진해서 그렇게 한다. 수련생들은 내게 자신의 삶을 변화시키고 있는 책에 대해 들려주고, 더 의미 있는 일을 하고 싶다는 바람을 얘기한다. 이러한 염원들은 결국 실현되고 소원이 이루어진다. 그들은 직장을 떠나거나, 직장을 계속 다니면서 내면이 변화된다. 어떤 사람들은 갇혀 있던 인간관계를 떠나고, 다른 사람들은 마침내 결혼식을 올린다. 얼마 후 나는 이 사람들을 알게 된 것을 영광으로 생각한다. 그들은 내가 삶에서 체현하고 싶은 덕목들의 모델이다. 겉으로 보이는 모습은 다르지만 내면의 변화는 같다. 이 남성들과 여성들은 자신의 인간적인 모습을 받아들이고 있으며, 그리하여 모든 존재의 고통을 덜어 주고 있다.

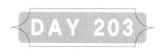

세상을 잘 다스리려면 먼저 나라를 잘 다스려야 하고,
나라를 잘 다스리려면 먼저 집안을 잘 다스려야 하고, 집안을 잘 다스리려면
먼저 자신의 삶을 잘 돌봐야 하고 마음을 바르게 해야 한다.
공자

시간이 지나면서 나는 아사나 수련을 일종의 고고학 발굴로 보게 되었다. 세월이 지나면서 내게 고통을 일으킨 습관적 생각의 층들을 차례차례 발굴해 간다. 그런 생각들은 대부분 임상적인 기준으로는 병적인 것으로 간주되지 않을 것이다. 그것은 나의 문화, 계층, 성별, 시간, 공간에서 비롯한 전형적인 생각일 뿐이고, 나는 그 모든 것을 내면화해 왔다. 한편으로 나는 뻣뻣함, 근골격계의 불균형, 흉터, 트라우마를 벗겨 내면서 육체적인 자아를 서서히 회복해 왔고, 다른 한편으로는 여러 생에 걸쳐 쌓인 기억들을 마주치고 있다. 이 경험은 할머니의 다락방을 깨끗이 치우다가 트렁크와 상자에서 우리 가족의 행동 양식을 이해하는 단서를 발견하는 것과 비슷하다. 이렇게 상자 안에 든 것을 꺼내는 과정은 여러 면이 있지만, 나에게 그러한 면의 일부는 나 자신의 영적 무지를 직면하는 것이었다. 매트 위에서 오랜 시간을 보내면서 알게 된 사실은, 먼저 세상의 그릇된 생각이 나를 규정하도록 내버려 둠으로써 내가 깊이 고통받았다는 것이고, 다음에는 더 잘 아는 나의 일부분이 항상 있었다는 것이다. 나는 그 일부분을 온전한 정신이라고 생각한다. 요가 수련은 더 잘 아는 우리의 그 부분을 드러냄으로써 우리의 가슴을 바로잡는다.

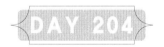

질문: 참된 자기를 깨닫는 데 장애가 되는 것은 무엇입니까?
라마나 마하리쉬: 마음의 습관입니다.
《라마나 마하리쉬와의 대담》 중에서

우리의 요가 매트는 거울이다. 우리의 삶에서 고통을 일으키는 마음의 습관들은 매트 위에서도 나타난다. 우리의 고통은 세상의 본성보다는 세상에 대한 우리의 습관적 생각 때문에 일어나지만, 그렇다는 것을 알기까지는 꽤 오랜 시간이 걸린다. 세상을 좀 더 마음에 들게 바꿀 수 있다면 모든 것이 좋을 것이라는 믿음, 우리가 소중하게 간직해 온 이 믿음을 놓아 버리는 데는 긴 과정이 필요하다. 결국 우리는 외부를 바꾸고 싶다면 내면을 변화시켜야 한다는 결론에 도달한다. 우리의 '내면'은 우리의 생각이다. 더 중요한 것은, 그것들이 우리의 습관적인 생각, 즉 우리가 거듭거듭 생각하는 것들—만성적 두려움, 편견, 욕망 등—이라는 사실이다. 요가는 이렇게 문제를 악화시키는 마음의 습관들을 만들어 내지 않았지만, 고대의 스승들은 그 습관들을 내려놓는 데 도움이 되는 것들을 열거하였는데, 내가 앞에서 소개한 다섯 가지 클레샤(klesha) 즉 번뇌가 그 것이다. 무지, 자만, 욕망, 혐오, 죽음에 대한 두려움이라는 다섯 가지 클레샤는 우리가 그 문제들을 이해하게 해 준다. 아사나는 그 문제들이 작용하는 것을 보고 요가의 원리들을 적용하여 극복할 기회를 준다. 먼저, 매트 위에서 그 모든 것에 대한 자신의 습관적인 반응들을 알아차리는 습관을 길러 보라.

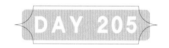

붓다는 고통과 악이 일어나는 원인은
삶이 작동하는 방식에 대한 오해 때문이라는 것을 알았다.
디팩 초프라

모든 번뇌가 일어나는 뿌리인 첫째 번뇌는 삶이 작동하는 방식에 대한 잘못된 견해다. 우리는 자신이 누구인지 알지 못하며, 그래서 올바르지 못한 길을 선택한다. 요가에 따르면, 우리가 저지르는 실수는 자신을 외적인 것과 동일시한다는 것이다.

　거시적으로는 나라끼리 과거의 잘못을 두고 씨름할 때 이런 실수를 볼 수 있다. 예를 들어, 오늘날 프랑스 사회의 여러 분파는 제2차 세계대전 동안 삼십만 명이 넘는 프랑스 유대인의 죽음에 책임이 있는 비시 정권의 과오에 관해 합의를 하지 못한다. 자신을 프랑스라는 거짓 이미지와 동일시하는 그들은 "우리는 끔찍한 잘못을 저질렀습니다. 정말 죄송합니다."라고 말하지 못한다. 그러면 그들이 간직해 온 프랑스의 이미지가 뒤집힐 것이고, 그들 자신에 대한 이해도 영원히 바뀔 것이기 때문이다. 그래서 지난 반세기 동안 프랑스에서는, 세계대전 기간에 자신들이 유대인 시민들에게 폭력을 가한 진실을 부인하고 억누르려는 노력이 있었다.

개인적 수준에서는 우리는 자기 행동의 결과를 자신과 동일시하는 상태로 매트에 온다. 그래서 '이기면' 즐겁고 '지면' 불쾌하다. 우리는 좌우에 있는 수련생과 경쟁하면서, 이긴 날에는 한껏 의기양양해하고 진 날에는 치욕에 짓밟힌다.

현실을 통제하려는 이 모든 노력의 공허함은 자신이 누구인지를 모르는 무지에 기인한다. 아담과 이브는 자신이 신과 분리되었다고 믿을 때 타락했다. 우리가 모든 것과 하나임을 믿지 않게 되었을 때 환경오염, 전쟁, 탐욕, 증오가 시작되었다. 당신은 자신의 손가락이나 오금줄이나 이 책이 아니다. 당신은 이 책을 이해하고 있는 '그것'이고 만물에 편재하는 '그것'이다. 그것은 신이고, 당신은 신이며, 당신은 모든 존재와 신을 공유한다. 매트 위에 있는 우리의 시간은 분리되어 있다는 견해에서 연결되어 있다는 견해로 가는 긴 여행이다. 매트 위에서 하는 경험, 반응, 두려움, 욕망은 자신이 누구인지, 누가 아닌지를 알아차릴 기회다.

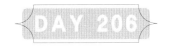

DAY 206

가슴이 올바를 때는 좋아함과 싫어함을 잊는다.
토머스 머튼

영적 무지의 상태는 두려움이다. 자신의 본성을 모르는 어둠 속에 있을 때는 두려워하게 된다. 그래서 우리는 자신이 외부의 공격을 감내할 수 없을 만큼 나약하다고 상상하며, 자신을 보호하려 애쓰면서 살아간다. 그리고 세상을 덜 두려워 보이는 것들과 더 두려워 보이는 것들로 나눈다. 매트 위에서 우리는 이런 두려움을 어렴풋이 느끼며, 그 때문에 우리가 느끼는 평화는 순간적일 뿐 길게 이어지지 못한다. 사바아사나(송장 자세)를 시작할 때는 등을 대고 바닥에 누워 있는데, 이 자세로 있으면 편안함을 느낀다. 요가 교사는 편안히 쉬는 자리로 인도한다. 수련의 에너지가 주위에서 소용돌이치고 몸은 기분 좋게 풀어지며 나른함을 느낀다. 삶은 좋다. 그러다가 두려움이 다시 고개를 내민다. "어머니한테 전화해야 해." "멋진 수련이었어. 드디어 해내기 시작했어." "이번 수련은 좋지 않았어. 퇴보하고 있는 것 같아. 난 영원히 뚱뚱할 거야." 운이 좋으면 마음을 가라앉히고 다시 사바아사나의 평화에 잠길 것이다. 하지만 두려움은 자주 내달리며, 우리는 가만히 누워 있는 채로 과거의 같은 문제로 돌아가고, 과거의 같은 두려움을 되풀이할 것이다.

이것은 아스미타(asmita), 즉 과도한 자아의식 또는 자기 본위의 두려움이다. 아사나는 몸과 정신에 균형을 회복하고, 시간이 지나면서 아스미타도 해소해 간다. 많은 요가 자세는 두려워하지 않기를 요구한다. 다른 요가 자세들은 놓아 버리라고, 다시 말해 우리의 다른 면들이 강해지고 확장되는 동안, 우리 자신의 일부를 내려놓으라고 요구한다. 또 다른 자세들은 우리가 자기 자신에게 돌아가도록 감싸 준다. 우리는 다시 또다시 자기 자신을 경험한다. 나무로, 물고기로, 까마귀로, 개로, 어린아이로, 두루미로⋯⋯. 분리되어 있지 않으며 모든 창조물과 하나인 존재로⋯⋯. 물이 바위를 서서히 닳게 하듯이 아사나는 자신을 분리된 자아로 믿는 의식이 서서히 닳아 없어지게 한다. 가슴은 안정되고, 좋아함과 싫어함은 동이 틀 때 서서히 사라지는 어둠처럼 자취를 감춘다.

이제는 조금 두렵거나 불쾌한 상황에 있을 때면 그렇다는 것을 인정할 수 있다. "이 일이
일어나면 어쩌지? 저 일이 일어나면 어쩌지?"와 같은, 예전에 집착하던 모든 케케묵은
생각에 집착할 필요가 없다. 내가 이렇게 된 것은 긴장되고 굳어 있는 층들을 풀어 준
요가의 방법 덕분이라고 생각한다. 내 몸은 전에는 어깨가 안으로 굽고 머리는 아래로
숙이고 있었지만, 이제는 가슴을 펴고 있고 주위를 더 잘 볼 수 있다. 내 가슴은
이제 더 열려 있다고 느낀다. 내가 걷고 있는 땅과 더 잘 연결되어 있다고 느낀다.

길 C., 요가 수련생

요가 수련생인 길은 아스미타(에고이즘)를 조금씩 없애 주는 아사나 체험을 묘사하고
있다. 수년간 수련을 하면서 그는 분리되어 있다는 자아감이 줄어들었고 자기 자신으
로 더 현존하게 되었다. 그의 가슴은 열려 있다. 그는 자신이 걷고 있는 땅과 연결된다.
일전에 나는 영화를 보았는데, 주인공이 예배당에 있는 어느 작품 위에 덧칠된 물감을
조금씩 벗겨 내며 중세 걸작품의 진면목을 서서히 드러내고 있었다. 영화가 전개되면
서 우리는 주인공의 끈질긴 노력으로 걸작품이 점차 드러나는 것을 본다. 아사나 수련
은 이와 같다. 오직 요가에서만 우리는 걸작품이자, 감추어진 미술 작품을 드러내기 위
해 공들여 일하는 꼼꼼한 예술가다.

최선을 다하는 까닭은 보상을 기대하기 때문이 아니라 그 일을 사랑하기 때문이다.
대다수 사람은 정확히 반대로 행동한다. 보상을 기대할 때만 행동하고,

그 행동을 즐기지 않는 것이다. 그들이 최선을 다하지 않는 것은 이 때문이다.

돈 미겔 루이스

셋째 번뇌는 욕망이다. 무서운 세상에서 두려워하는 우리는 어떤 일은 일어나기를 간절히 바라고, 다른 일은 일어나지 않기를 간절히 바란다. 우리는 공중곡예사처럼 삶을 경험한다. 링 대신에 하나의 강한 집착에서 다음 집착으로 옮겨 간다는 점이 다를 뿐이다. 우리는 결과를 얻기 위해 아사나 수련을 시작한다. 스트레칭이 허리에 좋다거나 스트레스를 줄여 준다는 말을 듣고서, 자신에게 부족하다고 느끼는 것을 조금 얻기 위해 요가를 하러 간다. 이 소비자의 자세는 우리를 요가 매트로 처음 데려온다는 목적에는 유용하지만, 매트 위에 오래 머물 거라면 이런 태도는 버려야 한다. 아사나를 수련하는 첫해에는 놀라운 결과가 나올 때가 많기 때문에 더 그렇다. 몇 년간 시달린 통증이 사라지고, 질병이 치유되고, 자신의 몸을 바라보는 좋지 않은 시각이 서서히 없어지며, 완전히 새로운 세계가 우리 앞에 펼쳐진다. 그 이상을 바라지 않는 게 좋은 이유는 무엇일까? 그 이상을 바라다 보면 자신이 발견한 참된 아름다움을 보지 못하게 되기 때문이다.

아사나 수련은 지금 이 순간에 푹 잠기는 것이다. 매트 위에서 하는 수련은 지금 이 순간에 온전히 전념하라고 가르친다. 우리는 온 마음으로 그 순간에 행동한다. 왜냐하면 그것이 있는 전부라는 것을 배우고 있기 때문이다. 이룰 가치가 있는 유일한 성과는 지금 여기에 존재하는 것임을 우리는 알아 가고 있다. 다른 모든 긍정적 결과는 지금 이 순간을 알아차리는 것의 부산물이다. 결과에 집착하는 것, 이를테면 더 탄탄한 엉덩이를 만들거나 삼각 자세를 더 잘하는 것은 마차를 말 앞에 두는 셈이고 핵심을 벗어나는 일이다. 결국 우리는 이러한 노력이 부질없음을 알게 될 것이다. 결과에 집착하다 보면 언젠가는 매트를 선반 위에 얹어 놓을 것이고, 어떤 결과에 도달하기를 기대하며 사용했다가 방치된 모든 도구가 놓인 선반 위에서 매트도 먼지에 덮여 갈 것이다. 다른 길, 즉 삶을 사랑하는 마음으로 최선을 다하는 것이 오래오래 만족감을 주는 아사나 수련으로 이어지는 길이다.

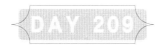

우리의 할 일은 내면의 본성을 깨닫는 것이고, 현실을 있는 그대로 받아들이며
대처하는 것이다. 그러지 않으면 어려움을 겪게 된다.
벤저민 호프

욕망은 현실이 있는 그대로와 다르기를 바라는 것이다. 무엇이 문제인가? 발전을 숭배하는 문화에서 현실을 있는 그대로 받아들이며 대처한다는 것은 숙명론처럼 절망적으로 들린다. 마틴 루터 킹 목사는 현실을 있는 그대로 받아들이며 대처했던가? 헬렌 켈러는 현실을 있는 그대로 받아들이며 대처했던가? 그렇다. 그들은 실제로 그랬다. 현실을 살면서 위대한 업적을 이루는 사람들은 무엇이 가능한지를 보여 주고, 지금 있는 현실이 어떤지를 보여 준다. 현실을 있는 그대로 받아들이며 대처하는 것은 숙명론과 상관이 없다. 숙명론은 우리가 현재를 떠날 때, 상상을 위해 현실을 저버릴 때 시작된다. 우리의 모든 꿈은 현실 안에 그 씨앗이 있다. 우리에게 어려운 요가 자세를 받아들이고 그 자세와 연결될 때, 우리는 숙련에 이르는 이해를 얻게 된다. 그것이 현실을 있는 그대로 받아들이며 대처하는 것이다.

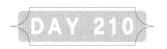

모든 종교의 신봉자들은 자신은 선하고, 자신과 같지 않은 다른 사람들은
죄인들이며 악하다고 여길 수 있다. 이런 믿음은 해로운 수치심에 시달리는
사람들의 영혼을 우쭐하게 해 줄 수 있다.

존 브래드쇼

앞면이 있는 것은 반드시 뒷면이 있다. 욕망과 혐오는 동전의 양면이다. 둘 다 우리의
마음을 깊이 움직이고, 자신을 잊게 하며, 나중에는 자신이 하는지도 모르는 행동을 하
도록 이끌 수 있다. 나는 능동적 중독자였고, 술이나 다른 약물이 주는 안도감을 얻으
려는 나의 욕망으로 인해 스스로 알아볼 수도 없는 사람으로 10년을 살았다. 그때 찍
은 사진들에는 중독 이전의 나, 지금의 나와는 근본적으로 다른 사람이 담겨 있다. 혐
오도 그만큼 중독성이 강하다. 20세기의 충격적인 잔혹사들과 21세기의 끔찍한 테러
행위는 모두 혐오 때문에 일어났다. 요가 매트라는 소우주에서 혐오는 더 미묘한 역할
을 하지만, 그래도 여전히 우리를 취하게 한다. 시선을 맞추지 않고 산만하게 행동하는
교사로, 어떤 요가 자세를 시도하지 않음으로, 다른 종류의 요가를 묘사할 때 완전히
숨기지는 못하는 업신여김으로……

우리는 원망과 혐오의 파도에 휩쓸리며 인생을 보낸다. 원망과 혐오는 표면 바로 밑
에 있어서, 어떤 사람이 무심코 자신의 매트를 우리의 매트에 너무 가까이 놓기만 해도
이런 감정이 폭발할 수 있다. 그럴 때 우리는 얼마나 화가 나는지, 이 화를 얼마나 통
제할 수 없는지를 인정하고 싶어 하지 않으며, 그래서 그 화를 어찌하지 못한다. 자신
이 누구인지를 근본적으로 새롭게 정의하지 않는 한, 이 불행한 상태는 언제까지나 지
속된다. 호흡과 요가 자세는 우리가 누구인지를 체계적으로 재정의하게 해 준다. 호흡

은 마음을 고요하게 하고 내면으로 향하게 하여, 욕망과 혐오에 매인 끈을 잘라 낸다. 요가 자세들은 자기 자신에 대한 우리의 낡은 정의를 해체한다. 우리는 새로운 발로 걷고, 새로운 눈으로 보며, 안에서 바깥의 삶을 경험한다. 혐오가 일어날 때 알아차리되, 통제할 수 없는 것을 통제하려 애쓰지 마라. 문제를 놓아 버리고, 온 마음으로 해결책을 껴안아라.

DAY 211

> 공격적인 생각이나 적대적인 생각은 화라고 불리는 에너지가 몸에 쌓이게 할 것이다.
> …… 당신의 생각, 좋아함과 싫어함, 판단과 해석을 자신과 더 많이 동일시할수록,
> 다시 말해 당신이 '지켜보는 의식'으로서 덜 현존할수록 감정의 에너지는
> 더 강하게 충전될 것이다. 알아차리든 알아차리지 못하든.
>
> 에크하르트 톨레

내가 배운 용기의 첫 번째 형태는 신체적 용기였다. 비행 중인 군용기에서 뛰어내리기 전에 나는 몸의 안전을 염려하는 생각에서 벗어나는 법을 배웠다. 명료하게 보는 능력도 계속 길러서 사실 첫 점프만 기억에 남을 정도였다. 그 뒤로는 점프가 대수롭지 않았고 감정 에너지가 거의 소모되지 않았다. 그런데 요가 수련은 내게 완전히 다른 종류의 용기를 대면하게 했다. 옳은 일을 했다는 이유로 미움받는 것, 내가 바라는 대로 되지 않는 것, 다른 사람들이 나를 무능하게 보는 것 등등 많은 상황이 과거와 달리 덜 중요해 보인다. 나의 연약한 자아가 부정적인 평가와 비난에 무너지던 상황에 처해도, 이제는 사람들이 나를 어떻게 생각할지 걱정하느라 쓰는 감정 에너지가 점점 줄어들고 있다.

아사나는 감정의 반응을 유발하는 수많은 상황을 가져온다. 예를 들어, 다음과 같은 감정 반응을 자신과 동일시하지 않을 요가 수련생이 있을까? "이 바보 같은 요가 선생님이 우리를 이 자세로 너무 오래 머물게 할 것 같은데, 자세에서 나올 때쯤에는 내 약한 모습을 다른 수련생들에게 보일 것 같아서 걱정돼. 제발 이 자세를 얼른 끝내면 좋겠어." 하지만 수련이 성숙해짐에 따라 강한 감정 반응은 마음을 어지럽히고 몸을 지치게 할 뿐임을 깨닫기 시작한다. 명료한 통찰을 통해 우리는 이러한 반응들의 원인을 이해하게 되고, 그런 원인을 놓아 버리는 법을 배우게 된다. 자만심, 두려움, 욕망이 서서히 사라진다.

DAY 212

명성에 대한 사랑, 권력에 대한 사랑은 사람들을 자극하여 최선의 노력을 다하게 한다.
하지만 그것들을 붙잡아 손에 쥐고 나면 나중에는 싫증이 나게 된다.
신이 (우리가 욕망하는) 모든 대상을 가지고 우리를 조롱하는 것일까? 아니다. 대상은
참된 자기의 힘을 이끌어 내기 위한 것이며, 인간의 잠재력을 계발하기 위한 것이다.
애니 베전트

요가를 시작할 때 우리는 수련을 잘해서 좋은 결실을 거두고 싶어 한다. 그리고 초기에는 요가 수업 중에 균형 잡는 동작을 하다가 넘어지면 바보처럼 보일 것이라며 걱정한다. 욕망과 혐오는 열심히 수련하도록 자극한다. 그러다가 어느 시점이 되면 욕망도 혐오도 없이 그저 수련할 뿐이다.

에너지와 창조성의 무한한 원천을 알지 못할 때 삶의 불행이 생겨난다.
참된 앎으로 신에게 다가가면 죽음에 대한 두려움이 치유되고,
영혼의 존재를 알아차리며, 삶에 궁극의 의미가 주어진다.
디팩 초프라

디팩 초프라는 마지막 클레샤(번뇌)인 아비니베샤(abhinivesa), 즉 죽음에 대한 두려움을 포함하여 클레샤의 정수를 담아낸다. 요가 자세를 수련하여 죽음에 대한 두려움을 줄일 수 있다는 사실이 처음에는 믿기지 않을 것이다. 그런데 죽음에 대한 두려움은 정확히 무엇일까? 오늘 아침에 우리 개가 말벌이 사는 벌집을 건드렸고, 기어이 복수하고야 마는 말벌들의 공격을 피해 개와 아내와 나는 전속력으로 도망쳤다. 그것이 죽음에 대한 두려움일까? 나는 두려움이 우리에게 너무 깊이 스며 있어서 두려움인 줄 잘 알아보지도 못한다고 믿는다. 매트 위에서 두려움은 요가 자세들을 더 많이, 더 잘, 더 빨리 하려는 욕망을 부여잡고 있는 것으로 나타난다. 두려움은 우리가 가만히 있지 못함으로, 사바아사나를 어려워함으로 나타난다. 두려움은 우리가 충분히 잘하고 있지 못하다는, '거기'가 어디든 거기에 도달하지는 못할 것이라는 느낌이다. 죽음에 대한 두려움은 내게 너무나 자연스럽게 스며 있어서, 그 두려움이 잠시 없을 때만 그것을 알아차린다. 그리고 내 몸과 요가 자세를 불완전한 채로 놓아둘 수 있을 때, 이런저런 것들을 그저 있는 그대로 놓아둘 수 있을 때 그러한 평화를 얼핏 본다. 나는 요가 수업에서 수련생들에게 헤엄치는 사람의 이야기를 들려준다. 헤엄치는 사람이 물과 싸우면 지쳐서 익사하지만, 물속에서 편안히 이완하면 떠오른다. 우리와 신의 관계도 이와 같다. 매트 위에서 우리는 뜨는 법을 배운다.

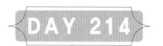

에너지와 창조성의 무한한 원천을 알지 못할 때 삶의 불행이 생겨난다.
참된 앎으로 신에게 다가가면 죽음에 대한 두려움이 치유되고,
영혼의 존재를 알아차리며, 삶에 궁극의 의미가 주어진다.
디팩 초프라

나는 이 인용구를 되뇐다. 이 글이 우리가 죽음을 두려워하는 이유에 관해, 요가 수련에서 그 두려움에 대해 무엇을 해야 하는지에 관해 많은 것을 얘기해 주기 때문이다. 우리는 신에게서 멀어졌다. 신에게 가까이 다가가면 두려워하지 않을 것이다. 매트 위에서 그렇게 하려면 어떻게 해야 할까? 자신이 이미 하는 것을 함으로 시작하라. 당신은 확고부동하며 이완되어 있는데, 이는 당신이 긴장을 알아차리고 있음을 나타낸다. 당신은 물리치료사들이 '움츠린 패턴'이라고 부르는 습관적인 방어적 긴장에 익숙해진다. 날이 갈수록, 자세를 유지하는 동안 더 깊고 더 미묘한 긴장의 층들을 발견하고 놓아 보내는 데 점점 더 능숙해진다. 당신은 믿음을 배우고 있다. 신뢰는 아비니베샤(죽음에 대한 두려움)의 반대편이다. 아사나 수련이 신뢰를 탐험하는 기회가 되게 하라.

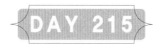

마음은 가만히 있지 못하고 불안정하고 동요하고 거칠고 완고합니다.
진실로 제게는 마음을 제어하기란 바람을 제어하는 것만큼이나 어려워 보입니다.
바가바드 기타

숲길을 걷거나 늦은 오후에 아사나를 수련하면 마음이 고요해질 수 있다. 우리는 호흡과 하나 되고, 그 순간과 하나 되고, 모든 것과 하나 된다. 거기에는 평화와 기쁨, 하나임이 있다. 그 뒤 우리의 마음은 다시 돌아가 다른 세계로 들어간다. 직장에서 일어난 부당한 일을 해결해야 하고, 우리의 두려움과 욕망을 다시 한 번 탐구해야 하며, 갑자기 분리감이라는 익숙한 고통을 느낀다. 숲속 산책이나 수련의 아름다움은 까맣게 잊어버린다.

수련은 우리를 그 순간으로 다시 데려올 수 있다. 다시 한 번 우리는 아름다운 숲속길 위에 있고, 다시 한 번 가능성이 실현된 매트 위에 있다. 우리는 이 두 세계를 오가며 여행한다. 클레샤(번뇌)는 거짓된 세계의 괴로움이다. 수련은 실제 세계에서 살도록 우리를 훈련시킨다.

마음은 바람만큼이나 제어하기 어렵다. 만일 우리가 마음을 능가하려 하거나 이해하려 한다면 영원히 자기 꼬리를 쫓는 개와 같을 것이다. 숲길을 걷거나 늦은 오후 수련을 하고 있을 때 마음이 떠돌면, 부드럽게 마음을 다시 데려오라. 그게 전부다. 다른 세계, 클레샤(번뇌)의 세계, 우리가 현실에 맞서 끊임없는 전쟁을 벌이는 세계는 실재가 아니다. 우리는 그것을 알아차리고 실재로 돌아온다. 거기에는 제어해야 할 것이 아무것도 없다. 거기에는 아무것도 없기 때문이다.

DAY 216

어린아이들이 모든 것을 얼마나 열심히 배우려 하는지 눈여겨본 적 있는가? 그렇게 배우는
동안 아이들은 어떻게 계속해서 움직일까? 이젤 앞에서 그림을 그리든, 케이크 반죽을
휘젓든, 블록을 쌓든, 아이들은 온몸으로 그렇게 한다. 배움은 이렇게 움직일 때 생긴다.
모린 머독

요가 자세는 온몸으로 하는 경험이다. 수련이 깊어질수록 이러한 앎도 깊어진다. 얼굴과 목의 근육은 편안히 이완되어 있는가? 입술은 어떤 상태인가? 발가락으로는 무엇을 하고 있는가? 요가 자세를 유지하는 방식에 폭력성이 있는가? 두려움이 있는가? 욕망이 있는가? 탐욕이 있는가? 호흡이 모든 신체 부위로 자유롭게 흐르는가, 아니면 불필요한 긴장으로 막혀 있는가? 수축이나 이완으로 요가 자세를 깊어지게 하는가? 질문은 계속 늘어난다. 질문은 어린아이들과 같다. 그것은 의식의 움직임이며 행동하는 지혜다.

DAY 217

앞에서 말했듯이 목표와 계획은 중요하다. 하지만 그것들은 지각할 수 있는 영역을 벗어난 과거와 미래에 있다. 지금 이 순간에는 숙련의 길인 수련만이 존재한다.

조지 레너드

대다수 사람처럼 나도 목표가 있을 때 더 열심히 하게 된다. 이 글을 쓰는 지금 나는 이 책에 실을 사진을 촬영하려 준비 중이고, 새 요가원을 열 준비도 하고 있다. 두 가지 일이 다 내게는 수련이 깊어지게 하는 기회다. 그리고 나는 예전에 큰 시합을 준비할 때처럼 흥분된다. (물론 실제로 큰 시합을 앞두고 있는 것은 아니지만, 오래된 습관은 쉽게 사라지지 않는다.) 뭔가를 준비하고 있다고 느낄 때면 더 열심히, 더 자주 일한다. 수련 일정을 짜고 주간 계획을 세운다. 그 뒤에는 쇼 타임이다. 나의 모든 계획과 목표, 희망과 꿈이 두세 시간 안에 결판난다. 나는 힘든 일에 대한 저항을 극복할 수 있을까? 그 모든 것이 하나로 어우러지는 자리, 정확히 내가 해야 할 일을 흔쾌히 하는 자리에 도달할 수 있을까? 매 수련은 우리가 올라야 할 산이다. 매 수련은 우리가 다시 '지금'을 중시하게 한다. 우리의 성취는 단지 지금 이 순간의 가능성을 실현할 능력의 부산물일 뿐이다. 이것이 바로 여기서 우리가 배워야 할 점이다. 그것이 정수다.

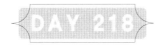

눈과 귀가 열려 있다면, 주위에 열려 있는 기회의 창문들을 볼 것이다.
셰리 카터 스콧

아사나 수련으로 눈이 열리고, 귀가 열리고, 마음이 열리고 가슴이 열린다. 몇 개월이 몇 년으로 늘어날 때 우리는 수련이 약속된 곳에 이르게 하는, 오래 펼쳐지고 열리는 과정임을 깨닫는다. 우리는 편안하고 이완되며 견고하게 서는 법을 배우고, 문제들은 아주 좋은 기회가 된다.

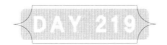

노력하는 참된 요가 수행자는 자기 안에 있는 그분을 본다.
바가바드 기타

아사나에 성공하려면 체력이 필요하다. 나는 아주 열심히 수련하지 않을 때면 이를 잊어버리고, 열심히 할 때는 기억한다. 만일 내가 충분히 오래 열심히 수련하면, 대개 두어 달 동안 꾸준히 그렇게 하면, 마법 같은 일이 일어난다. 시도하는 자세들마다 초반의 어려움을 넘어선다. 고통이 잦아들고, 마음의 수련이 효과를 나타내기 시작한다. 나는 편안히 이완하고 호흡하며 아사나와 마음, 몸, 호흡의 춤으로 들어가도록 나 자신을 초대한다. 신뢰하고 미소 짓고 즐기고 감사함을 느끼도록, 지금 이 순간, 이 기회, 이 자세와 사랑에 빠지도록 나 자신에게 권유한다. 이렇게 하려면 체력과 지구력, 마음의 훈련이 필요하다. 이렇게 체력을 기르고 단련하면, 각 자세에서 잠시 멈출 수 있고, 내 몸의 모든 세포에서 약동하는 생명력—내 안에서 춤추는 생명력, 나를 통해 춤추는 생명력—과 연결될 수 있다.

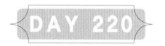

DAY 220

모든 존재의 밤에, 지혜로운 사람은 오직 참된 자기의 광휘만을 본다.
바가바드 기타

나는 아사나가 우리 시대의 어려움을 극복할 해법임을 알게 되었다. 분명 히 나는 우리 시대의 어둠, '모든 존재의 밤'을 넘어서 있지 않았고, 오히려 그 밤이 얼마나 깊은지를 절감했다. 그리고 이번 생에서 희망보다 가슴속 절망으로 더 많은 날을 보냈다. 그러나 요가는 나를 빛과 만나게 해 준다. 이 빛의 성질 중 하나는, 우리가 영혼을 가지면 모든 것을 가진 것이고 영혼을 잃으면 아무것도 갖지 못한 것이라는 앎이다. 요가는 우리가 영혼과 연결되게 해 준다. 수련은 우리에게 필요한 모든 것이 이미 자신에게 있음을 일깨워 준다. 물질세계의 말할 수 없는 슬픔과 부당함 가운데에서 우리는 영혼의 한없는 광휘를 발견한다. 우리가 자신의 영혼과 연결되면, 주위 사람들도 영혼을 상기할 수 있게 되고, 자신의 영혼과 다시 연결되는 길이 열리게 된다. 수련은 모든 존재의 밤에 환히 비추는 빛이다.

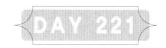

DAY 221

당신은 현존에 대해 생각할 수 없으며, 마음은 현존을 이해할 수 없다.
현존을 이해하려면 직접 현존해야 한다.
에크하르트 톨레

요즈음 나는 아사나 수련을 통해서 과거에 저장된 기억의 층들을 통과하는 경험을 하고 있다. 30분도 안 되는 사이에, 20대 초반의 기억에 깊이 연결되었다가, 더 거슬러 올라가서 중학교 시절의 감정들에, 다음에는 다시 20대 중반의 기억에 연결되기도 했다. 오랫동안 수련한 뒤 이제는 알코올 중독으로 잃어버렸던 몸에 대한 제어력을 되찾고 있다고 느낀다. 나에게 그것은 마치 빙 돌아서 제자리에 오는 것처럼 느껴진다. 이번 생애 전체와 어쩌면 더 많은 생애에 걸쳐져 있는 듯한 감정의 층들도 함께 바로잡히는 것 같다고 느낀다. 이 과정을 충분히 이해하지도 못하고 그것이 나를 어디로 데려가는지도 모르지만, 그래도 이 과정을 신뢰하는 법을 배웠다. 그 안에서 신을 느끼고 충족감을 느끼기 때문이다. 나의 수련은 내가 이해하는 곳이 아니라 가는 곳이다.

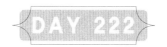

DAY 222

요가 안에서 성숙하고 모든 것을 평등하게 보는 사람,
그는 모든 존재 안에 자기가 있고, 자기 안에 모든 존재가 있음을 본다.
바가바드 기타

노동절 주말에 아내와 나는 메사추세츠 주 노스앰튼의 번화가에서 얼린 요구르트를 먹으면서 행인들을 구경하며 저녁 시간을 보냈다. 나는 20대 초반부터 이 도시를 방문했고, 내 삶의 가장 중요한 사건 중 대부분을 이 장소와 공유했다. 나의 선조들 가운데 상당수도 골짜기 건너편에 있는 애머스트에 묻혀 있다.

지난 몇 년간, 저녁 산책을 나온 사람들을 보는 나의 시각에는 나의 영적 상태가 반영되어 있었다. 오늘 저녁, 나는 그들 모두를 사랑한다. 그동안에는 그러지 못했다. 많은 사람이 그렇듯이 나도 사람들을 판단하고 평가했으며, 그 때문에 괴로웠다. 그러나 오늘밤에는 그런 판단이 일어나지 않았다. 우리는 레즈비언 커플을 지나쳤는데, 그들의 기쁨이 예기치 않게 내 가슴에 전해졌고, 마치 그들이 내 누이인 것 같았고 그들의 행복이 나를 영원히 풍요롭게 해 주는 것 같았다. 청소년들이 지나가고, 부모와 자녀들이 지나간다. 우리는 커플들, 싱글들, 패거리들, 무리들을 지나치고, 나는 그들을 사랑한다. 요가는 우리가 실재하는 것과 연결되도록 도와주며, 실재하는 것은 사랑이다.

DAY 223

모든 것 안에서 나를 보고 내 안에서 모든 것을 보는 사람,
나는 그를 잃어버리지 않을 것이며, 그도 나를 영원히 잃지 않을 것이다.
바가바드 기타

나는 요가 수업에서 말하기를, 우리가 에너지와 물질, 의식이 교차하는 지점에서 요가를 수련한다고 얘기한다. 아사나는 물질적인 것과 형이상학적인 것이 만나는 곳이다. 우리는 두 세계의 가장자리에서 호흡하고, 시간이 지나면서 그 둘이 하나임을 보게 된다. 수련은 나에게 고요한 마음으로 삶을 경험할 수 있는 능력을 주었다. 마음이 고요할 때, 나는 모든 것 안에 있는 영혼(spirit)을 볼 수 있고, 모든 것이 본래 영혼 안에 담

겨 있음을 안다. 그러나 마음이 산만할 때는 이 귀중한 앎을 잃어버린다. 그래서 에너지, 물질, 의식의 다양성을 알아차리고, 모든 것을 담고 있는 영혼의 하나임을 인식하기 위해 수련을 한다. 한없이 다양한 삶의 근원이 하나의 실재인 것을 알아차리면서 그 다양성의 한가운데를 걷는 것은 얼마나 아름다운 일인가.

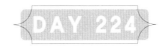

하나임에 뿌리내린 사람은 내가 모든 존재 안에 있음을 깨달으며,
그는 어디를 가든 늘 내 안에 있다.
바가바드 기타

예전에 나는 어느 위대한 성자가 온 세상이 자신의 집이라고 말한 글을 읽었다. 우리가 두려움과 분리감을 충분히 넘어설 수 있다면 어디를 가든 편안할 것이라는 이 가르침은 내 마음에 오래 남아 있다. 그것은 내게 말할 수 없이 유익한 시각이다. 그것은 우리가 편안하게 아사나를 하는 법을 배울 때 향하는 방향이기도 하다. 우리는 요가 자세에 들어가서 저항할 필요를, 어디에도 진정으로 속하지 않는다는 억측을 놓아 버린다. 편안히 이완하고, 호흡하고, 탐험하고, 편히 쉰다. 매트 밖에서는 다른 존재들, 이를테면 거미, 사랑하는 사람, 모르는 사람과 마주치며, 그럴 때 분리되었다고 느끼면서 좋지 않은 방식으로 반응할 필요를 놓아 버린다. 우리는 편안히 이완하고, 호흡하며, 관계 속에 있다는 것이 어떤 것인지를 느껴 본다. 우리는 자신이 편히 쉬도록 놓아둔다. 이런 과정은 가슴속에서 시작되어야 한다. 우리가 외로움에 시달리는 까닭은 혼자 따로 떨어져 있다고 믿기 때문이다. 이 고통을 끝내기 위해 우리는 새로운 믿음을 받아들인다. 우리는 하나임에 뿌리내린다. 우리 모두가 사랑이며, 사랑만이 존재한다는 진실에 뿌리내린다.

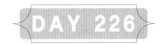

DAY 225

모든 존재를 평등하게 보며, 모든 존재의 아픔이나 기쁨을
자신의 즐거움과 아픔으로 볼 때, 그는 요가 안에서 완전해졌다.
바가바드 기타

폴라로이드 사진이 서서히 선명해지듯이, 수련의 목적은 우리에게 서서히 드러난다. 나는 대여섯 살쯤 되었을 때 이미 세상의 집단적 두려움으로 인해 제정신이 아니었던 것 같다. 자아를 고립되고 안전하지 않다고 여겼고, 그런 자아를 보호하기 위해 거짓말하고 속이고 훔쳤다. 진정한 영적 수행을 시작할 무렵, 나의 두려움에 지쳐 버렸지만 어찌해야 할지 알지 못했다. 내게 처음 전해진 메시지는 더이상 나 자신에게 상처 줄 필요가 없고 두려워할 필요도 없다는 것이었다. 그 말은 내게 이루 말할 수 없는 안도감을 주었다. 이 책에 실린, 아이 자세를 하고 있는 내 사진은 그 안도감을 말해 준다. 명상을 하고 매트 위에 서면서 육체적, 정신적, 영적 두려움이 서서히 사라졌다. 두려움이 없으면 그 자리에 무엇이 들어설까? 사랑이다.

DAY 226

참고: 니나는 요가 수련을 시작했을 때 만성 갑상샘 질환과 어깨 부상에 시달리고 있었는데, 의사는 완치될 수 없다고 말했다.

첫 요가 수업 후 두 달 안에 내 팔이 완전히 나았다. 그 무렵 나는 의사에게 말했다. 남은 평생 먹어야 한다는 진단을 받았던 갑상샘 약을 더는 먹지 않겠다고……. 우리는 석 달마다 혈액 상태를 확인하자는 데 동의했다. 첫 석 달 뒤에는 간신히 기준치 안에 있었다. 의사는 내가 다시 약을 먹어야 한다고 생각했지만, 나는 석 달만 더 지켜보자고 요청했다. 다음번 혈액 시험을 했을 때는 갑상샘 수치가 완전히 정상이라는 결과가 나왔다. 그때부터 지금까지 그 수치가 유지되고 있다. 몸 상태가 이렇게 바뀌는 경우는 몹시 드물다고 한다. 의사는 놀라워했지만 그런 결과가 요가 덕분이라고는 생각하지 않았다. 하지만 내 삶에서 요가 말고는 아무것도 바뀐 것이 없었다. 요가가 아니라면 무엇 때문이겠는가.

니나, 요가 수련생

니나의 이야기는 특히 더 극적이지만, 우리에게도 비슷한 이야기가 있기에 그런 경험이 훨씬 더 친숙하게 느껴진다. 아사나를 수련할 때는 정확히 어떤 일이 일어나는 것일까? 현대 의학은 왜 이처럼 놀라운 회복을 설명하지 못하는 것일까? 가장 간단한 대답은 프라나(prana) 즉 생명 에너지와 관계가 있다는 것이다. 아사나는 막혀 있던 생명 에너지를 뚫어 준다.

니나의 이야기는 개인의 생명력이 효력을 발휘한 놀라운 사례로 이해될 수 있다. 생명 에너지의 효력은 개인마다 다르겠지만 전반적인 효력은 같다. 정신적, 신체적, 영적으로 건강하게 해 주는 것이다. 이런 설명을 이해하면서도 나는 교사이자 수련생으로서 그 경이로운 효과를 실제 목격할 때마다 놀라워한다. 아사나는 마음과 몸, 영혼이 조화롭게 움직일 수밖에 없도록 만드는데, 여기에 핵심이 있는 것 같다. 개인적으로나 집단적으로 우리는 소외로 고통받는다. 마음은 몸의 부위들과 분리되고, 영혼은 마음과 단절되며, 사회의 특권층은 비특권층과 분리된다. 일반적으로 요가는, 특히 아사나는 통합되지 않을 수 없게 하는 프로그램이다. 오늘은 단순히 마음, 몸, 영혼이 통합된 전체로서 요가 자세에 머무를 때의 경험을 관찰해 보라.

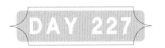

당신이 자신이라고 생각하는 것은 당신이 아닐 수 있지만,
당신이 생각하는 것은 당신이다.
짐 클라크

우리 몸에 영향을 미치는 아사나를 이해하려면 먼저 몸의 특징을 이해해야 한다. 우리 대부분은 해부학과 생리학을 정식으로 배우지는 않았더라도 인체에 대한 서구 의학의 이해를 물려받았다. 모든 제도가 그렇듯이 서구 의학도 이 사회의 정치적, 경제적 체계를 반영한다. 이 의학은 분리되어 있는 사물에 중점을 두었다. 예를 들면 이런 식이다. 이것은 내 것이고 저것은 네 것이다. 이 근육은 여기서 시작해서 거기서 끝나고, 이 뼈는 여기서 시작해서 저기서 끝난다. 이 기관은 이런 별개의 작용을 해서 이런 별개의 결과를 내고, 만일 결과를 얻는 데 문제가 생기면 이 별개의 기관을 고친다. 노틸러스 근력운동기구는 이런 사고방식의 산물이다. 이 기구들은 전국의 헬스장과 체육관에 있는데, 이 기구가 특정한 근육 집단을 분리할 수 있고, 그 근육 집단을 동작 범위 안에서 훈련시킬 수 있다는 사실에 근거하여 만들어졌다. 그런데 이런 식으로 훈련하면 시간이 지나면서 어떤 근육들은 발달하지만 다른 근육들은 그러지 못해서 부자연스러운 불균형 상태와 부상을 낳을 수 있다는 사실은 고려되지 못했다.

서구 의학은 몸이 기계처럼 분리된 부분들로 이루어져 있다는 인식에 바탕을 둔다. 그러나 몸을 통합되고 균형을 추구하는 온전한 전체로 볼 때만 우리는 아사나의 힘을 이해할 수 있다. 우리의 수련은 이러한 몸의 이해를 실제로 깊이 탐구해 볼 기회다. 수련을 하는 동안 자신을 통합된 전체로 경험하는 순간을 알아차려 보라. 습관적으로 다르게 하려는 순간을 알아차려 보라. 몸의 한쪽 부위가 다른 쪽 부위를 압도하여 악영향을 미치는 때를, 다시 말해 몸의 한 면을 열거나 늘이려 시도하면서 몸의 다른 면에 폭력을 가하는 때를 알아차려라. 수련이 균형 잡히고 통합된 노력이 되게 하라.

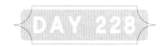

너희 몸이 그리스도의 지체인 줄을 알지 못하느냐?
고린도전서 6장15절

오랫동안 요가를 수련하면서도 내 몸이 아사나 수련에서 드러난 진실들을 어떻게 통합하는지는 이해하지 못하고 있었다. 숙련된 물리치료사가 내 요가 수업에 참석하기 시작한 뒤로 우리는 함께 탐구하기 시작했다. 몸에 대한 그의 이해는 내가 매트 위에서 직관적으로 알아차린 것들과 어우러져 내게 통합 모델을 제시해 주었다.

그 물리치료사 친구가 설명했듯이, 몸은 모든 것을 아우르는 결합 조직의 망에 의해 모습을 갖추게 된다. 세계가 신성한 의식에 의해 모습이 유지되듯이 몸은 결합 조직에 의해 모습이 유지된다. "비어 있으나 아무리 써도 줄지 않는 그것은 무한한 세계를 낳는다."라는 노자의 말은 우리에게 내부의 우주로 들어가는 실마리를 준다. 결합 조직은 몸의 모습을 유지해 주는 조직일 뿐만 아니라, 몸 안의 무수한 공간들, 즉 우리의 기관, 뼈, 신경, 혈관계의 수많은 세계의 모습을 갖추게 하는 물질이다.

나는 물리치료사 친구와 함께 내 몸의 전체 길이에 달하는 결합 조직의 길고 통합된 선(線)들을 탐구했다. 우리는 각자 아사나의 흐름과 소용돌이 속에서 이 선들을 경험한다. 내 몸에 있는 결합 조직망의 역할을 점점 더 이해하면서, 우리가 매트 위에서 경험하는 기적 같은 일들의 역학을 이해하는 열쇠가 그 안에 있음을 보게 되었다. 영적 실재와 물질적 실재의 깊은 연관성도 어렴풋이 알아차리기 시작했다.

그 뒤 다양한 모습과 밀도로 된 결합 조직은 온몸에 일련의 망을 이룬다. 그것은 수많은
구조를 포함하고 있지만, 사실상 머리에서 발바닥까지, 피부에서 골수까지 모두 하나다. 만일
다른 모든 조직을 빼낸다면, 결합된 얼개만이 인간의 3차원적 형태를 유지하게 될 것이다.
딘 주핸

의식이 그렇듯이 결합 조직도 확장하고 수축한다. 아사나에서 우리는 결합 조직을 확
장하는 수련을 한다. 잡아 늘였다가 놓은 비닐봉지처럼 결합 조직은 다시 수축하지만
원래 크기까지는 아니다. 시간이 지나면서 길게 늘이고 확장하는 이러한 과정의 점진
적 성격은 우리 몸이 놀라울 만큼 유연해질 수 있는 이유를, 아무리 뻣뻣해도 좌절하지
말아야 할 이유를 설명해 준다. 오늘은 일단 결합 조직의 수준에서 수련을 경험해 보
자. 매트에 오르면 먼저 제한되고 뻣뻣한 결합 조직을 만나게 된다. 그 뒤 수련으로 더
깊이 들어갈수록 그 조직은 따뜻해지고 부드러워진다. 그러면 30분 전까지만 해도 할
수 없었던 확장적 열림이 가능해진다. 수련이 끝날 무렵에는 몸이 이완되고 편안함을
느낀다. 신체의 모습을 결정 짓는 기관인 결합 조직의 전체 체계는 확장되고 산소와 생
기로 가득 채워진다. 이 과정에서 당신은 조각품이자 조각가다.

> 자누 쉬르샤아사나에는 두 개의 주요 에너지 선(線)이 있다. ……
> 첫째 주요 선은 척추를 따라 올라가서 정수리 밖으로 나간다.
> 둘째 주요 선은 뻗은 다리 아래쪽으로 내려가서 발을 통해 밖으로 나간다.
> 에릭 쉬프맨

에릭 쉬프맨은 지압 분야의 최근 발견이 고대의 지혜인 아사나와 교차하는 지점을 설명한다. 물리치료사(body worker)들은 이제 고객들의 몸을 결합 조직의 선이라는 관점으로 본다. 앉아서 머리를 무릎으로 향하는 자세인 자누 쉬르샤아사나는 표면 후방선을 사용한다. 이 선은 발바닥에서부터 등을 타고 올라가서 정수리를 넘어 이마에서 끝난다. 물리치료의 용어로 말하자면, 이 자세는 표면 후방선을 아주 잘 열어 준다. 우리는 표면 후방선뿐만 아니라 표면 전방선, 외측선, 나선형선, 심부 전방선을 열기 위해 요가 자세를 수련한다. 이 선들을 이해하면 아사나의 탁월함을 깨닫게 되고, 요가 자세들을 어떤 순서로 배치해야 몸을 여는 데 가장 효과적일지도 짐작하게 된다.

오늘 이 개념을 체험하기 위한 간단한 방법은 준비 동작에 태양 경배 자세를 포함하는 것이다. 태양 경배 자세는 표면 전방선을 여는 동작(위를 바라보는 개 자세)과 표면 후방선을 여는 동작(아래를 바라보는 개 자세)을 교대로 한다. 앞으로 굽힐 때 열리는 표면 후방선은 발바닥에서 시작한다. 뒤로 젖힐 때 열리는 표면 전방선은 발등에서 시작한다. 오늘 자신의 몸에 뻗어 있는 이 긴 선들과, 그리고 발에 있는 이 선들의 시작점과 연결되어 보라.

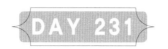

평생 당신 안에 두 사람이 살고 있다.
소갈 린포체

뒤로 젖히는 후굴 자세에서 열리는 표면 전방선, 그리고 앞으로 굽히는 전굴 자세에서 열리는 표면 후방선으로 시작해 보자. 후방선은 발바닥에서 시작하여 등을 타고 올라가 머리를 넘어 이마까지 내려간다. 아래를 바라보는 개 자세는 표면 후방선 전체를 열어 준다. 아헹가 전통에서는 아래를 바라보는 개 자세의 가장 깊은 표현에서 이마를 바닥에 댄다. 표면 전방선은 발등에서 시작하여 목 앞쪽의 큰 근육인 목빗근(흉쇄유돌근)까지 이어진다. 위를 바라보는 개 자세에서 발등은 바닥에 놓여 있다. 몸이 열릴 때는 정수리를 안전하게 위로 들어 올려 뒤로 젖힐 수 있을 것이다. 그러면 위를 바라보는 개 자세에서 목 앞의 큰 근육(목빗근)이 길어져 전방선 전체가 열린다. 이 자세들은 결합 조직의 이 선들이 상호작용을 하고 요가 자세에서 올바른 정렬이 이루어짐을 보여주는 훌륭한 증거다.

전방선과 후방선은 우리가 앞에 있는 모든 것과 뒤에 있는 모든 것에 주의를 기울이도록 돕는 역할도 한다. 우리 자신의 이 두 가지 면을 제어하는 법을 배울 때 우리는 수련의 더 깊은 가능성을 보기 시작한다. 몸의 앞면이 열리려면 뒷면이 강해야 하고, 뒷면이 열리려면 앞면이 안정되게 유지되어야 한다. 앞과 뒤, 빛과 그림자…… 하나가 우리에게 둘로 온다.

심부 전방선의 임상적, 치료적 함의는 매우 깊고 다양해서 이미 몇 권의 책이 출판되었다. ……
(심부 전방선은) '기관적인 몸'과 신경 운동적인 몸 사이의 접점을 나타낸다. ……
호흡, 순환, 소화, 배설, 성적 성숙을 위해서 이 선(線)을 따라 건강하게 신호를
주고받는 연결들은 너무 광범위하고 너무 개별적으로 나타난다. 그래서 우리는
그 영역을 알려 주어서 수련자들이 심부 전방선의 무수한 면을 느슨하게 풀어 주고
길게 늘여 주는 자기만의 섬세한 방식을 공부하고 느끼도록 권유한다.
요가의 후굴 자세는 심부 전방선에 도달하는 가장 효과적인 방법이다.

토마스 마이어스

심부 전방선(deep front line)은 우리가 제어하는 부분인 근골격계와, 우리가 제어하지 못하는 부분인 내장 기관들이 연결되는 곳이다. 심부 전방선은 발바닥에서 시작하여 다리 안쪽을 타고 올라와서 부드러운 내장 기관들로 들어간다. 심부 전방선은 이 기관들이 제자리에 있도록 구조적으로 뒷받침하는 부위들을 지나며, 음식 섭취와 언어 소통 같은 신체 기능이 이루어지게 한다. 중력은 심부 전방선을 짧아지게 하고 압착하는 반면, 뒤로 젖히는 후굴 자세는 그것을 열어 준다. 우리가 뒤로 젖히는 후굴 자세에서 이 선을 느슨하게 풀어주고 길어지게 할 수 있다는 사실은 아사나의 잠재력을 보여 주는 훌륭한 증거다. 셰익스피어는 "우리는 자신이 누구인지 알지만, 무엇이 될 수 있는지는 모른다."고 썼다. 우리가 심부 전방선을 열고 늘이기 시작할 때, 그렇다. 매일 수련에 일련의 뒤로 젖히는 자세들을 포함하면 당신의 신체적인 운명에 깊은 변화가 시작된다. 이러한 변화와 함께 수많은 긍정적 도전이 찾아온다. 당신은 역사를 다시 쓰고 있다.

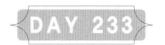

콜라겐의 망(결합 조직)과 동물의 관계는 섬유소와 식물의 관계와 같다. 결합 조직과
섬유소는 건축 현장의 비계와 같은 것으로, 그것을 중심으로 모든 것이 지어지고 달리고
끼워진다. 주요한 차이는 식물의 섬유소가 움직임보다 안정성을 극대화하는 반면,
콜라겐(결합 조직)은 이동성을 선호하며, 그 때문에 더 역동적인 안정성을 감내해야
한다. 우리의 안정성을 유지하려면 거의 끊임없이 정비를 해 주어야 하는 것이다.

토마스 마이어스

같은 자리에서 뿌리를 내리고 자라는 식물과 달리, 사람은 움직이도록 만들어졌다. 우
리는 죽을 때까지 더 활동적인 운명으로 살아간다. 통찰력 있는 해부학자이자 물리치
료사인 토마스 마이어스가 말했듯이, "우리의 안정성을 유지하려면 거의 끊임없이 정
비해 주어야 한다." 우리 존재의 모든 면에서 이는 진실인 것 같다. 매트 위에서 우리는
안정성을 목표로 삼음으로써 이러한 이해를 이용할 수 있다. 요가 자세에서 힘이나 유
연성을 얻는 데 집중하는 대신에 안정성을 길러 보라. 안정성을 위해서는 힘을 기르게
될 것이고, 안정성이 주는 평화는 탐구, 평정, 길게 뻗음, 내맡김에 도움이 될 것이다.

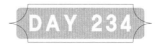

아사나는 근육의 노력만이 아니다. 아사나는 그보다는 주의를 기울이고
결합 조직의 망 전체에 주의를 두는 것이 훨씬 중요하다. 모든 섬유소, 모든 세포는
마음의 일부가 된다. 또는 그것이 마음의 일부임이 우리에게 인식되거나 기억된다.

데이비드 케네디

내가 몸을 더 깊이 이해하게 해 준 물리치료사 데이비드 케네디는 내게 몸이 하나의 유기체라는 인식을 소개해 주었다. 그의 말에 따르면, 몸은 머리부터 발끝까지, 근육과 기관, 다른 연성조직들을 분리하거나 함께 묶는 결합 조직의 유연한 띠(근막)들에 싸여 있다고 한다. 그래서 우리는 아사나를 새로운 관점으로, 즉 온몸에 퍼져 있는 이 섬유질의 망 전체에 영향을 미치는 의식의 수준으로 보기 시작한다.

아헹가는 묻는다. "몸이 끝나고 마음이 시작되는 곳은 어디입니까? 마음이 끝나고 영혼이 시작되는 곳은 어디입니까? 그것들은 나눌 수 없습니다. 왜냐하면 그것들은 어디에나 있는 하나의 신성한 의식의 서로 연관되어 있되 다른 면들이기 때문입니다."

안정되고 이완된 우리는 온전한 전체에, 마음과 몸과 영혼에 숨을 불어넣는다.

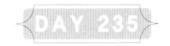

DAY 235

자연을 표현하는 문학 작품이 어디에 있는가?
헨리 데이비드 소로우

우리는 저마다 격자 구조물을 휘감고 올라가는 덩굴 식물처럼 나선형으로 발전하며 요가 자세를 할 능력이 있다. 이 아름다운 움직임의 청사진은 나선에 있다. 그 나선은 결합 조직의 죽 이어지는 선(線)이며, 이 선은 발바닥의 족궁(오목한 부분)에서 시작하여 다리의 앞쪽을 타고 올라가며, 몸을 한 바퀴 돌면서 올라가, 그 선이 시작된 발바닥 족궁과 같은 쪽의 귀 뒤에 있는 두개골의 바닥에서 쉰다.

반대쪽 발바닥 족궁에서 시작하여 나선형을 그리며 올라가서 그쪽의 귀까지 가는 나선도 있다. 우리는 비틀기 자세를 할 때 이 선들을 경험한다. 비튼 삼각 자세는 나선을 극적으로 표현한 것이다. 이 요가 자세는 뒷발을 단단히 고정한 채 나선을 따르며,

고개를 들어 올려 시선을 위쪽 손끝에 두는 것으로 마친다.

비틀기 자세에서 우리는 파리의 느릿한 나선형 비행, 회오리바람의 회전, 덩굴 식물의 물결 모양 등 자연계에서 흔히 보는 나선형에 몸을 내맡긴다. 이 나선은 우리 몸에 형태를 부여하는 결합 조직에도 있다. 비틀기 자세에서 편안해질 때, 우리는 그저 그 자세들이 일어나도록 놓아둘 수 있다. 그것들은 나선형으로 움직이는 에너지이며, 자연의 한 면이고, 이를 표현하기 위해서 우리의 몸이 창조되었다.

DAY 236

아사나는 모든 요가 수련이 서로 연관되어 있고, 하나의 단계가 다른 단계에 영향을 미치며,
주요 목표는 언제나 마음의 집중이라는 사실을 보여 주는 좋은 예다.
게오르그 포이어슈타인

요가는 수없이 다양한 수련과 수행을 제시한다. 우리에게는 이들이 필요한 것처럼 보인다. 하루는 삶을 준비하기 위해서, 하루는 그 삶을 살기 위해서……. 진실은 더 단순하며, 우리가 앞으로 나아가는 데 필요한 단순함은 우리의 관계들에서 발견될 수 있다. 해방의 씨앗이든 속박의 씨앗이든 우리는 그런 씨앗을 관계 안에 뿌린다. 요가는 우리가 맺는 모든 관계의 성질에 관심을 기울이고, 야마와 니야마를 관계에 적용하라고 요청한다. 관계하는 것이 호흡과의 관계든, 발바닥과의 관계든, 주방 바닥을 줄지어 가로지르는 개미들과의 관계든, 가족이나 신과의 관계든, 요가는 우리에게 관계들에 관심을 기울이라고 요청한다. 요가 수련의 목표는 두려움, 자만, 탐욕, 무지 등 끝없이 산만하게 하는 클레샤(번뇌)에서 자유로워지는 것이며, 관계들의 성질에 관심을 쏟는 법을 배우는 것이다. 매트 위에서 보내는 시간은 그런 목적을 위한 것이다.

아사나의 효과는 이원성을, 몸과 마음, 마음과 영혼의 구분을 끝내는 것이다. 몸, 마음,
영혼과 하나 된 사다카(수행자)에게는 이런 상반되는 것들의 쌍이 존재할 수 없다.
B. K. S. 아헹가

요가 수트라에서는 우리가 자기 자신과 분리되고, 신과 분리되고, 서로 분리되어 있다
는 느낌을 아사나가 해체한다고 말한다. 나는 우리 모두에게 건강을 향한 직관이 있으
며, 이것은 진정한 영적 수행으로 깨어나고 길러질 수 있다고 믿는다. 직관력은 의식에
본래 갖추어져 있으며, 모든 생물에게 있다. 우리는 직관력을 가지고 태어나며, 직관을
무시하는 법을 배울 수 있고, 직관력과 다시 연결되는 법을 배울 수 있다. 건강을 향한
직관력과 다시 연결되기 시작하면, 그것을 알아볼 수 있고 다른 사람에게 있는 직관력
에게 얘기할 수 있다. 우리는 이러한 통찰, 영적 연결을 다른 사람들 안에서 알아보며,
자신의 통찰과 영적 연결을 기르고 향상시킬 수 있다. 이 말이 진실인 까닭은 우리 모
두 하나이기 때문이다. 그룹 수련이 매우 강력한 이유도 이 때문이다. 요가 수업에는,
그룹 명상에는, 방에 가득 모여 함께 경배하는 사람들에게는 분명한 잠재 에너지가 있
다. 삶의 무한한 다양성은 바탕에 있는 하나임을 가린다. 그렇지만 내 발 위로 부드럽
게 흐르는 물결은 바다와 분리되어 있지 않다. 호흡으로 자세에 들어가고, 안정되고 편
히 이완되면서, 우리 경험의 전체성에 관심을 기울이면, 우리는 이러한 이해를 일깨우
고 있다. 우리는 모두 하나다.

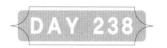

아사나 수련은 지금까지 내게 놀라운 직통선이었다. 왜냐하면 그것은 주의를 기울여
수련하며 체화하는 길이고, 몸의 체계 전반으로 주의를 퍼뜨리는 길이며, 끊임없이
이어지는 삶의 성질을 반영하는 길이기 때문이다. 당신은 날마다 매트로 돌아오지만,
지금의 당신은 지난번 매트 위에 있던 당신과 같은 사람이 아니다. 무수한 세포가 생기고
사라졌으며, 다양한 음식이 다양한 수준에서 신진대사를 거쳐 변형되고 배출되었다.
생각이라는 음식이든, 감정이라는 음식이든, 빛과 에너지라는 음식이든, 관계들이라는
음식이든, 유기질이라는 음식이든……. 그러므로 우리가 수련할 때마다 의식에서는
이 모든 다양한 작용이 일어난다. 그것에 대한 아름다운 은유가 있다.
즉, 여러 생애를 이번 생으로 흡수하고 소화하기 위해 의식을 훈련하라.
데이비드 케네디

의식은 강가에 서 있는 사람과 같고, 삶은 강물과 같아서 끊임없이 흘러가면서 늘 자
신을 재창조하고 새롭게 한다. 아사나 수련은 우리에게 강물을 지켜보는 안정된 자리,
강물을 있는 그대로 보는 눈을 준다. 그뿐만이 아니다. 우리는 조각가이자 조각품이고,
관찰자이자 강물이다. 우리가 처음 매트로 나아올 때는 신체성을 협소하게 인식하는
채로 온다. 요가 수련은 이런 협소한 인식을 무너뜨리고, 우리 존재의 참된 본성과 조
화로운 유연성을 갖추게 한다. 매트 위에서 맞는 각각의 새로운 육체적 현실은 상응하
는 심리적, 영적 가능성을 낳는다. 그 결과 우리는 탄생에서 죽음으로 흐르고, 죽음에
서 재탄생으로 흐르며, 끝없이 자신을 재창조하고 새롭게 한다.

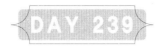

수행자는 아침 다섯 시 전에 수련해야 한다.

스리 K. 파타비 조이스

나는 새벽 4시부터 6시까지 수련하고, 오전 9시에서 오후 5시까지 일을 했었다. 효과는 대단했다. 아침 6시 15분이면 아사나 수련을 다 마쳤고 정신이 맑아졌다. 7시 15분에는 하루를 아주 잘 준비했다고 느끼면서 출근 버스를 탔다. 나는 그때 보스턴 시내에 있는 주립 정신건강 시설에서 마음이 병든 노숙자들을 돌보고 있었는데, 매일 아침 병실로 향할 때면 무슨 일이든 다 잘할 수 있을 것만 같았다. 하지만 여기에는 두 가지 문제가 있었다. 첫째, 특히 그 당시에 밤에 요가 교사로 일하고 있었기 때문에 규칙적으로 5시 반에 귀가해서 9시에 잠자리에 드는 일이 문제가 되었다. 그리고 둘째, 그렇게 이른 아침에는 내 몸이 너무 뻣뻣해서 요가 자세로 깊이 들어가는 데 어려움을 겪었다.

늦은 오후와 이른 저녁에도 요가를 수련해 보았는데, 이때 내 몸이 훨씬 유연하고, 더 열심히 더 오래 수련하고, 더 깊이 탐험할 수 있다. 그 뒤 가볍게 저녁을 먹는다. 그런데 여기에도 두 가지 문제가 있다. 첫째, 나는 늦은 오후 수련의 장점들을 염려하거나 생각해 보는 데 하루의 일부를 쓴다. 그리고 둘째, 늦은 오후의 수련은 이른 아침의 수련과 목적이나 유용함이 다르다. 이른 아침 수련은 그날을 위해 준비시켜 준다. 오후 수련은 그 자체로 목적이 된다. 요점은 수련하기에 '완벽한' 시간은 없지만, 하루 중에서 당신이 수련하기에 좋은 시간은 있다는 것이다. 그렇다면 그때는 언제인가? 스스로 알아내야 한다.

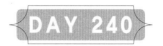

DAY 240

때로는 더 많이 할수록 더 좋아진다.
배런 밥티스트

아사나 수련으로 더 깊이 들어갈 시간과 에너지가 있을 때 나는 가끔 하루에 두 차례 수련을 한다. 아침에는 서서히 깨어나서 그 과정을 즐기는 데 초점을 맞추고, 하루를 위해 몸과 마음이 준비되게 한다. 그 뒤에는 준비 운동으로 산책을 하거나 자전거를 타기도 한다. 오후나 이른 저녁에 하는 두 번째 수련의 목표는 길고 깊게 하는 것이다. 때로는 이 수련 시간에 음악을 틀어 놓기도 한다. 나는 천천히 움직이다가 점차 강도를 높인다. 이 수련 시간에는 새로운 요가 자세를 넣거나, 수련하고는 있지만 시간을 충분히 내지 못한 요가 자세를 넣는다. 마지막에는 사바아사나를 오래 한다. 그 뒤에는 아내와 영화를 보거나 친구와 저녁을 먹고, 특별히 즐거움을 느끼는 일을 한다.

DAY 241

목적지에 지나치게 몰두하여 여행의 즐거움을 간과하지 않는 것이 중요하다.
라마 수리야 다스

내 최고의 수련 중 일부는 어떤 이유로 내가 수련을 한계까지 밀어붙이지 못할 때 일어난다. 아마도 시간에 쪼들리거나, 최근에 수련을 많이 해서 오늘은 쉬는 날이거나, 오늘은 그저 편히 이완하고 평소보다 가볍게 하고 싶은 기분일 때 그럴 것이다. 이런 날에 내 마음속 코치는 너그러운 편이다. 내 마음속에는 내가 주(州) 레슬링 대회, 미육 군 특수훈련 학교, 마라톤 경주를 해낼 수 있도록 나를 준비시킨 코치가 살고 있다. 그는 내가 매트에 도착할 때 나를 기다리고 있다. 그는 호루라기와 스톱워치를 들고 있고, 자주 클립보드를 들여다보며 내 상태를 확인한다. 한창때 그는 최고였고, 지금도 대개 지혜롭고 공정하지만, 관대하지는 않다. 그가 코치 일을 일찍 그만두는 날에도 나는 수련을 한다. 정말 기분 좋고 즐겁게 느껴지는 요가 자세들만 한다. 날마다 매트 위에서는 작은 기적이 있지만, 이런 날에는 내가 수련을 얼마나 많이 사랑하는지를 기억한다.

DAY 242

당신 안에서 편안히 쉬지 않는 한, 저의 영혼은 쉬지 못합니다.
성 어거스틴

왜 꾸준히 주의를 기울이는 것을 이토록 강조하는 것일까? 그렇게 하지 않으면 어떻게 되는지 한번 살펴보자. 오늘 조금 조용히 있으면서, 과거나 미래에 대해 생각해 보라. 그러면서 내면의 상태를 알아차려 보라. 생각이 밀물과 썰물처럼 오고 갈 때 감정도 그 뒤를 따를 것이다. 행복한 기억은 기분이 좋아지게 하고, 불행한 기억은 기분이 나빠지게 할 것이다. 그 감정들은 진짜이지만, 그 상황들은 실제가 아니다. 환상의 바다 위를 부유하는 우리의 감정적 삶은 생생한 상상력이 만들어 내는 끝없는 드라마에 사로잡혀 있다. 모든 요가 수련의 목표는 이처럼 상상된 현실에 묶인 속박을 끝내는 것이다.

이제 잠시, 당신이 사랑하는 무언가와 진정으로 연결되어 보라. 가족에, 일에, 그리고 아사나를 하는 동안 공중에 떠 있는 몸에 최대한 주의를 기울여 보라. 현실에 토대를 둘 때 기분이 어떤가? 슬픔을 느낄지 모르고 두려움을 느낄지도 모르지만, 어떤 감정을 느끼든 당신은 이러한 감정들이 현실에 기반하고 있음을 신뢰할 수 있다. 마라톤 주자의 지구력처럼 지속적으로 주의를 기울일 때 우리는 중요한 일들에 현존할 수 있다. 현실에 닻을 내린 우리는 진보하고 성장할 수 있다. 우리는 삶의 문제들을 해결할 수 있고, 그렇게 할 때 지금 이 순간, 우리의 영혼은 평화를 발견한다.

DAY 243

대부분의 시간 동안, 나는 세계관을 확인하기 위해 나의 바깥을 본다. 요가의 아름다움은,
우리에게 활력이 생기고 우리의 마음이 지금 순간을 직접 경험하게 될 때는 우리가
내면을 향한다는 것이다. 그것은 새로운 입구아며, 무한한 가능성을 가진 새로운 세계다.
…… 통찰로 들어가는 입구는 지금 이 순간이다. 그러므로 질문은 이것이다.
즉, 지금 이 순간으로 들어가려면 어떻게 해야 하는가? 몸은 이를 위한 놀라운 도구다.
수디르 조너선 파우스트

탐험가와 모험가의 마음을 가진 요가 수행자(요기)들은 몸을 탐험해 보기로 결정한다. 먼 나라로 항해하거나, 새로운 종류의 동물 또는 멀리 떨어져 있는 사람들과 만나는 대신, 요가 수행자들은 가까이 있는 신의 창조 능력을 탐험한다. 우리가 앞서간 요가 수행자들의 발자국들을 따라가기로 결정한 뒤, 맨 먼저 마주치는 것 중 하나는 몸이 현재에 있다는 것이다. 만일 우리가 수련이 진척되기를 바란다면, 요가 교사의 말을 잘 듣고 그 가르침을 잘 적용할 수 있을 만큼 충분히 현재에 있어야 한다. 땀을 흘리며 힘든 요가 수업을 받을 때, 우리 몸은 안내가 필요하므로 우리는 그 순간에 묶인다. 요가 자세는 저절로 이루어지지 않을 것이다. 우리는 발, 무릎, 골반, 척추, 어깨, 시선, 호흡을 정렬하기 위해 주의를 기울여야 한다. 처음에는 이 모든 것이 당황스럽고, 대다수 신입

수련생은 쉽게 지쳐 버린다. 그 뒤 몇 주가 지나고 몇 달이 지나면, 몸은 더 유연해지고 더 강해진다. 우리는 새로운 수준의 신체 지구력을 얻게 되고, 정신적 지구력도 함께 증가한다. 마음은 요가 자세에 머무르는 능력, 그 순간에 머무르는 능력을 서서히 기른다. 이러한 능력이 깊어지면 일상생활에서 다른 면에도 그런 능력을 쓸 수 있음을 알게 된다. 이를테면 감정이 요동치는 힘든 상황에서도 어떤 무엇에 주의를 기울이며 그 상황에 머무를 수 있는 것이다. 즐거운 상황이든 불쾌한 상황이든 우리는 그 상황에 더 많은 주의를 기울인다. 그리고 몸과의 관계가 깊어지는 사이에 현실과의 관계도 깊어진다는 것을 알게 된다.

DAY 244

> 마음을 쉬는 기술과 마음에서 모든 근심과 걱정을 쫓아버리는 힘은
> 아마도 위대한 사람들이 가진 비밀 중 하나일 것이다.
> 햇필드 선장

수련하는 내내 우리의 마음은 이리저리 떠돌고, 우리는 산만해지며 피로를 느낀다. 그 뒤 마음을 다잡고 다시 시작한다. 우리는 현재로 들어간다. 호흡을 느끼며 그 소리를 듣고, 피부에 와 닿는 공기를 느끼며, 주의를 열어서 온몸의 경험을 알아차리고, 자신이 바라보는 것을 보고, 심장박동이 느려지는 것을 의식하며, 아사나를 수련한다. 그러다가 어느새 우리의 마음은 떠돌고 있고 우리는 피로를 느끼며, 정신을 차리고, 다시 시작한다.

시간이 지나면서 우리는 산란한 마음이 피로, 화, 욕망, 원망, 슬픔과 연관됨을 알게 된다. 그리고 현재가 바로 상상으로 인한 고통을 피하는 피난처임을 알게 된다. 현재가

바로 사랑이 사는 곳임을 알게 된다. 우리는 편안하고 집중된 마음의 습관을 기른다. 수련이 끝날 때는 이 편안한 마음을 더 깊은 수준으로 데려간다. 사바아사나(송장 자세)에서는 깊은 고요를 수련한다. 그리고 기꺼이 다시 시작하려는 끈질긴 의지를 써서 편안히 쉬는 능력이 깊어지게 한다. 우리는 편안한 쉼과 수련을 구분하지 않는다. 행동하면서 고요하고, 편안히 쉬면서 깨어 있다.

DAY 245

유연한 사람은 복이 있나니, 몸이 비틀리지 않을 것이기 때문이다.
마이클 맥그리피 박사

요가를 난생처음 수련한 일주일이 끝날 무렵, 내 삶은 깊이 바뀌었다. 내가 그랬듯이 많은 수련생도 한 달 안에 자신을 알아보지 못할 만큼 변한다. 나는 이렇게 되는 이유를 깊이 생각해 보지는 않았다. 내가 술을 끊자 나의 세계가 어찌나 극적으로 변했는지, 화성으로 이사한다고 해도 그보다는 변화가 덜할 정도였다. 그렇다면 이 '요가라는 것'이 그처럼 놀라운 결과를 가져오지 못할 이유가 있겠는가?

여러 해 동안 요가를 가르치고 사람들에게 그런 변화가 일어나는 것을 지켜보면서, 나는 약간의 '스트레칭'이 보통 사람들에게 깊은 영향을 주는 게 아닐까 하고 잠시 생각했다. 노자는 "뻣뻣하고 완고한 사람은 누구나 죽음의 제자다. 부드럽고 순응하는 사람은 누구나 생명의 제자다."라고 말한다. 나는 이 말이 요가 수업을 하는 공간에서 극적으로 표현되는 것을 매일 본다. 우리가 자신을, 삶을, 모든 것을 경직된 시선으로 본다면, 그런 경직성이 우리의 몸에서 드러난다. 우리가 서고 앉고 걷는 방식에서, 우리가 할 수 있고 할 수 없는 모든 것에서……. 일주일이나 이주일쯤 성실히 요가 수련을 하면, 자신의 몸에 현존하는 방식에 기울인 노력의 깊이를, 근본적인 변화의 가능성을 만나게 된다. 요가의 결실을 맺고 싶다면 놓아 버려야 함을, 나아가 놓아 버릴 수 있음을 배운다. 하나도 방어할 것이 없으며, 원래 없었음을 배운다. 유연하고 순응하며 잘 반응하는 우리는 생명의 제자가 된다.

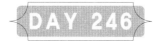

생산적인 지식이 되게 하려면 숲과 나무를 둘 다 보는 법을 배워야 할 것이다.
둘을 연결하는 법을 배워야 할 것이다.
피터 드러커

우리의 수련은 연결의 수련이다. 요가 자세에 숨을 불어넣을 때 우리는 그 모든 것을 하나로 아우른다. 문제(우리는 자신이 누구인지 모른다)에 대한 이해, 해결책(현재에 주의를 열어 두면 진실이 드러난다)에 대한 이해, 비폭력, 헌신, 집착 없는 전념을……. 우리가 삶의 자세에 숨을 불어넣을 때, 이 모든 원리가 우리를 둘러싸며 소용돌이친다. 우리의 수련은 지금 여기에 현존하는 것이며, 그럴 때 우리가 지금 있는 이 순간을, 우리 삶의 철학으로 정한 올바른 행위와 연결할 수 있다.

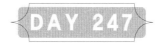

여러분 각자 마음과 행동과 지혜와 태도를 열고서 자신의 내면을 들여다본다면
모든 얼굴이 자신의 얼굴임을 알게 될 것이다.
M. R. 바와 무하이얏딘

날이 갈수록 우리는 깊은 사랑을 탐험하고 있음을 안다. 요가는 우리에게 분리와 구분이 없는 세계, 모든 존재라는 가족 안에 있는 세계를 이해하게 해 준다. 우리의 사랑은 모든 것을 품을 수 있다. 입양아로 자란 나는 나와 같은 코, 나와 같은 눈을 가진 사람을 몹시 보고 싶었다. 요가 수련이 깊어지면서, 이제 나는 밖의 숲이나 군중을 볼 때 우리에게 분리가 없음을 언뜻언뜻 알아차리며, 나와 그들을 나누는 장벽이 무너져 내리도록 놓아둔다. 나는 세포 수준의 연결을 느낀다. 모든 사람의 얼굴에서 내 얼굴을 본다.

DAY 248

우리는 복잡함 너머의 단순함에 도달하려 노력해야 한다.
존 가드너

나는 살아가기 위해 무척 애쓰고 노력해야 하는 사람이었다 그러는 동안 갖게 된 일련의 규범들로 인해 세상과 갈등을 겪어야 했다. 나는 그러한 규범들을 잊어버려야 했고, 새로운 규범들을 배우고 적용하느라 힘들게 노력해야 했다. 이처럼 배운 것을 잊고 새롭게 배우는 동안, 나는 삶이 실제로 얼마나 복잡한지를 모르는 사람들을 자주 만나게 된다. 나는 그들을 단번에 알아볼 수 있다. 그들은 내가 좋아할 수밖에 없는 사람들이며, 나 없이도 그들이 잘하고 있음을 알지만 어떤 식으로든 그들을 돕고 싶은 마음이 든다. 그들은 잘 웃고 주변 사람들에게 진심으로 관심을 갖는다. 그들에게는 삶이 아주 단순하다. 사랑으로 살아가는 사람에게는 주변 세계가 사랑으로 반응할 것이기 때문이다.

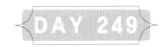

행하는 긴장에서 빠져나와, 끝마친 평화로 들어가라.
줄리아 루이스 우드러프

요가 수련을 시작한 수련생들은 요가 수업의 마지막에 의도적으로 쉬는 자세인 사바아사나에 관해 따로 설명을 들을 필요가 거의 없다. 우리는 정신적으로는 늙어 버린 사람처럼 고갈된 채로 첫 요가 수업에 온다. 아사나를 한 시간쯤 한 뒤, 바닥에 누워서 아무것도 하지 말고 5분 동안 편히 쉬라는 초대를 받으면, 그것은 말할 수 없이 좋은 선물처럼 느껴진다. 우리는 초보 수련생의 마음으로 그저 등을 대고 누운 채 고마워한다.

그러나 몇 주가 지나고 몇 달이 지나면, 요가는 바쁜 삶의 한 부분으로 편입된다. 우리는 다른 약속들 사이에 요가 수업을 끼워 넣고, 수련이 끝날 즈음에는 할 일 목록에 있는 다음 일을 계획하거나 걱정한다. 때로는 사바아사나에서 하지 않아야 할 지나친 노력을 자주 하기도 한다. 요가 자세를 수련하면 결국 분명한 결과를 얻게 될 것이며, 사바아사나는 기분 좋은 영적 의례와 같은 것이다. 이를테면 추수감사절 만찬을 들기 전 감사 기도를 드리거나, 유월절에 무교병을 먹듯이……. 초보 수련생일 때 우리는 요가 수업을 마친 뒤의 힘, 뭔가를 받아들기 위해 잠시 멈추는 힘을 이해하고, 주고받음의 균형을 이해했다. 마칠 때는 힘을 길러서 행복했고, 기분 좋게 등을 대고 누워서 놓아 버렸다. 우리 '상급' 수련생들은 그 모든 것을 잊어버린다.

하지만 그렇게 배운 것을 잊어버리면 대가가 따를 수 있다. 사바아사나가 송장 자세라고 불리는 이유가 있다. 죽음은 삶의 일부다. 그 사실을 회피하는 것이 문제의 한 부분이다. 모든 것은 끝이 있다는 진실을 받아들이는 것, 그런 결말을 분명히 아는 것이 해결책의 일부다.

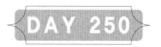

DAY 250

당신은 자신이 시작 없는 시작부터 본래 완전하고 온전함을 깨닫는다.
그리고 이 지고의 진실은 우리가 가장 받아들이기 힘든 것이다. 아무것도 이룰 것이 없다.
데니스 겐포 머젤 선사

사바아사나에서 우리는 무위를 만난다. 우리는 존재를 받아들인다. 우리는 깊은 고요함으로 서구 세계의 목표 지향적 노력에 반대한다. 대다수 사람에게 이것은 어려운 자세다. 아무것도 이룰 것이 없다는 것은 무슨 뜻일까?

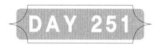

DAY 251

경이로운 일이 주위에서 일어날 때 지켜보라. 그런 일을 자기의 것이라 주장하지 마라.
지나가는 그 아름다움을 느끼고, 고요히 침묵하라.
선지자 무함마드

아내와 나는 코스타리카의 가파른 산을 걸어 내려가면서 밀림을 통과하여 해변으로 갔는데, 그 해변은 마누엘 안토니오 국립공원으로 이어져 있었다. 해 질 녘, 우리가 해변을 따라 걸을 때 말을 탄 소년들이 곁을 지나갔다. 그 뒤 우리는 다시 돌아가 산을 오르며 밀림을 지났다. 나무 위에는 원숭이들이 있었고, 우리가 흘리는 땀은 산길에서 피어오르는 먼지와 섞이고 있었다. 산길을 다 올라 숙소에 도착했다. 그리고 태평양을 바라보는 테라스 위에 요가 매트를 폈다. 우리가 수련하는 동안 태양은 바다 아래로 잠겼고, 비가 세차게 내리기 시작했다. 눈앞에서 장대비가 쏟아졌고, 하늘을 가르며 번개가 내리쳤다. 마치는 자세를 하는 사이에 빗줄기가 서서히 약해졌다. 사바아사나를 하면서 나는 잎에서 잎으로 떨어지는 굵은 빗방울 소리를 들었다. 수련을 끝내고 아내와 나는 앉아서 명상을 했다. 비가 그친 뒤의 고요함이 자리하고 있었다. 나뭇잎 위로 굴러 떨어지는 물방울 소리, 활기를 되찾는 밀림의 소리만이 들리고 있었다.

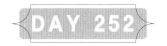

살면서 우리는 사는 법뿐만 아니라 죽는 법도 배워야 한다.
세네카

내게 어른스러운 삶의 세계를 처음 보여 준 것은 이 인용구였다. 이 글을 읽었을 때는 스물여섯 살이었는데, 고등학교와 대학교를 졸업하고, 군대를 떠나고, 힘들던 시기에 사귄 친구들을 떠났지만, 나는 한 생애 안에서 일어나는 삶과 죽음, 재탄생의 순환을 아직 깨닫지 못하고 있었다. 세네카가 나에게 가르쳐 준 것은, 어른은 많은 생애를 산다는 것이었다. 우리는 한순간을 위해 몇 년을 투자하며, 그 순간이 지나면, 다음 순간을 껴안을 수 있도록 기꺼이 그 순간을 놓아 버려야 한다. 장수하는 비결을 조사한 어느 연구 결과에 따르면, 장수하는 사람의 공통점은 상실을 감내하는 능력이라고 한다. 이것이 사바아사나의 가르침이다. 우리는 자신의 전부로 한순간을 껴안고, 그 순간이 지나면 물러나 놓아 버린다.

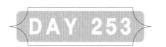

지나친 영리함을 경계하라.
헤르만 헤세

얼마 전, 동네 헬스장에서 요가 교사로 일하는 친구를 대신해 요가를 가르쳤다. 수업 중에 땀을 뻘뻘 흘리며 애쓰는 여성이 눈에 띄었다. 안쓰러운 마음이 들었다. 난생처음 참석한 요가 수업에서 그렇게 고생하고 나면 요가를 그만두는 일이 많기 때문이다. 그녀는 놀랍게도 이틀 뒤에 우리 요가원에 나타나서 내가 지도하는 수업을 받았다. 나는 이번에야말로 그녀가 너무 낙심해서 더는 계속하지 못할 것이라고 확신했다. 우리 요가원의 수업은 내가 헬스장에서 지도한 것보다 더 어렵고 길며, 실내 온도도 그곳보다 20도나 더 높았기 때문이다. 그녀는 열심히 노력하며 견뎌 냈지만, 나는 그녀가 다시 나오리라고는 기대하지 않았다. 그동안 왔다가 다시 나오지 않는 수련생이 수없이 많았고, 이 여성도 곧 떠날 사람의 조짐을 모두 갖추고 있어서였다. 이틀 뒤 나의 예상을 깨고 그녀가 다시 나타났다. 더 결연한 표정으로……

얼마 후 그녀는 내가 인도하는 아침 9시 수업에 꾸준히 참여하기 시작했다. 한 달쯤 지난 어느 날에는 9시 수업에 오지 못할 사정이 생겨 오전 7시 수업에 나왔다. 쌀쌀한 가을 아침 동틀 무렵에 도착한 그녀는 열정적으로 수련을 이어 갔다. 수업이 끝난 뒤 나는 그녀에게 이름을 물었고, 그녀는 웃으면서 '믿음'이라고 답했다.

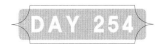

DAY 254

크게 긍정하고, 크게 믿고, 크게 기도할 때, 큰일이 일어난다.
노먼 빈센트 필

우리는 스트레스를 덜기 위해 수련하는 것이 아니다. 아사나는 먼 옛날부터 오랜 시간에 걸쳐 효과가 입증된, 신경 안정제의 대체제도 아니다. 우리는 자신의 신성(神性)을 깨닫고, 그것을 이번 생에서 발현하며 모든 존재와 나누기 위해서 아사나를 수련한다. 이러한 목적으로 수련할 때 우리는 크게 긍정하고, 크게 믿고, 크게 기도하며, 큰일이 일어나도록 허용하고 있다.

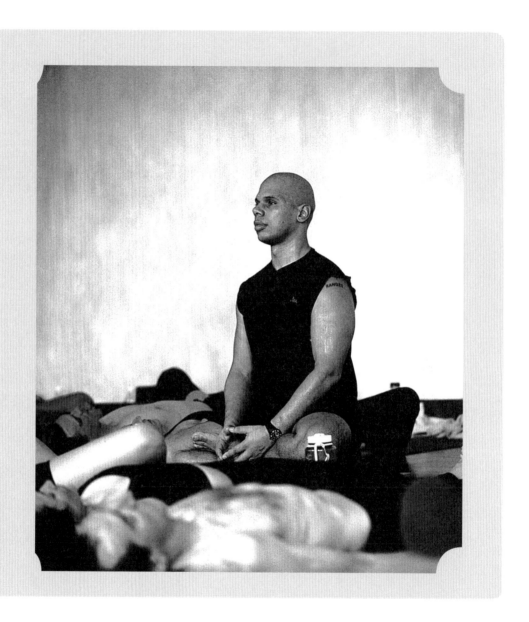

4 부

프 라 나 야 마

의식하며 호흡하기

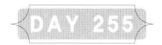

프라나야마는 숨을 보유하여, 들어오고 나가는 호흡의 흐름을 조절하는 것이다.
요가 수트라

요가의 여덟 가지 중에서 아사나와 순수한 명상적 측면의 교차로에 있는 프라나야마는 신체적인 면과 명상적인 면을 다 포함한다. 요가 호흡의 과학은 마음이 한 점에 집중하도록 훈련하고, 우리가 숨 쉬는 공기에서 받은 에너지를 모으고 저장하고 조절하며 사용하는 능력을 근본적으로 향상시킨다. 우리는 신체적인 기법을 활용하여 형이상학의 세계로 여행하기 시작한다. 요가 수트라에서 언급한 프라나야마는 따라 하기 쉽다. 처음에는 그냥 이미 해 오던 대로 해 보라. 아사나 수련을 하는 동안 호흡에 주의를 기울여 보라. 고요히 의식하며 호흡하되, 강제하거나 힘들이지 않고 자연스럽게 흐르게 해야 한다. 코로 숨을 들이쉬고 내쉬면서, 숨을 들이쉰 뒤 잠깐 멈추고, 내쉰 뒤 잠깐 멈추어라. 이렇게 하기 어려워지면 바로 멈추고 자유롭게 호흡하라. 어렵지 않게 그리할 수 있을 때 다시 시작하라. 이 고른 호흡이 자신의 신체적, 감정적 경험에 미치는 영향을 관찰해 보라. 주의 집중이 잘 이루어질 때와 그러지 않을 때를 지켜보라. 프라나야마는 에너지이고, 아사나는 물질이다.

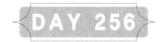

지금 이 순간 현존하고 있다면, 어떻게 해야 할지 알게 될 것이다.
배런 밥티스트

타파스(수행) 즉 행위의 가지들은 우리를 이 순간에 묶는다. 그것들은 지금 하거나 하지 않는 행위들이다. 야마는 과거에 대한 후회와 미래에 대한 두려움을 일으키는 부정적인 행위를 제거한다. 니야마는 야마를 통해 해방된 에너지를 취하여, 그 에너지가 우리 자신과 다른 사람의 건강을 증진하는 행위에 쓰이게 한다. 아사나는 당면한 일에 집중하도록 가르치고, 우선 우리를 상상 속으로 숨도록 꾀는 성격의 문제를 해체하도록 돕는다. 프라나야마는 마음이 한 점에 집중하도록 훈련하고, 몸과 마음이 더욱 건강해지게 한다. 이 네 개의 가지를 꾸준히 수행하면 지금 이 순간을 사는 법을 배우게 된다.

이 수행을 시작하는 간단한 방법은 요가 동작이나 명상을 할 때, 또는 통근할 때, 호흡에 관심을 기울이는 것이다. 하루를 상상하거나 어제 일어난 일을 떠올릴 때 어떤 경험을 하는지 알아차려 보라. 어떤 경험을 하는가? 이제 당신이 아주 좋은 행동을 하게 되는 최상의 시나리오를 상상하거나 기억해 보라. 최선의 결과를 얻는 상상을 하는 순간, 당신은 어떤 경험을 하는가? 그런 다음 호흡으로 돌아가라. 숨을 쉬면서 온몸을 느껴 보라. 주변의 소리에 귀 기울이고, 자신이 이 순간에 온전히 들어올 만큼 충분히 오래 그 소리를 들어 보라. 어떤 경험을 하는가?

이것이 앞쪽 네 개 가지의 수행이다. 그것은 가슴으로부터, 영혼의 빛 안에서, 이 순간을 사는 법을 배우는 것이다. 그것은 일상생활의 스트레스와 책임을 피하거나 물러서는 것이 아니다. 오히려 온 마음으로 우리의 현실을 품는 수행이다. "하지만, 하지만, 하지만……." 당신이 지금 이 순간 현존한다면, 어떻게 해야 할지 알게 될 것이다. 우리는 신성한 의식이다. 우리가 그 진실과 연결되어 있는 한, 무엇이 잘못될 수 있겠는가?

호흡 기능을 향상하는 것은 유기체의 적응력을 높이는 가장 확실하고 간단한 방법이다.
토마스 마이어스

프라나야마로 얻는 신체적 이로움은 비밀스러운 게 아니다. 처음 요가를 수련하는 사람은 대개 호흡 기능이 제한된 상태로 온다. 호흡을 담당하는 근육은 굳어 있거나 약하거나 둘 다인 경우가 많다. 근골격계는 수축되어 있어서 자유롭게 호흡하는 능력을 더 감소시키고, 우리는 호흡에 관심을 기울이지 않는다. 호흡에 불편함을 느끼기 전에는 호흡에 관심도 두지 않는다. 아사나 수련은 이 건강하지 않은 상태를 점차 호전시킨다. 온몸이 열리고, 움직임이 자유로워지며, 우리는 생기가 몸으로 들어오고 나가는 과정에 주의를 기울이는 법을 배운다. 프라나야마는 한 걸음 더 나아간다. 프라나야마는 호흡의 생리 작용을 이해하는 과정이며, 우리 몸의 호흡 능력을 극대화하는 방법이다.

이어지는 글에서는 당신의 여행을 시작하는 방법을 얘기할 것이다. 이 여행을 시작하기로 마음먹었다면, 마음에 들고 믿음이 가는 요가 교사를 찾고, 그의 안내를 따르기 바란다. 이 책에서 소개하는 수련법은 단순하고 매우 안전하며, 내가 초보자일 때 배운 방법이다. 어떤 요가 수행 단체에서는 프라나야마가 너무 위험하거나 비밀스럽거나 전문적이다. 하지만 내가 당신에게 소개하려는 프라나야마 기법은 나 자신이 직접 수련했으며 이미 수천 명의 수련생에게 가르친 단순한 기법이다.

오늘, 수련에 앞서 등을 바닥에 대고 누워서 5분에서 10분쯤 프라나야마를 해 보라. 눈을 감고 호흡을 따라가라. 숨을 들이쉰 뒤 잠시 멈추고, 숨을 내쉰 뒤 잠시 멈춘다. 강제로 하지도, 노력해서 하지도 마라. 이렇게 하기가 힘들어지면, 중단하고 편히 숨을 쉰 뒤, 준비되면 다시 시작하라. 오늘 하루는 이 정도로 충분하다. 숨을 들이쉰다. 멈춘

4부
의식하며 호흡하기

다. 내쉰다. 멈춘다. 들이쉰다. 멈춘다. 내쉰다. 멈춘다. 이처럼 단순한 여행이 당신을 어디로 인도하는지 보라.

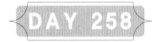

우리의 호흡은 계속 오르내리고, 몸으로 흘러들고 빠져나가며, 들어오고 나간다.
전신 호흡은 우리의 내부 기관을 마사지하고, 관절을 진동시키며, 몸의 모든 근육을
교대로 탄력 있게 하고 이완시키는 강력한 움직임과 미세한 움직임으로 연주되는
놀라운 교향곡이다. 호흡은 삶에 완전히 참여한다.
도나 파리

오늘은 수련하기 전에 요가용 베개 세 개를 가져오라. 두 개를 매트 위에 놓아두고서 그 위에 세로로 눕되, 두 베개의 아랫부분이 엉치뼈(천골)의 바로 위나 척추의 밑부분에 오게 한다. 그러면 척추를 늘일 때 불편하지 않게 받쳐 줄 것이다. 가슴 부위는 열리고 이완되어야 한다. 그런 다음 셋째 베개를 반으로 접어서 머리 밑에 두어, 턱이 가슴쪽으로 부드럽게 당겨지게 한다. 몸통을 물컵이라고 상상해 본다. 그 컵의 맨 아랫부분은 골반에 있고, 맨 윗부분은 빗장뼈(쇄골) 아래에 있다. 숨을 들이쉴 때 컵은 바닥부터 위로 차오르고, 숨을 내쉴 때는 위부터 아래로 비워진다. 숨을 다 들이쉰 뒤 잠시 멈추고, 숨을 다 내쉰 뒤 잠시 멈춘다. 강제로 하지 않고 노력하지 않는다는 점을 기억하라. 이렇게 하기가 어려워지면 잠시 중단하고 편안히 숨을 쉰 뒤, 준비되면 다시 시작한다. 나는 자주 타이머를 10분이나 15분으로 맞춰 놓는데, 이렇게 하면 시간에 대해 걱정할 필요가 없다. 그러나 아사나 수련을 시작할 준비가 되었다고 느낄 때까지는 이 부드러운 프라나야마를 수련하는 것도 좋다. 일단 수련을 시작하고, 호흡의 리듬이 잡히면 그

리듬이 수련의 리듬이 되게 한다.

DAY 259

호흡은 우리의 본성인 의식을 정확히 보여 준다. 생각이 그렇듯이 호흡도 끊임없이
이어지지는 않는다. 숨은 들어오고 나간다. 호흡 사이의 멈춤에 초점을 맞추면,
호흡의 배후에 있고, 호흡과 호흡 사이, 생각과 생각 사이에 있는 고요한 앎에 열린다.
요가를 하는 중에, 일상생활의 고요한 순간들에, 각 호흡, 각 움직임,
각 생각의 끝에 있는 이 기본적인 고요로 돌아가라.
리처드 밀러 박사

호흡은 몸과 영혼을 잇는 다리라고 한다. 프라나야마는 우리가 신체적으로, 영적으로 경험하는 수련이다. 눈을 감고 호흡에 주의를 기울이는 순간, 뚜렷하고 긍정적인 생리적 효과가 시작된다. 심장 박동이 느려지고 심장과 허파의 스트레스가 줄어들어 대사 활동, 혈당 수치와 젖산 농도, 근육 긴장, 피부 전도율이 감소한다. 이러한 긍정적 변화의 총합은 행복감의 증진이다. 집에 돌아오는 듯한 느낌이다. 감정 면에서 이렇게 변화되면 주의 면에서도 변화가 일어난다. 그리고 조금 전만 해도 우리를 단단히 사로잡고 있던 근심들이 희미해진 것을 알게 된다. 우리는 강력한 현존을 느낀다. 리처드 밀러는 이러한 현존을 고요라고 부른다. 의식하며 하는 호흡의 평화를 직접 경험하고, 고요로 들어가라. 그러면 우주의 장려함을 언뜻 보게 될 것이다.

데비: 오, 쉬바여. 당신의 실재는 무엇입니까? 경이로움으로 가득한 이 우주는 무엇입니까?
무엇이 씨앗을 이룹니까? 누가 우주 바퀴의 중심입니까? 형상들에 편재하되
형상을 넘어서 있는 이 생명은 무엇입니까? 공간과 시간, 이름과 형상 너머의
그것에 완전하게 들어가려면 어떻게 해야 합니까? 저의 의심을 제거해 주십시오!
쉬바: 빛나는 이여, 호흡과 호흡 사이에서 이것을 점차 경험하게 될 것이다.

고대 탄트라 문헌

호흡에 주의를 기울일 때 어떤 일이 일어난다는 것은 기록된 역사보다 더 오래전에 알려졌고, 이 세상의 모든 위대한 종교에서도 입증된 사실이다. 아마도 가장 오래된 수행 체계일 프라나야마는 수많은 수련법 중 하나이며, 산란한 마음의 얇은 막을 꿰뚫어 보고 우리 존재의 참된 본성을 알아보도록 가르치기 위한 것이다. 우리의 마음은 폭풍우 치는 바다에 떠 있는 작은 배처럼 감각에 흔들리며 이리저리 표류한다. 호흡은 닻과 같아서, 마음을 호흡에 매어 두면 현실 가운데 현존할 수 있다. 눈을 감고 호흡을 따라가면 어떤 일이 생기는가? 진실은 무엇인가? 어떤 요가 자세에서 잠시 멈추고 호흡을 느끼며 그 소리를 들을 때, 거기에 무엇이 있는가? 요가는 전문가를 위한 것이 아니라 인류를 위한 것이다. 호흡과 연결될 때 당신은 무엇을 경험하는가?

호흡이 흐트러지면 마음이 흐트러진다. 요가 수행자는 호흡을 조절하여 마음을 안정시킨다.

하타 요가 프라디피카

다음 며칠간은 호흡에 주의를 기울이며 제어하는 것과 영적 건강의 연관성을 과거에 어떻게 언급했는지 보기 위해 여러 시대와 문화를 찾아가는 여행을 떠날 것이다. 아사나 수련을 정립한 요가의 한 갈래는 하타 요가인데, 이 유파의 가장 오래된 문헌 중 하나인 《하타 요가 프라디피카》에서 인용한 위의 글은 우리에게 몇 가지 단순한 조언을 전한다. 호흡이 어지러워지면 마음과 감정도 혼란스러워질 것이다. 호흡이 안정되면 마음과 감정도 안정될 것이다. 이는 임상 연구에서 입증되었으며, 하루 동안 생활하면서 정말 그런지를 직접 시험해 볼 수도 있다. 힘든 일을 겪는 동안, 멈추고 호흡에 주의를 기울이는 것은 탁월한 대응이며, 하루를 시작할 때마다 얼마 동안 호흡과 연결되는 연습을 해 보면 그렇게 하기가 점차 쉬워질 것이다.

DAY 262

호흡은 가볍고 고르고 물 흐르듯 이어져야 한다. 모래들 사이로 스며드는
가는 물줄기처럼……. 호흡은 아주 고요해야 하고, 옆에 앉은 사람이 들을 수 없을 만큼
고요해야 한다. 호흡은 강물처럼, 물 위를 가로지르는 물뱀처럼 우아하게 흘러야 하고,
바위투성이의 산맥이나 질주하는 말과 같아서는 안 된다. 호흡에 숙달하면
자신의 몸과 마음을 통제할 수 있다. 우울해지거나, 다른 방법으로는
자신을 제어하기 어려울 때는 늘 호흡을 지켜보는 방법을 사용해야 한다.

틱낫한

이 시대의 불교 스승은 이 인용문에서 어제의 글과 같은 고대의 지혜를 들려준다. 우리가 아사나를 할 때 쓰는 에너지처럼, 우리의 호흡은 안정되고 편안해야 하며, 고요하고 의식되어야 한다. 시간이 지나면 요가는 우리에게 모든 것을 평등하게 보는 눈을 줄 것이다. 우리는 어떤 상황을 좋게도 나쁘게도 보지 않으며, 오직 성장의 기회로, 사랑을

나누고 경험하는 순간으로 보게 될 것이다. 좋은 사람 나쁜 사람, 좋은 생물 나쁜 생물로 보는 것이 아니라 오직 형제자매로만 보게 될 것이다. 우리가 여기에서 받는 초기의 훈련은 각 요가 자세를 같은 마음가짐으로, 각 호흡을 같은 마음가짐으로 경험하는 것이다. 이 점을 잊어버리면 기억해 내고 다시 시작해야 한다.

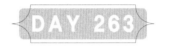

몸은 정의로움의 밭이자 고난의 밭이다. 선(善)을 위해 사용될 때는 전자고,
악(惡)을 위해 사용될 때는 후자다. 몸은 밭이며, 참된 자기는 그것을 아는 자다.
프라나야마는 이 둘 사이를 묶는 것이다.

B. K. S. 아헹가

아헹가는 프라나야마의 형이상학적인 면에 관해 말한다. 몸은 모든 일이 일어나는 밭이며 장소다. 우리는 몸이라는 밭에서 화, 두려움, 욕망, 상실감, 광기, 지루함 같은 감정을 느낀다. 목격자인 참된 자기는 '아는 자'다. 람 다스는 환각제를 복용한 사람이 밤늦게 자신에게 전화한 일을 들려준다. 이 사람과 소통해 보려 했지만 실패한 뒤, 람다스는 그에게 "전화를 건 사람과 얘기하고 싶군요."라고 말했다. 환각제에 취한 위기 상황에서도 이 사람의 한 부분은 도움을 청하는 방법을 알았고, 누구에게 전화해야 하는지도 알았으며, 그의 전화번호도 기억했다. 지극히 어두운 순간에도 참된 자기는 우리를 버리지 않는다. 프라나야마는 호흡이 늘 변하는 감각의 밭과 영원한 자기를 생리적으로 연결해 준다는 것을 알려 준다. 호흡을 제어할 수 있을 때 우리는 경험이 일으키는 시끄러운 소음 너머에서 목격자의 목소리를 들을 수 있다.

인체는 복잡한 영적 도구다. 보통의 신체적 호흡은 산소와 이산화탄소의
교환일 뿐 아니라 우리 빛의 몸과 연결해 준다. 모든 들숨·날숨이 일어날 때,
이에 대응하는 에너지가 우리 빛의 몸으로 들어온다. 외부의 숨에 주의를 기울이면
이 내부의 숨을 점점 더 알아차릴 수 있으며, 서로 침투하는 이 두 몸이 조화로워지며,
마음이 고요해진다. 호흡 안에서, 보이는 세계와 보이지 않는 세계가 만난다.

콜먼 박스, 마이클 그린

수피(이슬람교의 신비가)의 관점으로 호흡에 접근하는 이 작가들은 프라나야마에 관한
요가 전통의 시각과 완전히 일치한다. 요가 생리학에서 신체는 우리의 가장 바깥쪽 덮
개일 뿐이다. 우리의 참된 몸을 이루는 일곱 개의 덮개가 있는데, 그것들은 뇌의 세 측
면과 비슷하게 공존한다. 우리가 진화하면서 뇌는 세 가지 주요 단계를 거쳐 진화했다.
뇌의 각 측면은 본질적으로 같은 공간에 존재하면서, 우리의 신체적, 감정적, 지성적
존재라는 상이한 측면을 관장한다. 수피 전통에서 말하는 빛의 몸은 요가 전통에서 호
흡이라는 덮개에 상응한다.

　자기 자신의 보이는 면과 보이지 않는 면을 이해하는 가장 단순한 방법은 자신이 어
떻게 감정에 영향을 받는지 생각해 보는 것이다. 예를 들어, 흥분 상태는 동공 확장, 손
발에 흐르는 혈류, 분비샘의 활동, 심장 박동수, 호흡의 속도에 영향을 주는 신체적 사
건이자, 주어진 상황을 해석하는 지성적 사건이다. 지성적 사건은 보이지 않지만, 신체
반응은 쉽게 볼 수 있다. 우리의 마음은 외부 자극에 반응한다. 이를테면 "이건 아주 안
좋은 일이야." 몸은 마음의 지시에 반응한다. "최선을 다해 막아야 해. 이건 큰일일 수
있어!" 그렇지만 동시에 우리의 목격자는 이 모든 일을 관찰할 수 있으며, 고요하고 의
식적인 호흡을 하라는 의사를 전할 수 있다. 호흡은 고요해지고, 마음을 집중시키며,

4부
의식하며 호흡하기

신체 반응을 가라앉히고, 몸과 마음이 영혼의 의도와 조화로워지게 한다. 이런 식으로 호흡은 내면에서 춤을 추고, 우리 경험의 여러 층을 연결한다.

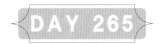

명상 수행은 세상의 전쟁을, 큰 전쟁뿐만 아니라
우리 자신의 전쟁을 극복하는 좋은 방법이며 사실상 탁월한 방법이다.
쵸감 트룽파 린포체

명상은 프라나야마의 최종 목표이며, 사실 프라나야마는 정식 명상 수행으로 들어가는 첫 단계다. 지금까지 우리는 요가의 외적인 면을 좀 더 다루었다. 우리는 저마다 야마와 니야마를 지침 삼아, 넘지 않아야 할 선을 어디에 그을지, 일상생활을 어떻게 하고 싶은지를 스스로 결정해야 한다. 아사나에서는 더 단순해진다. 고려해야 할 문화적 문제, 성별 문제가 없다. 당신은 나무 자세에서 균형을 잡고 있든지 그렇지 않든지 둘 중 하나다. 야마와 니야마에서, 그리고 아사나에서 우리는 자신의 어두운 면을 대면하기 시작한다. 프라나야마에서는 맞선다. 만일 우리가 프라나야마를 알맞게 수련할 기회를 이용한다면—즉, 우리가 하는 모든 것과 하지 않는 모든 것을 스스로 책임진다면—우리는 사랑을 막는 장애물을 확실히 마주치게 될 것이다. 자신이 현실과 벌이는 전쟁의 성질을 알게 될 것이고, 그 전쟁을 놓아 버리려는 마음을 점점 더 내게 될 것이다.

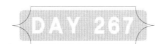

그 자체로 강력한 명상인 의식하는 호흡을 하면 몸과 점점 더 많이 연결될 것이다.
······ 몸을 벗어나 마음에 갇히는 습관적인 상태가 몸 안에 존재하고
'지금'에 현존하는 상태로 변하면, 몸이 더 가볍고 맑아지며 활기차게 움직일 것이다.

에크하르트 톨레

호흡에 주의를 기울일 때 우리는 존재의 수준이 변화되며, 존재의 한 수준에서 다른 수준으로 이동한다. 우리가 괴로움을 겪는 원인은 주로 과거나 미래와 연관된 상상 때문이다. 호흡은 현재로 들어가는 입구다. 호흡에 주의를 기울이면, 중요하고 충분히 입증된 건강의 이로움을 얻을 뿐만 아니라, 상상된 세계를 떠나 현실로 들어가게 된다. 잠시 책을 덮어 보라. 바른 자세로 편안히 앉아서 눈을 감고, 주의를 지금 이 순간에 두면서 10회 호흡해 보라. 그것은 강력하다. 그것은 실제다. 그것은 당신이 기다려 온 기회다.

DAY 267

디크르(Dhikr, 신을 기억함)의 흐름은 우리가 발견하는 것이지 만들어 내는 것이 아니다.
이것은 비밀스러운 밀물과 썰물처럼 언제나 호흡과 함께 들어오고 나간다.

콜먼 박스, 마이클 그린

초등학교 1학년 때, 우리 반 학생들이 수업을 들으러 다른 건물로 이동하는 동안 나는 한쪽 구석에 숨곤 했다. 같은 학년 아이들과 어울려 노는 것도 좋았지만, 혼자 걸어서

우리 반 교실로 돌아갈 때면 고요한 가운데 나를 부르던 마법 같은 세계가 있었다. 밖에서 맛본 그 짧은 순간에 나는 주위의 흙 냄새, 풀 냄새, 나무 냄새를 맡을 수 있었다. 나는 혼자였지만 혼자가 아니었다. 그것은 신과 함께한 시간이었다.

　나중에, 다른 사람들을 죽이도록 훈련받는 군부대의 일원으로 해외에서 머물고 있던, 그러다가 서서히 지옥 같은 알코올 중독에 빠져들던 시절, 나는 뉴잉글랜드의 숲을 무척이나 그리워했다. 조용한 오후의 소나무 냄새와 젖은 풀 냄새에는 뭔가가 있었고, 그곳은 내게 천국처럼 느껴졌다. 알코올 중독에서 벗어난 뒤 나는 뉴잉글랜드로 돌아갔고, 어린 시절처럼 하늘, 땅과 다시 연결되고 싶었다. 그래서 가장 오랜 친구와 함께 북쪽으로 올라가서 메인 주 북부로 갔고, 소나무로 둘러싸인 조용하고 아름다운 호수에서 카누를 타고 낚시를 하며 몇 주 동안 지냈다. 능동적 중독 상태에서 살아남았음에 대해, 그리고 원시림에서 친구와 함께 지낸 그 순간들을 맛볼 수 있음에 대해 내가 느낀 감사는 이루 말할 수 없다. 만일 당신이 바로 지금 잠시 멈추고, 온전히 주의를 기울이며 호흡을 한다면, 그때 내가 느낀 기분을 얼마쯤은 알게 될 것이다. 고요히 한순간을 보내면서, 지금 있는 존재에 마음을 열어 보라. 미묘하게 들어오고 나가는 조류를 발견하고, 잠시 그 위에 떠 있어 보라.

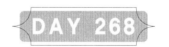

프라나야마를 수련하면 마음이 한 방향으로 향하게 된다.
스리 K. 파타비 조이스

왜 우리는 한 점에 집중할 수 있는 마음을 계발하고 싶어 할까? 그러면 우리에게 어떤 영적 이로움이 있을까? 내 경험에 따르면, 내 주의를 둔 곳에 내가 있다. 만일 내가 온

전혀 주의를 기울이며 당신의 말을 경청하고 있다면, 나는 당신과 함께 있다. 만일 내 마음이 떠돌고 있다면, 나도 여기에 없다. 온전한 주의를 기울이며 어떤 일을 하는 능력은 마음이 협력하게 만드는 능력에 달려 있다. 만일 우리가 무엇을 사랑하고, 무엇을 전하고, 무엇을 이루고 싶다면, 마음이 그 계획을 따르게 해야 한다. 프라나야마 수련은 그런 능력을 길러 준다.

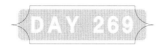

나는 마음이 온유하고 겸손하니 나의 멍에를 메고 내게 배우라.
그리하면 너희 마음이 쉼을 얻으리니
이는 내 멍에는 쉽고 내 짐은 가벼움이라.
마태복음 11장 29, 30절

내게 프라나야마를 가르쳐 준 선생님은 아침에 일어나서 자리에 앉아 명상을 한다. 마음이 내키면 프라나야마를 하지만, 그러지 않으면 그냥 앉아 있다. 그 뒤 그녀는 아사나를 수련하고, 아사나를 가르치고, 자신의 스승에게 지도를 받으며 공부한다. 그녀는 요가를 배우기 위해 세계 곳곳을 여행했고, 다른 사람들에게 요가를 전하는 일에 집과 삶의 상당 부분을 바쳤다. 많은 시간을 들여 수련하고 많이 노력하지만, 64세인 그녀에게는 30세 수준의 몸과 정신이 있고, 진정한 영적 스승의 깊은 지혜가 있다. 요가 수련은 시간과 노력이 들지만, 요가 없이 사는 삶이나 다른 영적 수련은 더 어렵다. 예수가 "내 멍에는 쉽고 내 짐은 가볍다."라고 말했듯이.

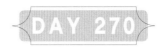
진정한 목표는 참된 자기 외의 어떤 것일 수 없으며, 새롭게 얻은 것일 수도 없다. 그런 것이
목표라면, 그런 목표는 지속될 수도 없고 영원할 수도 없다. 새롭게 나타나는 것은 사라질
것이다. 진정한 목표는 영원하며 내면에 있는 것이어야 한다. 자기 안에서 그것을 찾아보라.

라마나 마하리쉬

오늘은 프라나야마를 수련하기 전에, 라마나 마하리쉬의 이 말을 한동안 음미해 보라.
그런 다음 당신의 프라나야마를 이 지혜로운 말에 담긴 진실에 바쳐라. 호흡을 따라 자
기 안으로 더욱더 깊이 들어갈 때, 그 말이 내면에서 메아리치게 하라. 앞으로도 이 말
을 거듭거듭 떠올려 보라. "진정한 목표는 영원하며 내면에 있는 것이어야 한다. 자기
안에서 그것을 찾아보라." 이 말의 에너지가 아사나 수련과 프라나야마 수련의 에너지
와 엮이게 하라. 그것이 당신의 이름처럼 자신의 일부가 될 때까지 계속 그렇게 하라.

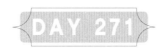
우리 각자는 작은 도구에 불과하다. 전기 제품의 내부를 들여다보면 흔히 크고 작은,
새롭고 낡은, 싸고 비싼 전선들이 배열되어 있는 것이 보인다. 전류가 그 전선들을
통과하기 전에는 불이 들어오지 않을 것이다. 그 전선은 당신과 나다. 전류는 신이다.
우리에게는 전류가 우리를 통과하고 우리를 이용하여 세상의 빛을 만들어 내게 할
힘이 있다. 아니면 우리는 이용되기를 거부해서 어둠이 퍼지게 할 수도 있다.

마더 테레사

나는 해변을 걷다가 수백 마리 게가 모래 속으로 구멍을 파고 들어가는 모습을 지켜보았다. 게들이 판 구멍은 내가 맨손으로 30~40초 동안 6미터 깊이의 구멍을 판 것과 같았다. 이런 흔한 기적이 일어날 수 있는 까닭은 그것이 필요하기 때문이다. 게들이 이 세상에서 살아남으려면 그만한 힘, 그만한 생명력을 가져야 할 것이고, 그래서 그런 힘을 갖게 되었다. 생명력은 그러하다. 어디에나 있으며 고갈되지 않는다. 그래서 생명력을 가진 존재들에게 불가능이란 없다. 프라나야마의 어근은 프라나(prana) 즉 생명력이다. 우리가 기적이라고 부르는 것은 대개 프라나가 좀 더 많이 나타난 현상일 뿐이다.

우리는 좋음과 나쁨을 구별하지만, 프라나는 구별하지 않는다. 프라나는 그저 있을 뿐이다. 프라나는 생쥐에게는 달리는 능력을, 매에게는 빠르게 나는 능력을 부여한다. 우리가 쓸 수 있는 프라나를 알맞게 사용하는 것은 각자에게 달려 있다. 대다수 우리는 자기도 모르게 아주 적은 양의 프라나만을 삶에 사용해 왔다. 왜냐하면 그 모든 생명력을 다 가지게 되면 그 힘으로 무슨 짓을 할지 몰라 두려워하기 때문이다. 우리가 신을, 선(善)을 따르는 게 아주 중요한 이유는 이 때문이다. 그럴 때 우리는 더 높은 힘이 우리를 인도해 주리라는 것을 믿으면서 아름답고 훌륭한 일을 계속해 갈 수 있다. 프라나야마를 수련할 때, 우리는 에너지 통로를 여는 법을 배우고 있다. '세상의 빛'이 될 준비가 되어 있다고 말하고 있다.

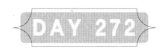

프라나야마에는 세 가지 움직임이 있다. 길고 미세한 들숨과 날숨, 멈춘숨.
모든 숨은 지속 시간과 장소에 따라서 정확하게 조절된다.
요가 수트라

이런 가르침들은 《하타 요가 프라디피카》의 내용이 그렇듯이 알기 쉽고 따라 하기도 쉽다. 여기서 유일하게 이해하기 어려운 것은 '장소'라는 말이 가리키는 곳이다. 파탄잘리는 호흡을 멈춘 뒤 숨을 보유하는 몸통의 장소를 가리키고 있다.

다음에 할 호흡 수련에서 우리는 '길고 미세한 들숨과 날숨, 멈춘숨'을 계속 훈련하고, 장소의 개념을 알게 될 것이다.

앞에서 언급한 세 개의 요가용 베개를 이용하여 5분간 허파를 충분히 채우는 호흡으로 시작하라. 이때 각각의 들숨과 날숨 다음에는 잠시 숨을 멈춘다. 강제로 하지도, 노력해서 하지도 않는다는 점을 기억하라. 일단 5분가량 들이쉬고 내쉬는 호흡이 자리잡히면, 완전히 내쉰다. 다음번 들숨에서는 컵(몸통)을 반만 채운 뒤, 잠시 멈추고, 나머지 숨을 들이쉬어서 컵을 완전히 채운다. 잠시 멈춘 뒤, 숨을 멈춤 없이 끝까지 완전히 내쉰다. 숨을 들이쉬어 반을 채우고, 잠시 멈춘 뒤, 남은 부분을 완전히 채우는 수련을 반복한다. 5~10분간 계속 이렇게 한다. 이렇게 하는 게 어려워지면, 그냥 중단하고 편안히 숨을 쉬다가, 준비되면 다시 시작한다. 이 수련을 마친 뒤 곧바로 아사나 수련을 시작해서, 프라나야마의 리듬을 아사나 수련에 그대로 이어 가면 가장 좋을 것이다. 그렇게 할 수 없다면 그냥 몇 분간 사바아사나 자세로 휴식을 취한 뒤, 활력을 회복하고 상쾌해진 상태로 하루를 이어 가라.

DAY 273

현명한 자는 좋든 나쁘든 모든 결과를 놓아 버리고 오직 행위에만 관심을 기울인다.
바가바드 기타

요가에서 배우는 것을 이용하여 내가 살아온 방식을 바꾸기 시작했을 때, 내 마음과 태도, 믿음들이 바로 내 몸만큼이나 비틀어지고 굳어지고 고통으로 가득하고 사랑받지 못했다는 것을 알게 되었다. 신체의 유연함과 편안함을 얻는 데 몇 년이 걸린 것처럼, 내 정신적, 감정적, 영적 매듭들이 풀리는 과정도 느리게 진행되었다. 겸손해지게 하는 이런 진실에 맞닥뜨린 나는 하루씩만 살아가는 것, 결과를 놓아 버리는 것, '행위에만' 관심을 기울이는 것이 매우 중요함을 배우고 있다.

오늘은 세 개의 요가용 베개를 사용해서 10분쯤 호흡 수련을 해 보라. 그 뒤 숨을 절반 정도 내쉰 다음 잠시 멈춘다. 내쉬는 숨을 두 부분으로 나누어 하기 시작하면, 들이쉬는 숨을 두 부분으로 나누어 하는 것은 중단한다. 그냥 숨을 완전히 들이쉬고, 잠시 멈춘 다음, 절반 정도 내쉬고, 잠시 멈추고, 완전히 내쉰다.

이제 당신은 세 가지 프라나야마 훈련법을 배웠다. 이 방법들을 탐험해 보고, 이 방법들에 대한 반응을 알아차려 보라. 좋은 날에는 어떤 느낌인지, 안 좋은 날에는 어떤 느낌인지, 일정을 지키는 데 어떤 어려움이 있는지, 그 이유는 무엇인지 보라. '오직 행위에만' 관심을 기울이는 시간으로 프라나야마를 사용해 보라.

DAY 274

소 길들이기: 채찍과 새끼줄이 필요하다. 그것이 없다면 소는 길을 잃고 먼지투성이 길로 갈지도 모른다. 잘 길든 소는 자연히 순응한다. 그런 소는 풀려나더라도 주인에게 순종한다.
곽암 선사

프라나야마로 마음과 호흡을 훈련하기 시작하면, 계속 진보하려면 많은 의지력이 필요하다는 것을 깨닫게 된다. 다시 말해 "채찍과 새끼줄이 필요하다." 하지만 그렇다는 것을 알기 전에도 뭔가 바뀌었다는 것을 느끼게 된다. 어느 날에는 몹시 산란하던 마음도 몇 분간 수련하고 나면 고요해진다. 그 뒤 우리는 프라나야마를 하면서 호흡을 조절하기 위해 열심히 수련한 호흡이 아사나 수련을 하는 내내, 그리고 하루를 살아갈 때도 계속 조절된다는 것을 알아차린다. "잘 길든 소는 자연히 순응한다." 몇 달이 지나고 몇 년이 지나면, 우리는 마음과 호흡이 자발적인 동반자가 되었음을 알게 된다. "그런 소는 풀려나더라도 주인에게 순종한다."

◀ DAY 275 ▶

일들이 일어나게 놓아둘 수 있어야 한다.
C. G. 융

프라나야마의 첫 번째 도전 과제 중 하나는 호흡을 통제하지 않으면서 호흡에 주의를 두는 능력을 기르는 것이다. 호흡은 노력 없이 이루어져야 하지만, 우리가 호흡에 주의를 기울이려 하면 호흡을 통제하려는 충동이 일어나서 호흡이 강제로 이루어지게 된다. 노력 없이 호흡하기가 더 어려워진다. 왜냐하면 우리는 사실 호흡을 느리게 하고, 호흡 중간에 잠시 멈추고, 들숨의 끝에 잠시 멈추고, 다시 날숨의 끝에 잠시 멈추기 때문이다. 그러면 해야 할 일이 많고, 의지력이라는 요소도 변수가 된다. 이러한 상황에 수련이 놓여 있다. 우리는 삶에서도 할 일이 많다. 아이를 기르고, 직장에서 일하고, 가정을 돌본다. 우리는 학생, 직원, 고객, 가족, 사회에 책임이 있다.

요가의 앞선 세 개 가지처럼 프라나야마는 사실상 관계의 미묘한 면을, 하되 하지 않음을, 행위 가운데 무위를 배우는 것이다. 호흡에 주의를 둘 때 우리가 배우는 것은 의도와 통제의 차이다. 우리는 명백한 의도를 가지고 프라나야마를 시작한 다음, 놓아 버리고서 우주의 반응을 지켜본다. 자신이 통제와 놓아둠 사이에서 왔다 갔다 함을 보면서 호흡을 따라갈 때, 우리는 호흡을 올라타는 법, 호흡을 경험하는 법, 호흡을 이끄는 대신 따르는 법을 배운다. 우리는 두려움으로 인해 일들이 일어나도록 만들어야 한다고 믿는다. 우리는 수련할 때 일들이 저절로 일어나게 놓아두는 법을 배운다.

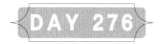

생명 그 자체의 창조 에너지를 신뢰하는 법을 배우면 더욱더 편안히 이완될 수 있다.
왜냐하면 일들이 일어나게 만들려고 의지의 힘을 쓸 필요가 없음을 알기 때문이다.
스와미 체타나난다

나는 두 가지 이유로 아사나 수련을 프라나야마와 함께 시작한다. 첫째, 프라나야마는 호흡을 조절하고 내 몸에 산소를 알맞게 공급해 주어, 힘든 아사나를 하도록 몸을 준비해 준다. 둘째, 바닥에 누워서 눈을 감고, 호흡이라는 바다의 조류를 지켜보며, 놓아 버릴 수 있다. 라마나 마하리쉬는 "자신이 행위자라고 생각하는 사람은 고통받는 사람이기도 하다."라고 말했다. 편안하게 누워 호흡 위에 떠 있으면서, 나는 행위자이고 싶지 않다고 생각한다. 나는 통로이기를, 목격자이기를, 감사하기를 원한다. 나는 행위자이고 싶지 않다. 그것은 신의 일이다. 아사나 수련을 시작하거나 아사나 수련을 위해 다른 뭔가를 할 때마다, 나는 진심으로 마음 깊이 이러한 이해를 확고하게 유지한다. 내가 놓아 버릴 때 나의 삶 전체는 예술 작품이 된다. 나의 행위는 나 자신과 다른 사람들에게 유익해진다.

요가 문헌들에 따르면, 가슴 차크라는 연민과 다정함, 고요와 평정을 기르는
간접적인 방법으로, 또는 프라나야마의 집중 수련이라는 직접적인 방법으로,
또는 이 두 가지 방법으로 열릴 수 있다.

베릴 벤더 버치

이번에 소개하는 프라나야마 기법은 아사나를 하기 전보다는 명상하기 전에 사용하는
편이 좋고, 그 자체로 집중하는 기법으로도 사용될 수 있다. 의자나 방석 위에 편안하
고 바르게 앉는다. 눈은 감아도 되고 떠도 된다. 왼손은 무릎에 두고, 오른손은 코로 가
져가서 엄지는 오른쪽 콧구멍에, 약지는 왼쪽 콧구멍에 둔다. 약지로 왼쪽 콧구멍을 막
고서, 오른쪽 콧구멍으로 숨을 완전히 내쉰다. 오른쪽 콧구멍으로 숨을 들이쉰 뒤, 엄
지손가락으로 오른쪽 콧구멍을 막고 잠시 멈춘 다음, 왼쪽 콧구멍으로 숨을 내쉰다. 잠
시 멈춘 뒤, 왼쪽 콧구멍으로 숨을 들이쉰다. 왼쪽 콧구멍을 막고 잠시 멈춘 뒤, 오른
콧구멍으로 숨을 내쉰다. 이것이 한 바퀴를 이룬다. 10바퀴나 20바퀴 동안 계속하고,
마지막에는 오른 콧구멍으로 숨을 내쉰다. 어지럽거나 이렇게 하기가 어려우면, 멈추
고 편안히 호흡한다. 그러고 나서 준비되면 다시 시작한다. 처음에는 어색하게 느껴질
수도 있겠지만, 이것은 어려운 수련이 아니다. 일단 리듬을 타면 이 기법이 대단히 효
과적인 집중 명상 수련이라는 것을 알게 될 것이다. 편안히 이완되고 안정된 상태로 다
가가라.

DAY 278

자신을 에고와 동일시하게 되면 이 유기체를 에고의 역사와 동일시하게 된다.
앨런 왓츠

프라나야마 수련으로 우리에게 밀려드는 육체적, 정신적 고요함은 우리의 고통을, 많은 경우에는 처음으로, 인식할 수 있게 해 준다. 바쁘게 살아가는 동안에는 표면 아래에서 소용돌이치는 깊은 물의 낌새만 느낀다. 수련의 고요함 속에서 우리는 그 속으로 뛰어든다. 내가 발견한 것은 현재를 과거라는 감옥에 갇힌 수감자로 만들었다는 사실이다. 내 몸에, 내 삶에 숨을 불어넣을 때 나는 그와는 다른 현실을 언뜻 보며, 그 현실 안에서 나는 그저 존재할 뿐이다.

DAY 279

우리에게 필요한 것은 집중하는 동안에만 짧게 지속하는 새로운 인위적 호흡법이 아니라,
고요하고 고르고 유연하고 자연스러운 호흡법으로 돌아가는 것이다.
도나 파리

아사나 수련에 전념할 때 우리는 호흡과 결혼하겠다는 서약을 하고 있다. 그러나 일반적인 결혼과는 달리 이 결혼에서는 싸움이 대부분 끝난 뒤에 신혼여행을 간다. 우리는 날이면 날마다, 거꾸로 뒤집히거나 프레첼처럼 비비 꼰 자세로 소리쳐 호흡의 도움을 요청한다. "나 좀 도와줄래? 나를 봐. 난 뒤집혀 있어! 프레첼처럼 꼬여 있다고!" 시간이

지나면 우리는 도나 파리가 잘 얘기해 준 바를 스스로 알게 된다. 우리는 한 번의 수련 안에서 고르고 이완되고 자연스러운 호흡으로 자주 돌아갈 필요가 있다.

아사나를 수련할 때는 지금 여기에 현존하면서 호흡과 함께하라. 프라나야마를 위한 능력을 꾸준히 길러라. 그리고 프라나야마를 수련할 때는 늘 현존하면서 호흡과 자세를 함께 하는 능력을 길러라.

DAY 280

> 넷째 유형의 프라나야마는 외적, 내적 프라나야마를 넘어서며, 노력과 의도 없이 나타난다.
>
> 요가 수트라

많은 수련생은 아사나를 하는 동안 이런 종류의 초월 호흡을 처음 경험한다. 나는 마라톤 훈련을 하는 동안 경험했다. 그것은 집중이 명상으로 바뀌는 순간이다. 우리는 처음에는 그 기법에 관심을 기울인다. 마음은 집중을 통해 한곳에 모인다. 우리는 대개 이 수준에 머물면서 산만함과 집중된 상태를 드나든다. 그러나 우리가 집중으로 충분히 고요해지면 놀라운 일이 일어난다. 지금까지는 우리가 그런 경험을 추구했는데, 갑자기 그런 경험이 우리에게 찾아오는 것이다. 우리는 한계를 넘어서고, 갑자기 명상이 저절로 이루어진다. 숲속 해 질 녘, 한순간 푸르스름한 잿빛이었는데 다음 순간 어둠으로 변하듯이. 명상에서 노력이 그치고 우리는 더이상 행위자가 아니다. 호흡은 의지의 작용 없이 저절로 이루어지고, 숨을 쉴 때마다 우리를 이 순간으로 더 깊이 데려간다. 마음이 고요해질 때 우리는 고요한 숲속의 연못이 되며, 함 없이 한다. 이것은 올라야 할 산이나 받아야 할 등급이 아니다. 그것은 당신이 이미 경험하고 있는 내면의 자리다. 수련은 이 신성한 장소로 돌아갈 수 있도록 문을 열어 줄 뿐이다.

진정으로 요가 수행자가 되고 싶은 사람은 이것 조금, 저것 조금 손대는 짓을
완전히 포기해야 한다. 한 가지 인식을 받아들여 그 인식이 당신의 삶이 되게 하라.
그것을 생각하고, 그것을 꿈꾸고, 그것을 살아라. 뇌, 근육, 신경, 신체의 모든 부위가
그 인식으로 가득 채워지게 하고, 다른 인식들은 그냥 내버려 두어라.

스와미 비베카난다

나의 한 가지 인식은 '신'이라는 말로 표현된다. 나는 '가이아'나 '위대한 영혼'이라는 말을 좋아했다. 왜냐하면 그런 말이 더 포괄적으로 보였기 때문이다. 그러나 위대한 영혼이 나를 어루만졌을 때 '신'은 내가 알던 유일한 단어였고, 지금도 마찬가지다. 처음에 신의 뜻은 내가 술을 끊고 다른 알코올 중독자들의 회복을 돕는 것이었다. 10대 중독자들과 일하면서 나는 사람과 연결되는 순간들, 형언할 수 없이 아름다운 그런 순간들을 경험했다. 그것은 마치 내가 과거로 돌아가서 고통받는 청소년이던 나 자신을 돕는 것 같았다.

시간이 지나면서 나는 내가 도우려는 사람과 나 자신 사이에 긋는 선을 점점 줄이기 시작했다. 도시의 노숙자들과 시골의 가난한 사람들, 부잣집 아이들과 그리 부유하지 않은 아이들을 도왔다. 내가 더 많은 사람을 껴안고 내가 도울 수 있는 사람의 범위를 더 넓히자, 나의 한 가지 인식도 넓어졌다. 이제는 내가 응원하고 도울 수 있는 사람들 가운데 나 자신과 우리 가족도 포함시킨다. 오늘 나는 코스타리카의 내 방 테라스 너머로, 원숭이들이 나무 사이를 물고기 떼처럼, 영양 떼처럼, 새 떼처럼, 아이들 무리처럼 옮겨 다니는 모습을 지켜본다. 그리고 이 아래에서는 모두가 하나임을 본다. 다른 모든 요가 자세처럼, 나의 한 가지 인식은 행위로 시작해서 내맡김으로 변했다.

프라나야마는 앎의 빛을 덮고 있는 장막을 제거하여 지혜의 동이 트는 것을 알린다.
요가 수트라

프라나야마는 수련의 전환점이다. 우리의 주의는 점점 더 내면을 향하게 되었다. 우리는 야마와 니야마라는 외적 수련으로부터 아사나라는 몸 중심 수련으로, 다시 프라나야마의 내적 세계로 나아왔다. 프라나야마에서는 우리를 집까지 남은 길을 데려다줄 기술―내면으로 마음 돌리기, 집중, 명상―을 계발하기 시작한다. 바닥에 누워 프라나야마를 수련하면서 우리는 요동치는 마음과 그 아래에 있는 영원한 고요함을 알아차린다. 매일 이 고요함으로 다시 들어갈 때 우리는 결국은 부질없는 물질주의적 추구의 대안을 알아차린다. 성경에는 우리가 찾으려 해도 찾지 못한다는 구절이 있다. 프라나야마에서, 우리는 이미 자기 안에 있는 것을 자기 밖에서 찾으려 하는 경우에 이 말이 진실이라는 것을 배운다.

　프라나야마는 요가의 가장 중요한 메시지를 확인시켜 준다. 우리는 이미 도착해 있다는, 이미 집에 있다는, 그렇지 않다는 꿈에서 깨어나기만 하면 된다는 것을……. 깨어나라, 충만하게 살아라, 감사하라. 그리고 당신이 발견한 것을 함께 나누어라.

전쟁을 방관하는 사람에게는 평화가 있을 수 없다. 평화를 주는 사람에게는 반드시
평화가 있다. 그러면 세상에 대한 판단에서 아주 쉽게 벗어날 수 있다. 평화가 불가능해
보이게 만드는 것은 세상이 아니다. 당신이 보는 세상이 그렇게 보이게 한다.
기적 수업

만일 비폭력에 자리 잡은 사람을 만나게 되면, 당신은 그 사람과 함께 있는 자리에서는
폭력을 포기할 것이다. 이것이 요가의 근본 가르침 중 하나다. 우리 각자의 내면에는
폭력을 끝낼 능력이 있다. 우리 가운데 있는 폭력은 우리 책임인 것이다. 나라들은 다
른 나라에 폭력을 가하고, 평화는 언제나 멀리 있는 것 같다. 우리는 더 큰 폭력으로 폭
력에 대항한다. 그리고 상대방이 우리를 향한 폭력을 중단하지 않을 때, 우리 지도자들
은 충격과 분노를 공언한다.

요가 수련은 비폭력적 수련이다. 이 길의 각 측면은 자기 자신과 다른 사람을 아힘
사 즉 해 끼치지 않음으로 대하라고 가르친다. 프라나야마는 이러한 변화로 더 깊이 들
어가는 단계다. 우리는 의도적으로 마음의 호수에 평화를 가져온다. 호수의 수면 위로
퍼져 나가는 잔물결처럼 이 평화는 우리를 지나 모든 존재라는 가족으로 퍼져 나간다.

DAY 284

우리는 세뇌되었다.

메리앤 윌리엄슨

안타깝게도 어머니는 내가 세상을 보는 시각에 엄청난 영향을 미쳤다. 내가 문을 벌컥 열고 들어오며 "아, 내가 ○를 할 수 있다면 정말 좋을 텐데."라고 말하면, 어머니는 "얘 야, 얼마 전 신문에서 보니 어떤 사람이 ○를 하다가 살해당했다더구나."라거나 "○는 하지 마라. 그건 나쁜 사람들만 하는 거니까."라는 식으로 대꾸하곤 했다. ○가 뭔지는 중요하지 않았고, 어머니가 그것을 하던 사람이 살해당했다는 소식을 들은 것만이 중 요했다. 나중에 나는 성장해서 집을 떠났지만, 새로운 아이디어를 계속 어머니에게 말 했고, 결과는 똑같았다. 수천 개의 꿈이 짓눌린 뒤, 몇 년간 영적 수행을 하고 수많은 시간을 매트 위에서 보낸 뒤, 마침내 나는 내 아이디어들을 어머니에게 말하는 것을 멈 추었더라면 내게 더 좋았으리라는 것을 깨닫게 되었다. 그러자 내가 늘 받던 부정적인 피드백의 양은 줄어들었지만, 그 문제가 완전히 해결된 것은 아니었다. 어머니는 여전 히 살아 계시고, 어머니의 목소리는 나의 습관적 생각 패턴에, 나의 아이디어, 열정, 능 력에 대한 습관적인 반응에 깊이 새겨져 있다.

물론 모든 사람이 내 어머니 같은 분 밑에서 자라는 것은 아니다. 내 친구 중 몇몇은 작가가 되기 전에 직장에서 자신을 증명해야 한다고 느낀다. 어떤 친구들은 결혼을 하 지 못한다. 아버지가 어머니를 버렸기 때문이다. 다른 친구들은 이혼을 하지 못한다. 어머니가 아버지 곁을 떠나지 않았기 때문이다. 우리가 한 선택이 우리 몸에 반영되는 방식에 관심을 갖게 하기 위해, 요가 교사들은 자주 수련생에게 우리 몸이 걸어다니는 자서전이라고 말한다. 그러나 이것은 절반의 이야기일 뿐이다. 우리는 우연히 접했거

4부
의식하며 호흡하기

348

나 받아들였거나 거부했거나 실천한 모든 믿음의 총합으로서 매트로 온다. 우리의 상상이란 여러 세대를 거쳐 우리에게 전달된 여러 시대의 거짓말이 넘쳐 범람한 강과 같다. 우리는 누구이고, 다른 사람들은 누구이며, 우리는 무엇일 수 있는가? 이 모든 것은 이 강에 의해 정의되는데, 이 강은 우리가 만든 것이 아니다.

우리의 상상이라는 강 위에서 계속 움직이든, 강을 떠나 뭍에 오르든, 한동안 강을 관찰한 뒤, 그냥 떠나라. 타파스(수행)의 모든 가지는 뭍에 오르는 과정이다. 거기에는 또 하나의 실재, 즉 우리 모두의 안에 있는 빛이 있다. 야마, 니야마, 아사나, 프라나야마에서 우리가 하거나 하지 않는 행위는 빛을 가로막는 장애물을 제거한다. 그 가지들은 우리가 뭍에 오를 수 있도록 성장시키고, 강을 떠날 힘을 준다. 뒤이은 가지들은 다음에 일어나는 일과 관련이 있다. 오늘은 수련이 당신을 상상에서 구해 내어 빛으로 데려가게 하라.

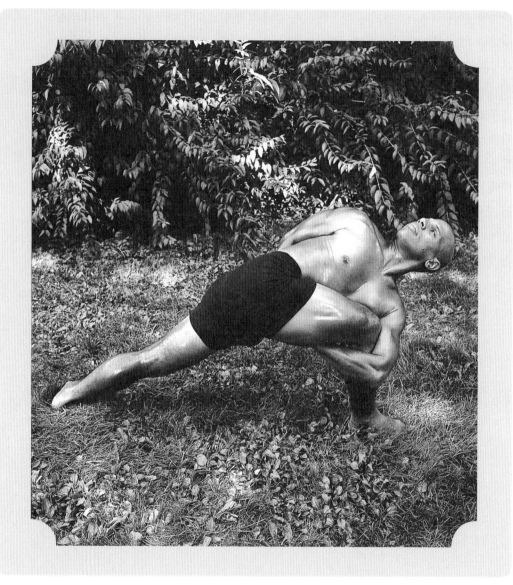

5 부

프 라 티 야 하 라

내면으로 향하기

어떤 의례보다 나은 것은 지혜를 통해 이루어지는 숭배다.
지혜는 모든 행위의 마지막 목표다.
바가바드 기타

요가 길의 둘째 단계는 스와디야야(svadhyaya) 즉 자기 학습의 가지들이다. 이 가지들은 프라티야하라(pratyahara)와 다라나(dharana)인데, 각각 '내면으로 향하기'와 '집중'을 의미한다. 타파스 즉 '영성의 수행'의 가지들로 평정과 건강의 토대를 놓은 우리는 이제 자기를 발견하는 여행을 시작한다. 대체로 타파스의 가지들은 진실과 거짓, 실재와 비실재를 나누는 데 이바지한다. 타파스는 신체적, 정신적, 감정적, 영적으로 집을 청소하는 과정이다. 스와디야야의 가지들은 내면으로 향하는 시간이고, 타파스에서 만들어진 통찰에 집중하는 시간이다.

프라티야하라는 이 과정에서 매력적인 순간이며, 산만함을 떠나 방향을 찾아가는 단계다. 이것은 전환점이며, 존재의 두 면이 교차하는 지점이다. 일상생활에서 프라티야하라의 예로 내가 즐겨 드는 것은 휴가 첫날이나 이튿날이다. 당신은 이미 업무를 마쳤고, 타파스를 해냈다. 다음에는 시간을 비웠고, 예약을 했고, 대금을 치렀고, 반려견을 친척에게 맡겼으며, 여행을 준비하는 이런 고난을 겪은 뒤 마침내 지금 여기에 있다. 나는 휴가의 첫날이나 이튿날은 서서히 가정의 생활을 놓아 버리고 휴가의 신세계를 맞이하는 점진적인 과정을 경험한다. 처음에는 집으로 돌아가는 세부 일정을 처리하느라 분주한데, 그러고 나면 대체로 피곤하고 산만하다. 그 뒤 서서히 관심을 옮긴다. 편안히 이완하며 지금 여기에 현존하기 시작한다. 이것이 프라티야하라의 과정이다. 휴가는 비유로 든 것이며, 프라티야하라에서 우리는 주의를 휴가 대신에 내면으로,

빛을 향해 돌린다.

다라나는 훨씬 이해하기 쉽다. 주의를 계속 빛에 기울이는 것이다. 다라나는 집중력을 기르고 활용한다. 프라티야하라와 다라나는 함께 지혜를 얻을 수 있게 해 준다. 산란한 마음을 내려놓고 집중된 마음을 내면으로 돌리면, 영혼으로 점점 더 깊이 들어갈 수 있다. 우리는 자신의 진실과 연결되며, 참된 자기와 연결된다. 내 인생에서 이 순간은 직관에 따라 살기 시작한 시점이었다. 나는 직관력을 계발하고 존중하기 시작했다. 가슴이 들려주는 말에 귀 기울이기 시작했고, 고요함과 침묵을 소중히 여기기 시작했다. 매트 위에서 보내는 시간은 나를 더 깊은 곳으로 데려갔다.

우리가 어느 곳에 도착하게 될 과정을 알면 지금 있는 곳에서 출발할 수 있다. 자신의 경험이 저항을 떠나 이해로 옮겨 가는 지점, 그 순간의 경험을 알아차려 보라. 자신의 행위에서 지혜를 얻는 과정을 지켜보라.

DAY 286

> 감각과 마음, 의식을 외부 대상과의 접촉으로부터 거두어들인 뒤,
> '보는 자'를 향하도록 내면으로 가져오는 것이 프라티야하라다.
> 요가 수트라

요가의 마지막 네 개 가지에서 우리는 신체적 기법을 뒤로하고 내적 수련을 받아들인다. 프라티야하라는 내면을 향하겠다는, 드라마를 놓아 버리겠다는 결정이다. 그것은 마음을 완전히 내면에 집중하기 위해, 외부 세계를 쥔 손과 통제하려는 모든 시도를 놓아 버리는 선택이다. 프라나야마에서 우리는 두 세계에 양발을 딛고 서서, 한쪽 발은 신체의 감각과 기법에 확고히 뿌리내리고, 다른 발은 집중과 명상이라는 내면세계에

뿌리내린 채 호흡하고 있다. 프라티야하라는 용감한 탐험가들이 강기슭에 보트를 남겨 두고 내륙으로 들어가는 순간이다. 오늘은 그냥 이 수련에 초점을 맞추어 보자. 아사나 수련으로 시작하고, 여기에서 가장자리를 알아차려라. 당신은 어느 시점에 보트를 강기슭에 대고, 내륙으로 향하는가? 이렇게 하는 데 꺼려지는 점들이 있는가? 과거와 미래를 놓아 버리지 않으려 저항하는 이유가 있는가? 그렇다면 일상적인 상호 작용을 하는 동안 내면으로 들어가는 과정을 관찰해 보라. 자신의 일, 인간관계, 자기 자신에 관한 책무를 존중하듯이 자신이 어디로 가는지, 어디에 관심을 두는지에 주의를 기울여 보라. 이는 원래 힘든 일이 아니다. 여느 요가 자세를 할 때처럼 안정되고 이완되고, 편안히 호흡하면서 프라티야하라에 접근해 보라.

DAY 287

내가 어렸을 때에는 말하는 것이 어린아이와 같고 깨닫는 것이 어린아이와 같고
생각하는 것이 어린아이와 같다가, 장성한 사람이 되어서는 어린아이의 일을 버렸노라.
고린도전서 13장 11절

나이 들어 가면서 우리는 즐거움의 탈을 쓴 고통에 빠질 수도 있고, 아니면 고통을 뒤로하고 세상을 헤치고 나아가는 새로운 길을 개척하겠다고 결심할 수도 있음을 이해하게 된다. 나는 프라티야하라란 자기 자신에게 해를 끼치는 짓을 멈추겠다는 결심이라고 생각한다. 그것은 고통을 떠나는 것이다. 요가의 처음 네 개 가지는 아비아사(abhyasa) 즉 수련의 가지들이다. 바이라기야(vairagya) 즉 포기의 가지들은 프라티야하라로 시작한다. 수련은 우리의 수많은 선택이 부질없었음을 분명히 보여 준다. 프라티야하라와 이어지는 가지들은 그러한 부질없음에 대한 우리의 반응이다. 우리는 자신이

그때 아이였고 더 나은 길을 알지 못했다는 것을 인정한다. 우리는 자신이 가진 것으로 최선을 다했다. 그러나 이제 과거는 끝났고, 유치한 행위를 그만둘 시간이다.

DAY 288

> 인도의 전설에 따르면, 스와티 별이 상승할 때 비가 와서 빗방울 하나가 조개 안에 떨어지면, 그 빗방울은 진주가 된다고 한다. 이를 아는 조개들은 그 별이 뜰 때 수면으로 올라와서 소중한 빗방울을 잡으려고 입을 벌린 채 기다린다. 빗방울이 입 안으로 떨어지면 그들은 재빨리 입을 닫고 바다 밑바닥으로 내려간 다음, 거기서 빗방울이 진주로 변할 때까지 인내하며 기다린다. 당신도 그와 같아야 한다. 먼저 듣고 이해한 뒤, 모든 산만함을 뒤로하고 외부의 영향에 마음을 닫은 채, 자기 내면의 진실을 키우는 데 전념하라.
> 스와미 비베카난다

이 책을 쓰기 시작했을 때, 나는 요가를 가르치면서 책을 쓰면 될 것으로 생각했다. 그렇지만 집필에 더 깊이 빠져들다 보니 두 가지 일을 병행하는 데 어려움을 겪었다. 요가 교사이자 작가인 내 친구 베릴 벤더 버치에게 어떻게 책을 썼느냐고 물었더니, 그녀는 새로운 책을 쓸 때면 가르치는 일을 두어 달 쉰다고 했다. 결국 아내와 나는 짐을 챙겨 차에 싣고 시골에 가서 머물렀다. 그곳은 조용했다. 나는 아침에 글을 쓰고, 오후에는 시골길을 걸으며 지냈다. 어떤 날에는 산을 오르거나 숲속을 걸었고, 다른 날에는 강가의 골짜기에 앉아 있었다. 어느 날 저녁에 우리는 흐르는 강물 위로 작은 물고기 수백 마리가 뛰어오르는 모습을 지켜보았는데, 물고기들의 반짝이는 은빛이 마치 어두워지는 하늘을 배경으로 불꽃놀이를 하는 것 같았다. 깊은 바다에 있는 조개에서 서서히 진주가 만들어지듯이 이 책도 천천히 꼴을 갖추어 갔다. 아침에 글을 쓰고 오후에 여기저기 걸어 다니는 동안⋯⋯.

행복은 당신 안에 늘 존재한다. 행복은 당신의 평소 상태다. 그러니 행복을 추구할
필요가 없다. 고통이라 불리는 마음 상태의 장애물을 제거하면 반드시 행복해질 것이다.
행복은 이차적인 것이 아니지만 고통은 그렇다. 그리고 이 고통스러운 것들은
제거되어야 할 장애물이다. 고통이 그칠 때 당신은 틀림없이 행복하다.

애니 베전트

하지 않음이 행복의 열쇠다. 행복해지려면 자신을 불행하게 만드는 행위를 그만두기만
하면 된다. 행복이 그렇게 단순할 수 있음을 믿는 사람은 별로 없다. 우리는 자꾸만 자
신과 타인에게 고통을 주는 방식으로 행동한다. 우리는 하던 대로 하고, 믿는 대로 한
다. 너무 불행하기 때문이다. 우리는 자신의 행동 때문에 불행하다는 것을 알지 못한
다. 아리스토텔레스는 "할 힘이 있다면 하지 않을 힘도 있다."라고 했다. 그러나 이 말
을 믿는 사람은 별로 없다. 우리는 저마다 삶의 대본을 가지고 있고, 그것을 의심 없이
고수한다. 이를테면 "나는 아무개를 용서할 수 없어."라고 자신에게 말한다. 설령 그것
이 우리가 이 사람과 저승에서까지 건강하지 못한 관계에 사로잡혀 있게 됨을 의미한
다 해도……. 다른 인기 있는 대본에서는 "나는 실수를 하지 않는 사람이야. 그러니 미
안하다는 말을 할 수 없어."라고 한다. 또 다른 대본에서는 "우리 가족은 그런 걸 좋아
하지 않고 이렇게 하지 않아."라고 한다. 하늘의 별만큼 많은 대본이 있지만, 우리가 진
실하다고 믿지 않으면 어떤 것도 진실할 수 없다. 우리는 스트레스를 덜거나 긴장을 풀
거나 몸매를 가꾸기 위해 요가를 수련하는 것이 아니다. 우리는 자유로워지려고 요가
를 수련한다. 프라티야하라는 자유로워지기 위한 것이다.

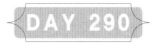

자유는 뿌리를 내리기 시작하면 빨리 자라는 식물과 같다.
조지 워싱턴

고통을 놓아 버리는 것은 하룻밤 새 이루어지는 일이 아니라, 빠르게 추진력을 얻는 과
정이다. 처음에는 조금씩만 놓아 버릴 수 있는데, 마치 댐에 난 작은 구멍으로 새는 물
같다. 한 방울씩 물이 새다가 조금 더 졸졸 흐른 뒤, 어느새 세찬 물줄기로 변한다. 이
과정에서 가장 경이로운 부분은 한 방울씩 새는 단계인데, 이때 당신은 극적인 용기,
스릴 만점의 움직임과 변화를 보게 된다. 그것은 알코올 중독자가 처음 술을 끊은 한두
달이고, 가정에서 매 맞던 여성이 영영 집을 떠나는 것이며, 40대 회사원이 직장을 그
만두고 의대에 가는 것이다. 또한 큰 손실을 보고 나서 사태를 수습하는 것이다. 그것
은 쓰라린 실패를 겪은 뒤 다시 노력하는 것이다. 이때 당신은 누가 친구인지, 진짜 친
구란 무엇인지 알게 된다. 나중에 흐름이 안정적으로 이루어지면 과제가 변한다. 이제
도전 과제는 풋풋한 초심에 자리 잡는 것이다. 프라티야하라는 바로 여기 시작점에, 영
웅이 만들어지는 영역에 있다. 그것은 빛으로 들어가는 우리의 첫걸음이다. 여덟 개 가
지로 이루어진 길에서 남은 가지들은 유지와 성장에 관한 길이다. 프라티야하라는 시
작에 관한 것이다.

나는 아무리 작은 일이라도 실제로 시작해 보라고 권유한다. 왜냐하면
겨자 씨앗이 발아해서 뿌리를 내리는 일이 놀라우리만큼 자주 일어나기 때문이다.

플로렌스 나이팅게일

프라티야하라의 중심에는 우리가 이미 그 자리에 있다는 인식이 있다. 우리는 이미 천국에 있고, 천국은 지금 우리 안에 존재한다. 그렇지 않다는 두려움을 강화하는 생각을 멈추어야 한다. 그래서 우리는 프라티야하라로 명상 수련을, 멈추는 수련을 시작한다. 명상에서 처음 경험하는 순간들은 자동차의 브레이크를 꽉 밟을 때와 비슷하다. 자동차가 움직이지 않아도 온갖 부품은 계속 움직인다. 얼마 뒤 마음은 알아차린다. 우리가 더는 움직이지 않으며, 진심으로 고요히 있으려 한다는 것을……. 그 뒤 명상하는 시간을 누가 차지할 것인지─가만히 있지 못하는 마음인지, 아니면 명상을 위해 앉기로 결심한 자신인지─를 놓고 힘겨루기가 벌어질 것이다. 이러한 힘겨루기는 프라티야하라의 영역이다. 매트 위에서 하는 요가와 매트 밖에서 하는 요가가 있듯이, 방석 위에서 하는 프라티야하라와 방석 밖에서 하는 프라티야하라가 있다. 방석 위에서 하는 프라티야하라는 산란함을 놓아 버리는 과정이다. 그것은 일상의 의식(意識)과 한 점 집중 사이의 중간지대다. 오늘 시작해 보자. 타이머를 10분이나 15분에 맞춘다. 의자나 방석에 바른 자세로 편안하게 앉는다. 호흡을 하나부터 열까지 센 뒤 열부터 하나까지 셀수도 있고, 단순히 몸으로 들어오고 나가는 호흡을 따를 수도 있다. 아사나와 프라나야마 수련으로 배운 기법을 사용하여 마음과 몸을 차분히 가라앉힌다. 이때의 조용한 공간에서 내면을 향하는 프라티야하라의 움직임을 알아차린다. 그것은 에너지를 고갈시키는 산란함에서 벗어나 에너지를 쌓아 가는 집중으로 향하는 움직임이다.

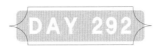

DAY 292

그리고 대중이 자주 가는 곳을 벗어난 우리의 이 삶은
나무에서 이야기를, 흐르는 시내에서 책을,
돌에서 설교를, 모든 것에서 좋음을 발견한다.
윌리엄 셰익스피어

디팩 초프라는 이상적인 명상의 양을 아침에 30분, 밤에 30분이라고 했다. 나는 그동안 여러 시기에 그렇게 해 보려 했지만, 대부분 잘되지 않았다. 내가 해 온 방식은 '많은 시간, 적은 횟수'가 아니라 '적은 시간, 많은 횟수'다. 아침에 15분이라도 명상하는 습관을 기른다면 삶에 많은 도움이 될 것이다. 내가 직장생활에서 심한 스트레스를 받을 때는 15분간 명상하는 것조차 쉬운 일이 아니었지만, 그럴 때야말로 명상이 꼭 필요한 이유가 증명된다. 내가 장기간에 걸쳐 높은 창의성이 필요한 일을 할 때는 명상이 훨씬 더 중요했다. 우리는 여러 시대에 걸쳐 예술가와 학자, 지도자, 부모에게 영감을 준 지혜의 바다에서 멀리 떨어져, 근원 위를 맴도는 삶을 산다. 명상은 우리를 곧장 이 바다로 데려간다. 내면으로 향하는 과정인 프라티야하라는 해변을 가로지르는 걸음이고, 그 바다로 뛰어들려는 의지다. 하루에 15분이라도 명상을 한 내 경험은 셰익스피어가 묘사하는 것과 같다. 내가 명상을 잘한다고 느끼든 그렇지 않든, 세상은 내 앞에 활짝 열린다. 내 가슴과 생각은 고요해지고, 그 고요함 속에서 나는 은총의 통로가 된다.

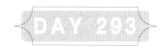

존 F. 케네디는… 살아 있는 동안 이 나라에 중요한 사람이었다. 그러나
더 중요한 것은 우리가 남겨진 것, 시작된 것으로 무엇을 하느냐다. 그는 플라톤처럼
민주 사회에서 시민의 정의는 정치 참여라고 믿었고, 프랜시스 베이컨의 말처럼
"방관자로 있어도 좋은 존재는 오직 신과 천사뿐이다."라고 믿었다.

로버트 케네디

게으름은 우리를 삶에서 방관자가 되게 할 것이다. 우리는 매트 위에서 눈앞의 동작에 집중하므로 꽤 쉽게 게으름을 헤쳐 나갈 수 있다. 수련으로 풀려난 에너지는 게으름을 쉽게 소멸시킨다. 그래서 요가 수업을 마칠 때쯤이면, 대다수 수련생이 시작할 때만 해도 씨름하고 있던 모든 저항을 까맣게 잊어버린다. 그러나 명상에서는 게으름이 더 상대하기 힘든 적이다. 그래서 나는 아침에 완전히 깬 상태로 명상하기 위해 산책을 하거나 샤워를 한다. 식후에 곧바로 명상하는 것은 피하고, 밤늦은 시간에는 명상하지 않으려 한다. 그렇게 해도 명상할 때 게으름을 만나는데, 그것은 두려움의 결과인 경우가 많다. 내 삶의 어떤 부분은 균형 잡혀 있지 않은 상태라서 나는 두려워한다.

두려움이 나를 붙잡으면 게으름이 나를 무너뜨리려고 들어온다. "오늘은 수련하지 않아도 돼." "시작했다고 해서 꼭 끝마쳐야 할 필요는 없어." "오늘은 너무 피곤해서 쉬어야겠어." 나는 게으름을 삶에서 해결되지 않은 문제의 징후로 본다. 게으름은 내가 피하고 싶은 상황이나 마주치고 싶지 않은 두려움을 다룰 때 고개를 든다. 이 모든 것은, 케네디 형제들이 공적인 삶에서 훌륭한 본보기를 보여 준, 내 삶에서 그러한 힘을 앗아 간다. 프라티야하라는 우리가 본래 삶의 방관자가 아니라 무슨 일이 있어도 완전한 참여자임을 깨닫는 것이다.

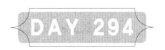

DAY 294

고요히 있으면 무척 자유로워진다. 나는 더 잘 해방될 수 있고, 지금 여기에 더 현존할 수
있고, 덜 반응할 수 있고, 더 잘 호흡할 수 있다. 내일이면 잊을지, 그러지 않을지 모르지만.

알리사 S., 요가 수련생

명상을 올바르게 하려고 너무 애쓰지 않는 것이 중요하다. 나이키 광고에서 말하듯이
그냥 해 보라. 하루에 10~15분쯤 편안하게 앉아서 조용히 있어 보라. 그게 전부다. 명
상 수련이 스스로 추진력을 얻게 하라. 속이지 말라. 명상을 존중하며 명상에 대해 걱
정하지 말라. 원한다면 명상 센터를 찾아보라. 방바닥에 놓인 명상 방석은 시작하기에
좋은 곳이다. 할 수 있다면 명상 수련회에 가 보라. 그리고 일단 거기에 도착하면, 필요
한 것을 얻고 나머지는 그냥 놓아둔다는 점을 기억하라. 명상 지도자들과 명상가들은
그저 더 나아지고자 하는 사람일 뿐이다. 그들의 가르침과 행동은 당신의 문제가 아니
다. 당신이 유일하게 할 일은 오늘도, 내일도, 그다음 날도 명상 방석에 엉덩이를 갖다
대는 것이다.

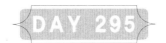

DAY 295

숨을 쉬고, 아, 미소를 짓고, 헤이, 편안히 이완하고, 호,
그리고 이걸 기억해, 당신은 반드시 찾을 거야.

릭 필즈

명상 수련을 시작할 때 우리가 맞닥뜨리는 첫 번째 장애물 중 하나는 의심이다. 우리는

체질적으로 명상을 할 수 없다고 믿는다. 똑바로 앉아 있지 못하고, 허리는 아프고, 마음은 떠돌아다니고, 이럴 가치가 없고…… 오, 다 잊어라! 명상은 그리 어려운 일이 아니다. 당신은 이미 아사나와 프라나야마에서 명상의 한 형태를 해 왔다. 명상은 당신이 그동안 해 온 형태보다 덜 노력하는 형태의 요가일 뿐이다. "숨을 쉬고, 아, 미소를 짓고, 헤이, 편안히 이완하고, 호, 그리고 이걸 기억해, 당신은 반드시 찾을 거야."

DAY 296

영적인 길에서 전형적인 '장애'에 직면하고 있다는 것을 당신은 어떻게 아는가? 그냥 자문해 보라. 내가 균형 감각을, 우선순위에 대한 감각을, 정말 중요한 것이 무엇인지에 대한 감각을 잃어버리고 있는가? 일시적인 반응과 파괴적인 감정에 휩쓸리고 있는가? 그것이 바로 장애가 하는 일이다. 그것은 당신의 통찰을 가로막고, 모든 것을 있는 그대로 보지 못하게 방해한다. 그것은 당신이 깨달은 마음의 고요하고 밝은 앎에 이르지 못하도록 방해한다.

라마 수리야 다스

붓다는 영적인 길에 있는 다섯 가지 장애 즉 난제를 열거했다. 우리는 고요히 명상하는 동안 그런 장애를 맞닥뜨린다. 그것은 갈망, 악의, 나태와 무기력, 가만히 있지 못함, 의심이다. 일단 의심이라는 유령을 통과하고 규칙적인 수련을 시작하면, 나머지 모든 난제를 만나게 된다. 다섯 가지 장애는 요가의 다섯 가지 번뇌와는 다르다. 인간의 근본적인 상태를 설명하지 못하고, 그런 상태의 결과인 마음의 부정적인 습관을 정의할 뿐이라는 점에서 그렇다. 이런 마음의 습관은 일상생활의 산만함 가운데서 번성한다. 명상에 잠겨 완전히 멈추는 것은 개미가 가득한 방에 불을 켜는 것과 같다. 평상시의 산만함이 없는 마음의 빛이 환히 비추면, 갑자기 우리의 갈망, 악의, 나태와 무기력, 가만히 있지 못함, 의심이 드러난다. 그것이 바로 명상의 효과다. 명상은 마음의 습관적인 경로를 우리에게 보여 줄 능력이 있는데, 많은 사람이 명상의 효과를 보지 못하는 이유는 이런 습관 때문이다. 이런 습관이 우리의 삶 속에 살아 있음을, 그것들은 우리 자신이 아님을 이해하는 것이 프라티야하라라는 과정의 첫걸음이다.

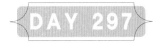

내가 보기에 삶은 아주 편안한 것이 아니다.
삶에 저항할 때보다 삶이 오고 가게 놓아둘 때, 삶은 늘 더 편안하다.
패트리샤 타운젠드, 요가 교사

불교에서는 갈망이 영적인 길에서 대표적인 장애 중 하나라고 말한다. 갈망은 수많은 면을 가지고 있는데, 나의 가장 큰 갈망 중 하나는 갈망을 끝내고 싶은 갈망이다. 오늘 아침 나는 아프가니스탄에 가해진 첫 번째 폭격에 관한 기사를 30분 동안 읽었다. 그런 다음 9.11 테러 때 죽은 사람들에게 바치는 헌사를 읽으면서 30분을 보냈다. 거기에는 96층에서 급한 약속이 있던 아버지, 104층과 105층에서 일하던 형제, 대학을 갓 졸업한 뒤 서부 해안으로 첫 출장을 떠난 젊은 여성의 이야기가 있었다. 다 읽고 나니 글을 쓰고 싶은 마음이 들지 않았다. 아무것도 하고 싶지 않았다. 두렵고 슬펐다. 나는 다른 삶, 다른 상황을 갈망했다. 내 삶을 받아들이고 싶지 않았다. 그렇지만 한쪽 발을 다른 발 앞으로 내디뎠다. 이 원고를 쓰는 동안 아내와 편집자들에게 받은 지지는 글을 쓰는 원동력 중 일부가 되었다. 나는 마음을 다잡고서 최근에 쓴 몇 편의 에세이를 읽은 뒤 오늘의 에세이를 쓰는 과정을 시작했다. 평소에 글을 쓰던 행동 단계를 밟아 가자, 안심되는 상황에 있고 싶은 갈망, 지금의 나 자신과 다른 사람이고 싶은 갈망이 약해졌다. 하고 싶은 말이 있다는 느낌이 들기 시작했다. 내 삶에 의미를 주는 행동을 취하자 삶에 대한 저항이 줄어들었다. 갈망 속에 있을 때 우리는 삶에서 물러나고 있다. 우리의 수련은 돌아가는 길이다.

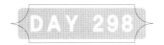

생각은 에너지다. 그러니 생각으로 자신의 세계를 만들 수도 있고 부술 수도 있다.
수잔 테일러

아사나에 숙련된 요가 수련생이 내 수업에 처음 오면 수업 시간이 몹시 힘들게 느껴지는 경우가 가끔 있다. 몸은 훈련되었지만 마음은 길들여지지 않았기 때문이다. 대개 처음 몇 분 안에 수업에 대한 반발심이 들기 시작한다. 수업이 진행되면, 그녀의 마음에 어떤 생각이 가득한지 알 수 있을 정도로 분통이 쌓인다. "이건 분명히 잘못됐어. 이 사람들은 수련을 올바르게 하고 있지 않아. 그래서 정말 화가 나!" 그녀는 지옥에 있다. 붓다가 악의라고 부른 것의 공격을 당하고 있다. 외부로 향하는 것은 악의의 본성이다. 그것은 문제가 여기 자신 안에 있지 않고, 저기 바깥에 있다고 본다. 악의는 어디에나 있다. 우리는 어디에서나, 거의 언제나 악의를 경험하는데, 그것은 대개 합리적이지 않다. 며칠 전에 나는 아내에게 악의를 느꼈다. 왜냐하면 내가 하는 말을 아내가 경청해 주기를 원했는데, 아내는 내 말을 듣지 않으면서 내가 먼저 자기의 말에 경청해 주기를 원했기 때문이다. 나는 아내를 보며 "왜 저렇게 이기적이지?"라고 생각했다. 문제는 우리가 악의의 감정을 경험하는 것이 아니라, 그런 감정과 얽히는 것이다. 아사나 수련과 명상은 악의에 동조하는 우리의 경향성을 다룰 아주 좋은 기회. 명상을 하는 동안, 그리고 나중에 하루를 살아가는 동안, 악의가 올라오면 그것에 이름을 붙여 보라. 그것이 올라오는 것을 지켜본 뒤, 그것에 이름을 붙여 "악의"라고 말해 보라. 악의에 대한 당신의 반응에 따라, 악의가 어떻게 당신이 사는 세계를 규정짓는 힘을 갖게 되는지, 또는 갖지 못하는지 보라.

DAY 299

다음에 어떤 사람과 소통할 때는 자신의 자서전을 한쪽으로 치워 놓고 그를 진정으로
이해하려 해 보라. …… 재촉하지 마라. 인내하라. 존중하라. 당신이 공감할 수 있기 전에는
사람들이 속마음을 말할 필요가 없다. 당신은 항상 자신의 행동에 공감할 수 있다.
분별할 수 있고 섬세할 수 있고 자각할 수 있으며, 자신의 자서전 바깥에서 살 수 있다.
스티븐 코비

불교에서 말하는, 수련의 마지막 장애는 가만히 있지 못함이다. 가만히 있지 못함은 따로 설명할 필요가 없지만, 그래도 설명해 보겠다. 가만히 있지 못함은 지금 있는 존재와 함께 고요히 앉아 있을 수 없음이다. 스티븐 코비는 가만히 있지 못함을 사람들과 소통하고 연결되지 못하게 가로막는 주요 장애 가운데 하나라고 말한다. 우리가 무슨 일을 하든 그 곁에는 가만히 있지 못함이 도사리고 있다. 가만히 있지 못함은 아비니베샤(abhinivesa), 즉 죽음에 대한 두려움의 소산이다. 그것은 또한 코비가 지적하듯이, 우리가 배운 모든 두려움의 결과이며, 자서전의 산물이다. 아사나와 명상에서 우리는 지금 이 순간 현존하기 위해 자신을 훈련한다. 그러는 동안 이 순간의 모든 것을 받아들이고 있으며, 이 순간의 지나감까지 받아들인다. 우리는 끝나는 것을 아쉬워하지 않는 법을 배우고 있다. 가만히 있지 못함은 이것에 대한 저항이 드러난 것이다. 우리는 통제를 포기하고 싶어 하지 않는다. 고요함으로, 고요함과 함께 오는 에고의 죽음으로 미끄러져 들어갈 때, 우리는 상체를 이리저리 움직이기 시작한다. 갑자기 머리를 매만지

거나 옷을 매만지거나 가려운 데를 긁거나 기침, 재채기를 하거나 한숨을 쉰다. 우리의 마음은 상상된 과거나 미래로 떠나고, 우리는 일어나지 않을 일에 대한 계획을 세우며, 저녁 식사를 위한 식료품 목록을 떠올린다. 그러다가 '고요함!'을 기억하고서 다시 시작한다. 가만히 있지 못함과 싸우는 대신, 그저 그것에 이름을 붙여 보라. 가만히 있지 못함이 일어나면 그것을 인정하라. 명상할 때나 매트 위에 있을 때, 또는 누구와 대화할 때 이렇게 할 수 있다. 자신의 자서전을 한쪽으로 치워 놓고, 그저 지금 있는 존재와 함께 현존하라.

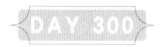

당신의 마음은 "일이 반드시 이렇게 되어야만 해."라고 말함으로써
삶의 자유로운 흐름을 막는다. 놓아 버림은 이 집요한 움켜쥠에서
당신을 해방하며, 놓아 버릴 때 새로운 형태의 현실이 들어올 수 있다.

디팩 초프라

프라티야하라 수행은 자신의 집착을 알아볼 기회가 된다. "저 맛있어 보이는 사과 팬케이크를 먹으면 내 기분이 정말로 좋아질까?" "내가 중요한 인물인 척 행세하면서 하지 말아야 할 말을 하면 어떤 일이 벌어질까?" "○ 같은 사건이 벌어지면 아주 끔찍할까? 설령 그 일이 그렇게 끔찍하다 해도, 그 일을 피하기 위해 내가 희생하는 것이 가치 있을까?" 이 책의 앞부분에서 나는 행복에 장애가 되는 '죽음에 대한 두려움'에 대해 썼다. 어쩌면 당신은 마음이 불편했을지도 모른다. 그런데 우리는 무엇 때문에 집착하게 되는가? 삶이 직선 모양인가? 우리가 즐길 수 있는 것은 한정되어 있는가? 그중 하나를 잃으면 우리는 영원히 부족해지는가? 죽음은 우리에게 있는 모든 것을 앗아 가는

가? '소유'는 어떤가? 우리는 어떤 것을 정말로 소유하거나 잃을 수 있을까? 우리가 숨 쉬는 호흡은, 심장을 계속 뛰게 하는 힘은 우리의 소유인가? 어쨌든 죽음이 앗아 가는 것은 무엇인가? 우리가 "누가 알겠어?"라는 태도라도 취할 수 있다면 일들이 덜 힘들 어질 것이다. 놓아 버림은 죽음에 대한 두려움의 반대이며, 삶을 신뢰하는 것이다. 어 떤 것을 놓아 버릴 때 손은 활짝 펴지고, 우리는 받을 수 있다.

DAY 301

자신의 마음을 바라보는 데 너무 늦은 때란 없다. 우리는 언제든 앉아 있을 수 있고,
어떤 일이든 일어나도록 허용할 수 있다. 때로는 자신에 대해 충격적인 경험을
하고, 때로는 숨으려 하며, 때로는 자신에 대해 놀라운 경험을 한다.
감정에 휩쓸릴 때도 많다. 판단하지 않고 호불호를 믿지 않는다면,
우리는 다시, 다시, 또다시 그저 여기에 있도록 자신을 늘 격려할 수 있다.

페마 초드론

수련을 하는 동안 우리에게 필요한 것이 하나 있다. 더이상 고통 속에 있지 않겠다는 의지가 그것이다. 이 의지가 프라티야하라다. 그것은 경험에서 나오고, 경험을 통해 배 우겠다는 결심에서 나오며, 자유로워질 수 있다는 믿음에서 나온다. 우리가 취해야 하 는 행동에는 역설이 있다. 우리는 자신이 기본적으로 무력함을—어쨌든 우리는 자신의 심장박동조차 통제하지 못한다—인정해야 하고, 그럼에도 불구하고 동시에 자신의 행 동에 대한 절대적인 책임이 있음을 인정해야 한다. 자신이 만들지 않은 바다 위를 표류 하는 우리는 자기의 선택으로 자신이 규정된다는 것을 인정해야 한다. 명상 수련은 우 리가 누구이며 어떤 사람이 될 수 있는지 지켜보도록 가르친다.

DAY 302

단순하고 명확한 목적과 원칙이 복잡하고 지성적인 행동을 낳는다.

디 혹

단순하게 하라. 프라티야하라는 행위다. 명상 방석이나 요가 매트로 올 때, 당신은 지금 여기에 현존하기로 결정했다. 프라티야하라는 현존하는 것이다. 과거와 미래를 놓아 버리고 지금 여기에 있는 것이고, 은총이 일어나도록 놓아두는 것이다. 그것은 명상 방석과 요가 매트 밖에서는 성장하고자 하는 의도에서 분명히 드러난다. 요가 수업을 지도할 때마다 나는 계속 이어지는 결정들로 수업 시간 전체를 이끌어 간다. 나는 안전하게 가르치고, 적당히 거리를 두며, 성장하지 못할 수도 있다. 아니면, 위험을 감수하고, 현존하며, 성장할 수도 있다. 위험을 감수하려면 용기가 필요하지만, 겁쟁이 같은 행동으로 인한 고통은 위험에 따르는 불편함보다 훨씬 더 크다. 단순하게 한다는 것은 이를 아는 것이고, 이를 받아들이는 것이며, 이를 따르는 것이다.

DAY 303

우리 안에는 신비한 존재가 있다. 은하계 같은 행성들이 구슬처럼 그의 손을 통과한다.

카비르

위대한 종교, 가르침, 신비가, 성자들은 모두 우리의 중심에 있는 신비한 존재, 연꽃을 묘사한다. 세상은 이러한 내적 존재의 증거로 가득하다. 이 깊은 창조성의 샘에서 솟아난 미술, 음악, 유머, 문학은 끝이 없다. 예술가와 작가들은 창작품의 원천을 설명하려고 하면서 내면의 어떤 신비한 안내자를 거듭 언급한다. 요가에서 프라티야하라는 우리의 해답들이 내면에서 나오도록 놓아두기로 결정하는 순간이다. 우리는 아사나에서는 영감을 구현하고, 명상에서는 영감을 허용하고, 기도에서는 영감과 교감한다. 12단계 프로그램에서는 "우리의 의지와 삶을 신의 보살핌에 내맡기기로 결정했다."라는 감동적인 문구를 쓴다. 프라티야하라가 그런 결정을 하게 한다.

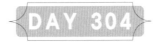

내 은혜가 네게 족하도다.
예수

프라티야하라는 믿음의 도약이다. 명상에서 우리가 할 일은 아주 단순하다. 마음은 산만해지는 습관을 고집하고, 우리는 이런 습관을 놓아 버리도록 마음을 훈련한다. 마음이 산만함을 떠나 어떤 방향을 향하도록 인도한다. 삶에서는 그렇게 하기가 훨씬 어렵다. 우리는 가족, 문화, 친구, 배우자가 옳다고 생각하는 대로 행동하는 버릇이 있다. 그러는 대신, 자신의 가슴에 귀 기울이도록 자기를 훈련해야 한다. 두려움으로 행동하는 습관을 놓아 버리기는 더 어렵다. 다행히도 우리의 수련은 그런 습관을 말끔히 없애 준다. 우리는 자신이 어디에 있고 어디로 가고 싶은지를 이해하게 된다.

그렇더라도 결국 우리는 심연 앞의 가장자리에 서게 된다. "○를 해야 한다는 건 알지만 저 밑으로 추락하면 어떡하지?" 우리 각자는 이런 순간을 홀로 대면해야 하고, 스스로 해답을 찾아야 한다. 당신이 존재하기를 바랐던 사랑은 결코 당신을 실망시키지 않을 것이다. 그것은 내가 직접 목격하고 경험한 진실이며, 먼 옛날부터 전해 내려온

다른 사람들의 경험에서 배운 것이다.

DAY 305

통제하지 않는 자유의 역동적인 바다에는 반드시 파도가 있다.
토머스 제퍼슨

그래서 우리는 통제하지 않는 자유의 역동적인 바다로 들어가고 있다. 이 바다가 역동적인 이유는 우리가 프라티야하라를 우리 존재의 모든 면에서 수행해야 하기 때문이다. 그것은 가장 작고 간단하면서도 가장 중요한 결정이다. 밤이나 낮이나 우리에게는 스스로 일으킨 고통에서 벗어날 기회가 늘 주어지며, 각각의 새로운 자유와 함께 새로운 앎, 새로운 도전이 온다. 이 책을 쓰는 동안 나는 건물 관리인과 소리 없는 전쟁을 치렀다. 그는 우리 개를 좋아하지 않는다. 사랑에 관한 글을 쓰는 동안에도 나는 이 사람을 용서하기가 정말 어렵다는 것을 깨달았다. 지금까지 2년이 넘도록 우리는 서로를 괘씸하게 여겼다. 매일 쓰는 글이 내 의식에 더 깊이 스며들면서, 이 전쟁에 대한 나의 열의가 줄어들었다. 심한 도발을 당했을 때도 나는 자제했다. 최근에는 그 사람에게 인사를 했고 진심으로 웃어주었다. 나중에 내가 개를 데리고 들어갈 때 그는 나를 위해 문을 열어 주었다.

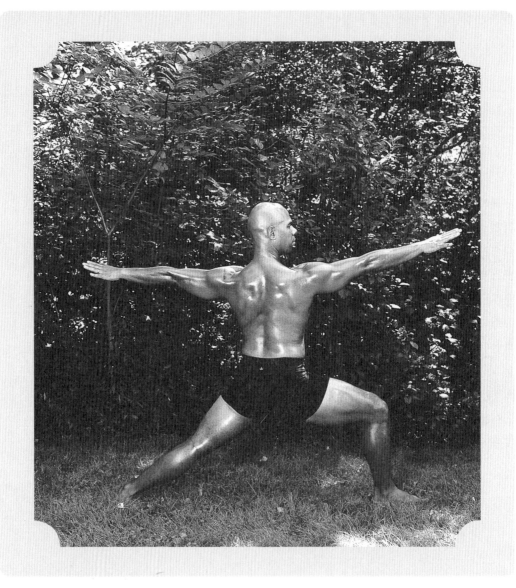

6 부

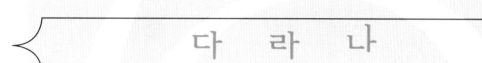

다 라 나

집중

의식을 한 점이나 한곳에 고정하는 것이 집중이다.

B. K. S. 아헹가

여덟 개의 가지로 이루어진 길의 다음 가지는 다라나(dharana) 즉 집중이다. 우리는 주의를 한 점에 집중하도록 배우고, 마음이 그곳에 머물도록 훈련한다. 집중점은 아사나에서처럼 외부에 있을 수도 있고, 명상에서처럼 내부에 있을 수도 있다. 우리는 매트 위에서 다라나를 자주 경험하는데, 시간 가는 줄 모르고 있거나, 마음이 요가 자세의 신체 경험에 깊이 몰입되어 일상사를 잊고 있을 때가 그런 순간이다. 다라나에 잠겨 있을 때 과거와 미래는 사라지고, 우리는 그저 지금 여기에 존재할 뿐이다. 나는 내가 가르치는 모든 요가 수업에서 다라나를 경험하며, 그래서 요가를 가르치는 것이 나에게 치유의 길임을 알게 되었다. 이렇게 깊은 집중으로 이끄는 활동(요가)을 발견한 우리는 행운아들이다. 정말 좋아하는 일을 할 때 우리는 진심으로 그 일에 헌신하지 않을 수 없다. 그러므로 다라나(집중)는 사랑의 부산물이다. 집중된 마음의 깨끗함 속에서 우리는 영혼과 연결되는, 시간을 초월한 자리를 발견한다. 이런 면에서 다라나는 영혼으로 가는 길이다.

마음이 없고 지식이 없는 상태란 어떤 것인지 자문해 보라. 우리가 지식이라고 부르는 것은
지식을 넘어선 앎보다 낮은 상태다. 양극단은 많이 비슷해 보인다는 것을 늘 명심해야 한다.
에테르의 아주 낮은 진동은 어둠이 되고, 중간 진동은 빛이 되며, 아주 높은 진동은
다시 어둠이 될 것이다. 이와 비슷하게 무지는 가장 낮은 상태이고, 지식은
중간 상태이며, 지식을 넘어선 앎은 가장 높은 상태다. 양극단은 같은 것으로 보인다.
지식 그 자체는 만들어진 것이고 결합체다. 그것은 참된 실재가 아니다.

스와미 비베카난다

야구에서 투수는 "공을 던져. 겨냥하지 말고."라는 말을 듣는다. 이 말은 '지식'과 '지식
을 초월한 앎'의 차이를 보여 주는 좋은 예다. 공을 겨냥하는 것은 지식의 자리에서, 사
건들을 통제하려는 자리에서 나온다. 공을 던지는 것은 공이 그 순간의 흐름으로 들어
가도록 놓아 버리는 것이며, 사건들과 사건 속의 자기 자리를 신뢰하는 것이다. 공을
겨냥하는 것은 자신이 분리되어 있음을 긍정하는 것이고, 공을 던지는 것은 자신이 연
결되어 있음을 긍정하는 것이다. 겨냥할 때는 마음속 재잘거림이 많지만, 던질 때는 아
무 소리가 없다. 꾸준한 아사나 수련과 명상 수련은 두 가지 형태의 활동을 있는 그대
로 볼 기회를 준다. 우리는 요가 동작에 대해 계속 생각하고 있을 수도 있겠지만, 주저
없이 그 동작을 시도할 수도 있다. 우리는 명상한다고 앉아서 호흡에 주의를 기울이려
고 애쓰며 자신과 전쟁을 벌일 수도 있겠지만, 다 내버려 두고 이완하며 고요에 잠길
수도 있다. 다라나(집중)는 공을 던지는 것이다. 그것은 우리가 물 흐르듯 요가 자세로
들어가거나, 다 놓아 버리고 명상에 잠길 때 일어나는 고요함이다. 그것은 물처럼 그
순간에 자신을 쏟아붓는 마음이다. 그것은 지식 너머의 고요함이다.

DAY 308

지금 구원받고 싶다면 언어를 초월하여 생각하도록 인도받아야 한다.
로이 마스터스

다라나(집중)는 우리가 하는 것이 아니라, 일어나는 것이다. 그것은 사랑에 항복한 결과다. 사랑의 기쁨 속에서 우리는 삶에 대한 저항을 놓아 버린다. 우리는 지금 이 순간을 받아들이고, 현실을 만난다. 그리고 이것을 다라나로서 경험한다. 그것을 묘사하기 위해서 우리가 사용하는 단어는 '깊은 집중' 또는 '흐름'이지만, 사실상 우리가 경험하는 것은 깊은 연결이다. 뛰어난 야구 선수의 마음은 온전히 열려 있어서, 시속 95마일로 나아가는 야구공을 지각하고 그것과 연결될 수 있다. 이 깊은 연결의 자리에서 그는 공의 움직임, 공의 미세한 흔들림을 따라가며 직감적으로 반응한다. 이 타자가 공을 치기 위해서는 수백만 개의 신체 움직임이 조화를 이루어야 하며, 타자는 눈 깜빡하는 사이에 이 모든 움직임을 충분히 이해하고 흠 없이 실행해야 한다. 거기에 언어를 넘어선 앎이 있고, 시간을 넘어선 순간이 있다.

다라나에 잠겨 있을 때, 즉 깊이 연결되어 있을 때 우리는 평상시와 조금 닮은 방식으로 살아간다. 우리는 원예든 경주용 자동차 운전이든 육아든 명상이든 아사나 수련이든 자신이 사랑하는 일에 몰두해 왔고 사랑의 어려움을 견뎌 왔다. 신의로 두려움을 돌파해 왔고 깊은 연결 상태에 있게 되었다. 사랑은 우리를 사랑 안으로 깊이 끌어당긴다. 시간과 공간, 두려움과 의심, 말과 실패 너머의 자리로 깊이 끌어당긴다. 이 자리로 들어갈 때마다 우리는 언제나 변화되어 나온다. 이 자리의 성질을 더욱더 실제로 경험하고 더 쉽게 접근한다. 그리고 언어를 넘어선 생각으로 인도받는다는 것을 깨닫는다.

DAY 309

우리의 지각이 끝없는 생각으로 인해 더는 왜곡되거나 방해받지 않을 때, 우리는
'있는 그대로 보는 것'이 어떤 의미인지 이해할 수 있다. 명상할 때처럼 아주아주 고요할 때, 우
리는 모든 것을 있는 그대로 놓아두는 공간을 발견할 수 있다. 그 공간에서
자신이 누구이며 이 세상에 어떻게 어울릴지 알게 되는 방을 발견할 것이다.
엔젤 교도 윌리엄스

오늘 아침 나는 우리 요가원에서 오전 7시 수업을 했다. 수업을 마친 뒤, 그동안 알고
는 있었지만 제대로 얘기해 보지는 못한 수련생과 대화를 나누었다. 수업이 끝난 직후
의 느긋한 분위기에서 우리는 아사나 수련에 대한 우리의 열정을 이야기했다. 그는 오
랫동안 성경 공부에 바탕을 둔 영적 수행을 해 왔는데, 요가 수련이 신과의 연결을 더
풍부하게 해 준다는 것을 알게 되었다고 말했다. 이른 가을 아침의 서늘한 대기, 주황
색과 푸른색, 갈색으로 물든 풍경 속으로 걸어 나가면서 그는 말했다. "신은 고요함 속
에 거하시고, 고요함은 내 가슴속에 있어요. 그리고 요가는 내가 그 고요함과 다시 연
결되게 해 줘요."

DAY 310

세상은 불완전함에서 완전함으로 진화하고 있으며, 여기에는
모든 사랑과 연민이 필요하다. 우리는 다정한 마음으로 주의 깊게 살펴보아야 한다.
하즈랏 이나야트 칸

내가 가르치는 아사나 수업은, 이 책도 마찬가지지만, 일반인 수련자에게 유용한 과정이 되게 하려는 목적이 있다. 내가 생각하는 일반인 수련자는 출가 수행자가 되기를 선택하지 않고 주류 사회의 흐름 속에서 살기로 결정한 사람이며, 대개는 가정생활과 직장생활을 병행하는 사람이다. 그들은 교사, 경찰관, 의사, 변호사, 군인, 건설 노동자, 과학자, 부모 등 저마다 우리의 문명을 유지하는 데 필요한 힘든 역할을 맡아서 한다. 그들은 자신의 역할을 진심으로 받아들였고, 매일 하는 일을 통해 사랑을 표현하며, 우리가 가장 존경하는 사람 중 일부도 그들이다. 그들은 어린이와 노인을 돌본다. 그들은 열심히 일하며, 그들의 몸과 마음은 맡은 일의 어려움을 잘 견딜 수 있어야 한다. 아사나 수련과 명상은 일반 수련자가 어른의 삶이라는 무거운 짐을 거뜬히 짊어질 수 있도록 돕는 데 더할 나위 없이 알맞은 방법이다.

하즈랏 이나야트 칸은 일반인 수련자의 가장 중요한 책임을 얘기한다. 우리는 다정한 마음으로 주의 깊게 살펴보면서, 사랑과 연민의 통로가 되어 세상을 헤쳐 나가야 하는 것이다. 아사나는 다정한 마음으로 주의 깊게 살펴보면서 행동하는 능력을 길러 준다. 이러한 능력이 뚜렷해질 때 우리는 그것을 다라나(집중)라고 부르며, 다라나는 두려움의 반대다. 수련의 결실은 세상을 돌보는 것, 우리에게 주어진 날들의 순간에 애정 어린 관심을 기울이는 것이다.

DAY 311

오늘 아침 나는 여느 때처럼 일찍 일어나서 책상으로 갔다. 지금은 봄이고 개똥지빠귀가 숲속에서 노래하고 있다. 아마도 어디쯤에 있을 구불구불한 나뭇가지에 앉아서······. 지금 나는 열린 문 옆에 서 있다. 그리고 지금은 풀밭으로 내려서고 있다. 잎사귀 몇 장을 만져 본다. 이제는 노랑나비들이 함께 이리저리 나는 모습을 지켜본다. 그 뒤에는 햇빛을

받아 반짝이는 구름이 있다. 들판 위에서. 나는 생각한다. 어쩌면 그저 보고 듣는
것이야말로 진짜 할 일일지 모른다고. 우리 없는 세계야말로 진정한 시(詩)일지 모른다고.
메리 올리버

오늘 아침에는 글 쓸 준비를 위해 커피를 살 겸 집 근처로 짧은 산책을 나갔다. 집에서 커피를 만들 수도 있지만, 다리도 풀어 주고 가을 공기도 마시고 싶었다. 주위의 색깔, 소리, 냄새를 즐기면서 길을 걸었다. 커피숍에서 돌아오는 길에 예쁜 강아지를 데리고 있는 여성을 보고는 걸음을 멈추고 말을 걸었다. 그녀는 우리 요가원의 수련생이라고 했고, 우리가 강아지를 화제로 삼아 얘기할 때 우리 머리 주위로 주홍빛 나뭇잎들이 흩날리며 떨어지고 있었다. 집으로 돌아오는 길은 마치 가을의 마지막 날들 중 하루를 들이쉬고 있는 것처럼 느껴졌다. 다라나(집중)는 우리가 지금 여기에 현존하겠다는, 바라보고 귀 기울이겠다는, 진정한 시(詩)를 보고 느끼겠다는 결정이다.

DAY 312

최근, 내면의 싸움을 묘사하는 북미 인디언 부족 추장에 관한 이야기를 들었다. 그는
말했다. "내 안에 두 마리 개가 있습니다. 한 마리는 비열하고 악한데, 다른 한 마리는
선합니다. 비열한 개는 선한 개와 날마다 싸웁니다." 어떤 사람이 어느 개가 주로
이기냐고 묻자, 그는 잠시 생각하더니 "내가 먹이를 더 많이 준 개입니다."라고 대답했다.
헤럴드 쿠쉬너 랍비

나는 영적 원리들을 꾸준히 적용하도록 동기를 부여하는 가장 큰 요인은 고통이라는 것을 깨달았다. 얼마 전에 겪은 몇 가지 실패와 곤경, 근심의 기억은 내가 잊고 있던 몇 가지 진실을 내 삶에 적용하도록 도와준다. 위에 있는 랍비의 이야기를 빌리자면, 나는

악한 개에게 먹이를 주고 난 후에야 선한 개에게 먹이를 주어야 하는 이유를 절실히 느꼈다. 이를 이해하자 내가 몇 년간 감내해야 했던 큰 실패들이 좋은 교훈을 가르쳐 준 경험임을 깨닫고 감사하게 되었다. 이런 경험들이 내 영적 삶을 세우는 토대가 된 것은 내 실수에서 배우는 나의 인간적 능력 덕분이다. 내 영적 건강의 유지는 여덟 개 가지로 된 길의 단계들을 반영한다. 나는 프라티야하라란 악한 개에게 먹이를 주지 않 겠다는 결정이라고 생각한다. 다라나(집중)는 선한 개에게 꾸준히 먹이를 주려는 의지 다. 이 과정에는 추진력이 있는데, 그것은 고통으로 시작하지만 시간이 지나면서 사랑 으로 변한다. 우리는 처음에는 악한 개를 겁내지만, 시간이 흐르면서 선한 개를 사랑하 게 된다. 선한 개를 사랑하는 힘이 다라나의 정수다. 영적 원리들을 적용할 때, 조건 없 이 자신을 나눌 때 우리가 느끼는 이 사랑은 강렬하다. 그것은 우리의 관심을 계속 끌 며, 우리가 계속 관심을 기울이는 것이 다라나다. 우리가 계속 관심을 기울일 때 세상 이 바뀔 수 있다.

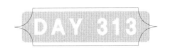

진정한 생명력은, 달콤하든 씁쓸하든, 대개 노력의 산물이 아니라
삶 자체의 과정에서, 살아 있음을 느끼는 데서 발견된다.
조지 레너드

다라나(집중)는 살아 있음을 느끼게 한다. 들판을 달리는 개처럼 우리는 매료되어 완 전히 열중한다. 이는 요가를 가르칠 때 내가 경험하는 것이다. 나의 일부는 늘 무언가 를 두려워하는 것 같고, 다른 일부는 늘 충분하지 않다고 느끼는 것 같다. 그렇지만 나 는 나의 인간성을 받아들이며, 나 자신이 지금 있는 그대로 보이고 들리도록 허용한다.

어떤 날은 이를 넘어 디야나와 사마디로, 자아(에고)의 완전한 항복으로 나아간다. 이런 순간들에 관해서는 다음에 따로 얘기해 보겠다. 내가 가르치면서 매일 경험하는 것은 다라나, 즉 계속 주의를 기울이는 것이며, 그것으로 충분하다. 이러한 방식으로 삶에 참여하는 것, 달콤함에도 마음을 열고, 쌉쌀함에도 마음을 열고, 주는 것에도 마음을 열고, 받는 것에도 마음을 열며, 살아 있는 느낌에 마음을 여는 것은 더할 나위 없이 좋다.

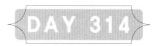

당신은 포기할 때 확장된다.
데니스 겐포 머젤 선사

아사나와 명상을 수련할 때 우리는 계속 주의를 기울이는 능력을 기를 기회를 얻게 되며, 이 능력을 일상생활에 적용할 수 있게 된다. 이 모든 것이 아주 좋지만, 먼저 매트나 방석 위에서 계속 주의를 기울이는 능력을 길러야 한다. 그러려면 어떻게 해야 할까? 무엇을 해야 할까? 첫 단계는 항상 똑같다. 매트로 나와야 한다. 매트를 깔고 그 위에 오른다. 타이머를 맞춰 놓은 다음, 방석 위에 엉덩이를 대고 앉는다. 둘째 단계는 훨씬 더 단순하다. 놓아 버리는 것이다.

우리 삶의 가장 깊은 흐름들이 표면의 파도에 더는 어떤 영향도 미치지 못할 때, 우리의
생명력은 마침내 점점 쇠할 것이고, 우리는 바쁠 때조차 결국 활력을 잃고 지루해할 것이다.
헨리 나우웬

수련의 고요함 속에서 우리는 '하나와 많은 것이 같고, 한정된 자아가 무한한 실재에
열리는' 존재의 수준을 만나게 된다. 우리는 헨리 나우웬이 '우리 삶의 가장 깊은 흐름
들'이라고 부르는 것 속으로 들어간다. 이 흐름들은 물질적인 것이 아니라 영적인 것이
며, 깊은 집중 상태에서 주의를 계속 유지하는 순간에 만나게 된다. 그때 우리의 마음
과 영혼은 몰입되고 연결되어 있으며, 우리는 우주적 마음, 우주적 영혼과 하나다. 우
리는 그 경험으로 인해 영원히 변한다. 우리의 관점이 달라지며, 시각이 기적처럼 바뀌
는 일을 경험한다. 꾸준히 수련하면 이런 경험들이 계속 이어지고 더 많이 일어날 힘이
생긴다. 우리의 생명력이 필요한 곳마다 더 자유롭게 흐르는 것이 느껴진다. 반대의 경
우도 사실이다. 수련을 회피하면 나태해지는 것이다. 이는 마치 우리 각자에게 삶의 뮤
즈가 있고, 그녀의 목소리는 오직 수련의 고요함, 다라나(집중)의 고요 속에서만 들리
는 것과 같다. 우리가 살아가는 데 필요한 영감은 자신의 뮤즈를 방문하는 횟수에 비례
하여 증가한다.

기도란 자신을 생명의 에테르로 확장하는 것이 아니겠는가? …… 기도할 때 그대들은 바로 그
시간에 기도하는 사람들, 기도 속에서가 아니고는 만나지 못할 그들을 공중에서 만난다. 그러
므로 보이지 않는 그 사원을 방문할 때 기쁨과 감미로운 영적 친교를 누려라.

칼릴 지브란

수련은 '보이지 않는 사원'을 방문하는 것이다. 시간이 지나면서 우리는 마음이 초점을
내면으로 돌려서 내부 세계—몸의 감각, 호흡 경험, 마음의 내적 대화, 감정 반응의 영
역—를 지켜보도록 마음을 훈련한다. 미지의 땅을 발견하는 여행가처럼 우리는 보이지
않는 내부의 우주로 들어간다. 이 새로운 땅에 더 오래 머물수록 집중하는 법을 더 잘
배우고, 우리의 내면세계는 공유되는 것임을 더 잘 알게 된다. 사실, 분리된 것은 우리
자신의 가장 외적인 면일 뿐이다. 내면으로 들어갈 때 우리의 지성은 참된 지성과 접촉
하고, 우리의 마음은 참된 마음과 친교를 나눈다. 이러한 연결은 우리의 성장을 촉진하
여 자기를 실현하도록 돕는 에너지, 진동을 만들어 낸다.

인도의 요가 수행자들은 해를 응시한다(오직 일몰이나 일출 때만 그렇게 하는데,
그때는 눈에 해롭지 않기 때문이다). 그들은 명상 수련을 위해 해의 이미지를
마음의 눈에 간직한다. 그 모습이 의식에 자리 잡으면, 눈을 감고서
불꽃이나 거룩한 존재의 심상을 간직하며 그것을 마음의 눈으로 옮긴다.

베릴 벤더 버치

요가 교사인 베릴 벤더 버치는 내면의 대상에 집중하는 다라나의 분명한 이미지를 보여 준다. 몸을 외부에 집중하는 다라나의 대상으로 쓸 수 있듯이, 우리는 내면의 대상에, 마음의 눈에 담긴 이미지에 주의를 기울일 수 있으며, 그것을 이용하여 마음이 깊이 집중하도록 훈련할 수 있다. 명상할 때 내가 가장 자주 이용하는 내면의 대상은 가슴이다. 나는 마음의 눈을 가슴 차크라(chakra)의 중심, 즉 흉부의 중앙에 두고, 거기에 주의를 기울이면서 가슴속에 있는 것들을 느낀다. 외부의 대상에 집중할지 내면의 대상에 집중할지는 자신이 선택하면 된다. 그날그날 마음이 끌리는 대로 해 보라. 꾸준히 수련하면 마음의 집중력이 길러지며, 이 능력이 우리가 요가에서 하는 모든 것의 토대가 된다. 이 점을 이해하는 것이 중요하다.

DAY 318

> 집중(다라나)은 때로 '일점 집중'(에카그라타)과 같은 것으로 여겨지지만,
> 둘은 똑같은 것이 아니다. 왜냐하면 에카그라타는 단순히 정신의 흐름을
> 붙잡아 두는 것을 나타내지만, 집중은 진실을 이해하기 위해 마음을
> 고정하는 것을 의미하기 때문이다. 그러므로 다라나는 창조적인 행위다.
> 게오르그 포이어슈타인

우리는 다라나의 고요함 속에 있는 마음을 이용하여 '지금 있는 것'을 이해하게 된다. 우리는 평생 이렇게 해 왔다. 자동 응답기에서 상냥하게 알려 주는 전화번호를 알아들으려고 눈을 가늘게 떠 보지 않았거나, 차를 운전하여 집으로 돌아올 때 어둡고 구불구불한 길에서 앞을 잘 보려고 좌석의 앞쪽 끄트머리에 앉아 긴장해 보지 않은 사람이 있을까? 통찰을 얻으려고 집중하는 것은 요가의 발명품이 아니다. 신체 단련으로 집중

력을 기르는 것이 요가에만 있는 것도 아니다. 위대한 검의 달인들, 무용가들, 체조 선수들, 모든 종목의 운동선수들은 신체의 기술과 함께 집중력도 계발해 왔다. 요가는 새로운 훈련법을 소개한 것이 아니라 새로운 것에 중점을 두었을 뿐이다. 요가 수련에서는 마음의 집중력이 주요한 것이고, 요가 자세에 숙달하는 신체 능력은 부차적인 것이다. 이는 사실이다. 다라나의 본성이 창조적이기 때문이다. 마음을 이 순간에 몰두할 때, '지금 있는 것'과 우리가 이미 경험해 온 것 사이에 시너지 효과가 생긴다. 완전히 새로운 이해가 가능해진다. 신세계가 열린다. 진화할 수 있게 된다.

DAY 319

이해했을 때 …… 나는 다르게 느끼기 시작했다. 내 가슴속의 어두운 빈 공간에서는
희망의 빛이 깜박이기 시작했고, 내면의 공허는 자기를 아는 앎으로 채워지기
시작했다. 나는 불만족의 근원이 내 마음이고 내가 선택한 태도들이지,
다른 사람들이 내게 한 행위가 아님을 알게 되었다.
제시 리 피터슨 목사

집중된 마음을 세상에 적용할 때 우리가 발견하는 것은, 진실은 늘 여기에 있었는데, 우리가 너무 산만해서 몰랐다는 것이다. 요가를 수련할 때 우리에게 열리는 세계는 늘 여기에 있었다. 그것은 에덴동산에 있던 아담과 이브의 세계이고, 예수와 붓다의 세계이며, 어린아이와 강아지들의 세계이다. 우리의 수련은 우리와 우리 영혼의 참된 집을 갈라놓고 있는 망상의 층들을 벗겨 낸다. 첫 단계는 인식이다. 중독자는 어느 날 아침에 깨어나서 자신의 음주가 문제라는 것을 '알게' 된다. 어제는 음주가 여느 일과 다르지 않았지만, 오늘 아침에는 자신의 모든 문제가 음주에서 시작한다는 것을 영혼 깊이 이

해한다.

우리의 문제들은 대개 이보다 복잡하지만, 해법은 언제나 관점의 전환으로 시작한다. 매트와 방석 위에서 집중을 수련하면 진정한 초고속 정보통신망과 연결된다. 다라나(집중)를 꾸준히 수련하면 새로운 통찰을 얻게 된다. 그것은 때로는 쓰레기를 내놓는 방법에 관한 통찰이고, 때로는 그동안 쓰고 싶었던 영화 대본에 관한 아이디어이며, 어떤 때는 세상에서 자신의 역할에 관한 더 깊은 이해다. 이런 통찰, 이런 영감은 드러나지 않은 영역에 존재하다가 우리의 생각과 말, 행동으로 존재하게 되는 에너지다. 두 세계를 넘나드는 우리는 자신의 삶과 다른 사람들의 삶에 은총이 흐르는 통로가 된다.

DAY 320

명상과 기도의 가장 큰 보상 중 하나는 아마도 우리에게 오는 소속감일 것이다.
우리는 더는 완전히 적대적인 사회에서 살고 있지 않다. 더는 길을 잃지도,
두려워하지도, 목적이 없지도 않다. 우리가 신의 뜻을 어렴풋이 감지하는 그 순간,
삶에서 참되고 영원한 것인 진실, 정의, 사랑을 보기 시작하는 그 순간,
우리는 이와 반대되는 증거로 보이는 주위의 것들에 더는 깊이 동요되지 않는다.
빌 윌슨

다라나(집중)에서 마음은 참된 마음과, 영혼은 참된 영혼과 연결된다. 이런 연결에서 통찰이 흘러나오지만, 우리 대부분이 매트와 방석으로 계속 돌아가는 이유는 고요해짐의 결과로 우리 삶에 들어오는 평화 때문이다.

삶의 표면 바로 아래에는 영혼의 바다가 있다. 다라나는 일상의 삶에 스며들어 우리가 이 바다와 직접 만나게 한다. 명상하며 앉아 있든 화단 가꾸는 일에 몰두하든, 우리가 꾸준히 주의를 기울일 때 경험하는 것은 평화다. 빌 윌슨은 그 효과를 분명하고 정

학하게 묘사한다. 스스로 부과한 분리감에서 자유로워진 우리는 사랑으로 유지되는 우주에 소속되어 있다는 직관적인 느낌을 경험한다. 시간이 지나면서, 사랑의 우주에서 사랑으로 존재한다는 이 느낌은 우리의 영적인 삶이 세워지는 단단한 토대가 된다. 이 느낌은 우리가 겪게 되어 있는 삶의 시련들을 견딜 능력을 준다. 그것은 고요히 머무르는 중심이며, 모든 바른 행동이 나오는 원천이다. 거기에서 성숙한 삶의 표시인 사랑의 행위가 솟아난다.

◁ DAY 321 ▷

> 본래 수은과 마음은 불안정하다. 이것들을 안정되게 만들 때,
> 세상에서 이루지 못할 일은 없다.
> 하타 요가 프라디피카

90년대 초반에 나는 중독 상담사로 훈련받았다. 돕고자 하는 열망이 가득했던 나는 10대 청소년들과 함께 숙소에 거주하면서 치료하는 프로그램 일을 맡게 되었다. 당시에는 10대들에 대해 알지 못했고, 거주 프로그램에 대해서도 아는 바가 없었다. 알고 보니 청소년을 위한 거주 치료 프로그램은 지구상에서 가장 일하기 힘든 곳이라고 해도 과언이 아니었다. 젊은 동료가 정색을 하고는 차라리 첩보 기관에서 일하고 싶고 그런 일이 더 유익할 것 같다고 말했을 때, 내가 어떤 상황을 맞이하게 될지 생각해 봤어야 했다.

6개월도 안 되어 나는 완전히 지쳐 버렸다. 치유 과제는 넘쳐나는데 이 모든 일을 어떻게 해내야 할지 감이 잡히지 않았다. 가장 힘든 과제는 일주일에 한 번씩 약물남용 그룹을 만나서 진행해야 하는 일이었는데, 나를 도와주는 여성은 가끔씩만 올 수 있었

다. 내가 그 일을 맡을 때까지 학생들은 하나의 그룹으로 뭘 해 본 적이 없었고, 내가 진행하는 모임에 나와야 한다고 생각하지도 않았다. 그 일이 내게 던진 창조적인 과제들은 엄청난 것이었고, 감정적인 시련들은 나의 기력을 고갈시키고 있었다. 내 마음속에 거의 항상 자리하고 있던, 실패에 대한 두려움에서 벗어나기 위해 나는 요가와 명상을 진지하게 수련하기 시작했다. 몇 달이 지나자 그 그룹을 이끌어 갈 아이디어들이 더 쉽게 떠오르기 시작했다. 나도 모르는 사이에, 그 그룹에 대한 큰 그림과 비전이 내 마음속에서 꼴을 갖추어 가고 있었고, 매주 운영 계획에 관한 영감이 떠오르기 시작했다. 이런 비전에 활력을 얻으면서 나는 학생들에게 조금씩 신뢰를 불어넣기 시작했다. 마침내 그들도 내 비전을 받아들이게 되었다. 이 과정을 4년 동안 진행하면서 나와 조력자는 포괄적이고 효과적인 프로그램을 만들었고, 그 프로그램을 우리 센터뿐 아니라 다른 센터에도 자리 잡게 했다. 여러 해가 지난 뒤 우리 둘은 그 프로그램을 떠났지만, 그 프로그램의 일부는 오늘날에도 여전히 진행되고 있으며, 이런 프로그램들에 직접 영향을 받은 청소년의 수효를 나는 짐작조차 할 수 없다. 나는 이 프로그램들을 나 자신의 작품으로 보지 않으며, 나의 수련을 통해서 세상으로 들어가는 은총의 나타남으로 여긴다.

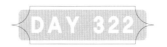

바다가 밤낮없이 스르륵 스르륵 부딪치며 부서지는 모래밭을
나는 충분히 오래 걸었는가? 벌새가 일으키는 작은 폭풍에 충분히 감탄했는가?
굵은 엄지손가락만 한 블랙베리에는? 별똥별에는?
메리 올리버

우리 각자의 일부는 진실을 보지 않으려 한다. 우리 각자의 일부는 마법 같은 일도 없고, 신비한 불가사의도 없을 것이라고, 우리의 삶은 축복받지 않았고 신성하지 않다고, 우리의 날들은 기적이 아니라고 믿고 싶어 하며, 나뭇잎이 나무와 연결되어 있듯이 우리도 살아 있는 모든 존재와 연결되어 있음을 믿지 않으려 한다. 이런 문제에 대한 처방으로 우리는 요가를 만들었다.

DAY 323

나는 세상의 빛이니, 나를 따르는 자는 어둠에 다니지 아니하고 생명의 빛을 얻으리라.
요한복음 8장 12절

우리는 모두 세상의 빛이다. 세상의 빛인 자기 자신과 다시 연결되는 것, 그것이 영적 수련의 핵심이다. 다라나(집중)는 우리가 실재와 함께, 빛과 함께 추는 춤이다. 먼저 우리는 멈추기로 선택하고, 다음에는 마음의 모든 지각력을 한곳에 모은다. 우리가 기울이는 주의는 부름이며, 이 부름에 우주가 응답한다. 집중된 마음의 고요 속에서, 마음이 재잘거리던 곳에 텅 빈 공간이 만들어진다. 우주가 그 속으로 들어오며, 그래서 다라나는 양방향으로 흐를 수 있는 강과 같다. 우리가 할 일은 세상의 빛이 우리에게 들어와서 우리를 통해 비추도록 텅 빈 공간을 만드는 것, 우물을 파는 것, 자신을 비우는 것이다.

행복한 삶에 꼭 필요한 세 가지 주요 요소는 할 일, 사랑하는 것, 그리고 바라는 것이다.
조지프 애디슨

요가 수련은 삶을 변화시키는 과정일 뿐 아니라, 나의 영성을 표현할 길을 준다. 그것은 곧 나의 '할 일'이다. 수련을 중심으로 하루를 계획할 때 나는 할 일 목록의 맨 위에 영적 웰빙을 둔다. 신체적, 정신적, 영적 건강을 내 삶에서 각각 알맞은 자리에 둔다.

요가를 가르치면서 나는 '사랑하는 것'을 발견했다. 수련생을 잘 지도하려면 수련실에 있는 모든 사람을 사랑해야 한다. 그러지 못하는 순간, 나는 수업에서 영혼의 흐름을 가로막게 되고, 수업이 펼쳐지는 과정에 장애가 된다. 이러한 필요조건—매일 우리 요가원에 오는 200여 명의 영혼 한 사람 한 사람을 사랑하는 것—은 내게 커다란 성장의 기회를 준다.

요가를 가르치는 일은 내 여행을 완성해 주었다. 나의 수련생들은 매일 인간에 관해 옳은 것들을 보여 준다. 그러면서 그들은 나에게 '바라는 것'을 주었다. 그들의 용기, 장애를 극복하는 분명한 능력을 매일 자주 지켜보다 보면, 해답이 주어지는 것 같다고 느낀다. 그것은 마치 모든 중대한 문제를 해결하는 방법에 관한 내부 정보가 내게 있는 것 같다. 환경, 전쟁, 압제, 절망 같은 문제를 다룰 사람은 누구인가? 우리 자신이다.

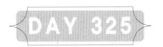

다라나, 디야나, 사마디, 이 세 가지는 함께 삼야마 즉 통합을 이룬다.
요가 수트라

다라나, 디야나, 사마디는 마음이 참된 마음으로, 영혼이 참된 영혼으로 돌아가는 끊임 없는 흐름으로 여겨진다. 빛으로 가는 이 움직임, 이 흐름을 삼야마(samyama)라고 한다. 이 책의 나머지 부분에서 의식의 각 측면, 각 상태를 하나하나 살펴볼 것이다. 왜냐하면 그것들은 별개로 일어나고, 각각의 특성이 있으며, 우리의 영적 건강에 저마다 이바지하기 때문이다. 그러나 나는 또한 그것들을 아울러 삼야마라고 부를 것이다. 그것들은 사실 하나의 움직임이기 때문이다.

요가 철학에서 우리 영혼은 맨 먼저 광물 또는 바위로 나타나고, 다음에는 식물로, 다음에는 동물로 진화하며, 마지막에는 인간의 모습을 취한다. 이러한 진화가 일어날 때는 가속도가 붙어서 속도가 더 높아지며, 빛이 참된 빛으로 돌아간다. 우리 인간은 집으로 돌아가는 여행을 끝내기 위해 영적 수련을 시작한다. 요가에는 수많은 생애에 걸친 이 과정의 마지막 순간, 영원한 순간이 있는데, 그 순간이 삼야마다.

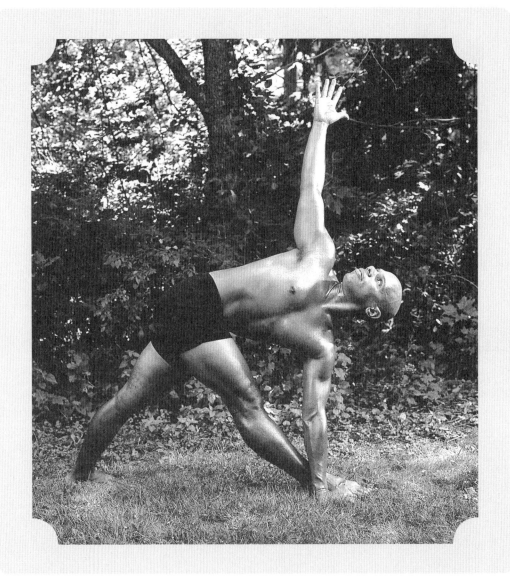

7 부

디 야 나

노력 없는 집중

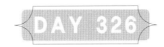

하나의 지점이나 부분으로 끊임없이 향하는 주의의 흐름이 명상이다.
요가 수트라

여덟 개 가지로 이루어진 요가의 길 중 일곱째는 명상 즉 디야나(dhyana)다. 일단 우리가 다라나를 수련하는 법을, 집중된 노력으로 마음을 고요하게 하는 법을 배웠다면, 다른 일이 일어나기 시작한다. 이미 마음을 한 지점으로 가져와서 거기에 계속 둘 수 있는 것이다. 우리는 마음과 집중하는 대상을, 보는 자와 보이는 것을 알아차린다. 이제 다라나(집중)는 디야나(명상)로 이어지고, 집중은 노력 없이 이루어지며, 이제 보는 자는 없고 보이는 것만 남는다. 자식이나 배우자에 대한 사랑이 우리 자신의 안전이나 편안함에 대한 모든 생각을 넘어설 때, 우리는 이처럼 아무 노력 없이 사랑에 몰입되는 경험을 한다. 그것은 우리 본성의 본질적인 면이므로 우리는 일상생활을 하면서 디야나를 경험하기도 한다. 나는 식당 종업원으로 일할 때 초저녁에 할당받은 테이블을 세곤 했다. "오늘은 두 테이블이군." "오늘은 네 테이블이군." 요가를 여러 달 수련한 뒤에야 깨달았다. 내가 정말로 일에 몰두할 때는 몇 개의 테이블을 할당받았는지 알지 못하거나 관심 두지 않는다는 것을……. 그런 순간에 나는 그저 흐름 속에 있을 뿐이었다. 그럴 때는 오직 지금 이 순간만 있었고, 바로 다음에 할 일만 있었다. 테이블을 세는 것은 다라나이며, 다라나가 디야나로 바뀌면 테이블은 사라지고 오직 할 일만 남는다.

디야나에서 마음이 자신의 움직임을 지켜볼 때 심리적 시간, 이어지는 시간이 멈춘다.
의식의 영역에서 집중의 강도는 변하지도 흔들리지도 않으며, 단지에서 부어지는
기름만큼 안정되고 매끄럽고 변함없이 유지된다. 알아차림의 강도를 그대로 유지하면서,
주의 깊은 알아차림이 한 점 집중으로부터 한 점에 고정되지 않은 집중으로 옮겨 간다.
…… 디야나에서 중점을 둘 것은 안정적이고 깊은 명상적 지켜봄의 유지다.

B. K. S. 아헹가

다라나(집중)와 디야나(명상)는 우리가 연마할 수 있는 기술이라는 점을 이해하는 것
이 중요하다. 사실, 여덟 개 가지로 이루어진 길과 이런 마음 상태에 붙여진 이름들은
수행자들이 그런 체험을 하고 나서 오랜 세월이 지난 뒤에야 확립되었다. 요가 수트
라는 인류가 이미 수세기 동안 해 온 경험을 기술하고 있을 뿐이다. 다라나와 디야나
의 차이를 이해하면, 어떤 일을 위해 노력할 때 어떤 식으로 접근하는 것이 좋은지 이
해할 수 있다. 다라나와 디야나를 우리가 탁월한 행위를 할 수 있게 하는 요인으로 생
각해 보라. 자신과 다른 사람들이 탁월함을 이룬 방법의 본보기를 갖추고 있다면, 꿈을
실현하기 위한 준비를 더 잘할 수 있다. 디야나는 스포츠 심리학자들이 '존(the zone, 일
종의 무아경으로 탁월한 성과를 낼 수 있는 마음 상태─옮긴이)'이라고 부르는 심오한 자리
다. 그곳은 음악가와 악기가 사라지고 음악만 남는 자리며, 연설가가 더이상 지식으로
말하지 않고 그 순간의 확실한 느낌으로 말하는, 시간을 초월한 자리다. 두려워하지 않
는 용기와 헌신으로 우리는 일상의 장애를 통과하여, 순수한 에너지, 순수한 영혼, 바
른 행위의 영역으로 들어간다. 수련을 하면 누구나 이 영역에서 살 수 있다.

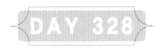

그는 참된 자기로 자아를 들어 올려야 한다.
바가바드 기타

삼야마의 단계들—집중에서 명상으로, 명상에서 사마디로—을 의식적으로 통과하기 시작할 때, 우리는 놀라운 여행을 시작한다. 이것은 영혼이 추진하는 여행이다. 우리가 디야나를 규칙적인 경험의 일부로 만들려 하는 것은 이기적인 이유 때문도 아니고, 순전히 에고만의 의지에 의한 것도 아니다. 우리는 자신이 은총에 열리도록 준비한다. 우리는 모든 노력이 야마와 니야마라는 토대 위에 세워지게 하면서, 사랑이 사랑의 목적을 위해 우리를 쓰도록 기꺼이 자신을 내맡긴다. 그런 동기로 한다면 실패할 리가 없다. 가슴과 마음이 평온해진 우리는 사람들에게 봉사하도록 자신을 아낌없이 내줄 수 있다. 이 흔들림 없는 헌신은 다라나(집중)에서 디야나(명상)로 흐른다. 우리는 수련과 삶이 신성한 에너지로 가득 차는 것을 보게 된다. 우리가 어떤 일을 하고 누구와 관계하든 그것들은 우리를 통해 흐르는 은총으로 변화된다. 우리는 세상에 존재하면서 늘 더 평화로워지고 맑아지고 이해하게 되고 유능해지는 것을 경험한다. 우리는 더이상 자신의 이익만을 위해 행동하지 않으며, 은총이 흐르는 통로가 된다.

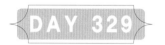

자신의 빛을 써서 빛의 근원으로 돌아가라.
이것이 영원을 익히는 것이다.
노자

지구 반대편에서 다른 시간, 다른 공간에 살았던 이 현자는 바가바드 기타의 크리슈나와 같은 결론에 도달했다. 우리는 주의를 내면으로 돌려서 자신의 빛을 발견하고, 그 빛은 우리를 빛의 근원으로 인도한다. 우리는 빛을 향해 한 걸음 내딛고, 그 빛은 우리를 향해 열 걸음 내딛는다. 공수부대원이었던 나는 몇 주 동안 비행기에서 정확하게 낙하하는 법을 배웠다. 그 결과, 비행기 출구에 너무 가까이 있으면 문 옆에서 휘몰아치는 시속 180마일의 바람에 휩쓸려 인정사정없이 빨려 나가게 되리라는 것을 알게 되었다. 비행기에서 낙하하는 방법에 숙달하느라 보낸 시간의 대부분은 비행기에서 적절히 탈출하는 법을 배운 시간이었다. 우리가 진짜 고요해지면 고요의 힘이 우리를 내면으로 끌어당긴다. 우리 자신의 빛이 우리를 빛의 근원으로 인도한다.

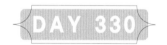

마음은 대체로 다양한 대상에 관심을 두고 온갖 것에 관여한다. 그것은 낮은 상태다.
마음이 하나의 대상에 관심을 두고 그 밖의 나머지를 배제할 때, 마음은 높은 상태에 있다.
스와미 비베카난다

요가 경전들에서는 같은 요지의 말을 거듭 반복한다. 산만한 마음은 힘이 없고, 집중된 마음은 무한한 잠재력을 가지고 있다. 요가에서 우리가 하는 대부분의 수련은 디야나(명상)에 선행한다. 산란한 마음을 다스리고, 삶을 가치 있게 만드는 일에 마음을 쏟을 수 있게 되기까지는 여러 해가 걸릴지도 모르고 평생 노력해야 할지도 모른다. 그러나 꾸준히 수련하면 집중된 마음으로 디야나에서 보내는 시간이 늘어날 것이다.

우리 각자는 가장 효과적으로 마음을 길들이는 자기만의 방법을 찾아낸다. 당신에게는 명상이 효과적일 수 있고, 다른 사람들에게는 아사나 수련이나 프라나야마가 고요해지고 집중되게 하는 방법일 수 있다. 나는 아사나를 가르칠 때 그런 경험을 한다. 요가를 가르치는 데 필요한 것은 내 마음을 한 점에 모으고 유지해 주는 효과적인 수단이다. 나의 경우 가르침의 명상에서 핵심은 나의 직관적 통찰이다. 명상할 때 호흡을 따르거나, 아사나를 할 때 몸의 감각을 관찰하는 것처럼, 나는 가르칠 때 직관과 영감의 충동이 일어나면 그것을 지켜본다. 각 충동의 성격을 보고, 이 충동과 그 순간의 관계를 지켜본다. "이 충동은 수련생들의 에너지에 영향을 받아서 일어난 거로군." "이 충동은 내 주의 집중의 흐름이 잠시 멈추어서 일어났어. 신경 쓸 필요는 없지만 마음을 다시 여기로 가져와야 한다는 신호로 받아들여야겠다." "이 충동은 그들의 몸이 바로 지금 하고 싶어 하는 것을 내가 느낀 거야." 등등. 수련생들을 가르치는 동안 나는 꾸준히 계속 주의가 기울여지고, 거의 힘들이지 않은 채로 집중이 이루어진다. 거기에는 과거도 미래도 없고, 오직 시간을 초월한 현재만이 있다. 나는 디야나 안에 있다. 이런 식으로 거듭 디야나 상태로 들어가게 되면, 그 경험을 삶의 다른 영역으로도 가져갈 수 있다. 이제 나는 글을 쓰면서, 아사나를 수련하면서, 강연을 하면서, 다른 형태로 가르치면서도 디야나로 들어갈 수 있다. 왜냐하면 디야나는 내 마음이 쉽게 들어가는 자리가 되었기 때문이다. 수련의 효과는 점진적이고 누적적이다. 호수 표면으로 퍼져 나가는 잔물결의 동심원처럼 건강은 그 중심으로부터 사방으로 퍼져 나간다.

생각 없이 의식할 수 있어야만 마음을 창조적으로 쓸 수 있으며, 그런 상태로 들어가는
가장 쉬운 방법은 자신의 몸을 통해서다. 대답이나 해결책 또는 창조적 아이디어가 필요할 때
마다, 내면의 에너지장에 주의를 집중하여 잠깐 생각을 멈추어라. 고요함을 알아차려라.
다시 생각하기 시작할 때 그것은 새롭고 창조적일 것이다. 어떠한 생각 활동을 하든지 간에
몇 분마다 생각과 내적인 경청, 내면의 고요함 사이를 오가는 것을 습관으로 만들어라.
우리는 이렇게 말할 수 있다. "머리로만 생각하지 말고, 온몸으로 생각하라."

에크하르트 톨레

점점 더 잘 가르치게 되면서 나는 온몸으로 생각하는 법을 배웠다. 나의 자각은 점점
더 넓어져서 몸의 나머지 부분에서 오는 정보까지 알아차리게 되었다. 나의 감정 반응
과 신체 감각은 수업을 지도하면서 계속 상태를 판단하고 평가하는 데 필수적인 역할
을 한다. 반복과 흔들림 없는 주의 집중의 힘을 통해서 나는 점점 더 많은 이해의 길을
알게 되었다. 물론, 내가 잘못된 길로 가면 막혀 버린다. 그럴 때 다시 해 보면 이번에
는 이전에 나를 여기로 안내한 어렴풋한 충동을 알아차리게 되고, 이 충동이 이제 도
로 표지판이 된다. 더 잘 알아차릴 때 더 효과적인 수련을 하게 된다. 디야나의 분명함
과 고요함이 시간을 단축하고 발전을 촉진하지만, 우리의 성장은 여전히 놓아 버리려
는, 신뢰하려는 의지에 달려 있다. 나는 온몸으로 생각할 수 있지만, 신뢰가 없다면 아
는 대로 행동하지 못할 것이다. 통찰은 신뢰와 짝을 이루어야 한다.

DAY 332

나의 시야는 하늘만큼 넓지만, 나의 행위와 인과에 대한 존중은 밀가루 입자만큼 미세하다.

파드마 삼바바

삼야마에서 우리의 수련은 오직 행동으로만 충분히 실현될 수 있는 결실을 보고 있다. 우리는 몸에, 마음에, 가슴에 드넓은 공간을 만들어 왔으며, 그럴 때 신성은 우리의 생각, 입술, 손을 통해 그 공간으로 흘러들어 와서 세상으로 흘러 나갈 수 있다.

DAY 333

에어컨이 있는 사무실에서 근무한 사회정책 입안자들은 가난한 사람이나
그들의 도움이 요구되는 사람의 필요에 잘 맞는 프로그램을 거의 개발하지 못했다.

미라바이 부시

깊은 집중 상태나 장시간의 평온한 명상 상태, 또는 하나임을 경험하는 무아경의 기간은 사랑이 없다면 오래가는 가치를 갖지 못한다. 우리는 저마다 사랑을 실천하라는 부름을 받는다. 강도 만나 죽을 지경에 처한 사람을 도운 선한 사마리아인이, 보살피는 교사가, 도움을 위해 내미는 손길이, "예." 또는 "아니요."라고 말하는 목소리가 되는 것은 당신에게, 나에게, 우리 모두에게 달려 있다. 최근 어느 구급대원에 관한 기사를 읽었는데, 그는 2001년 9월 11일에 잠에서 깬 뒤 항공기가 세계무역센터를 들이받았다는 소식을 들었다. 그는 비극의 현장으로 달려갔고, 붕괴된 건물의 돌더미를 12시간 동

안 파헤치고 들어가서 마지막 생존자를 구출했다. 그는 자신을 특별한 사람이라고 생각하지 않았고, 그래서 이 이야기도 두 달 전에야 신문에 실리게 되었다. 이것은 평범한 남녀인 우리만이 세상에 가져올 수 있는 은총이다. 그리고 우리가 요가 매트와 명상 방석에서 시간을 보내는 것은 이를 위해서다.

DAY 334

우리는 어떻게 지금 이 순간을 살 수 있는가? 어떻게 지금 주위 사람들과 살면서
그들의 고통을 덜어 주고 그들의 삶이 더 행복해지도록 도울 수 있는가? 어떻게?
해답은 우리가 알아차림을 실천해야 한다는 것이다.
틱낫한

디야나(명상)의 넓고 안정된 주의 집중은 더 효과적인 삶을 세우는 토대가 된다. 위대한 코미디언, 교사, 배우, 지도자, 장인, 운동선수 등 진정한 달인을 볼 때, 우리는 그들이 분명한 이해의 자리에 올라갔다는 느낌을 받는다. 거기에는 애매함이 없으며, 그들의 마음은 참된 마음으로 몰입되었고, 영혼은 참된 영혼 속에 있다.

내가 요가 교사로서 가장 좋은 상태에 있을 때는 늘 수업이 온전히 갖추어진 아이디어로 다가오는 순간이 있다. 때로는 문을 열고 수련실로 걸어 들어가는 동안, 때로는 수업을 시작한 직후에 그렇다. 그 아이디어가 무엇인지, 어떤 요가 자세를 언제 할 것인지는 말할 수 없지만, 그런 메시지를 받은 것은 안다. 내가 더이상 할 일은 없다. 그것은 마치 내가 시간 여행을 하면서 이 수업이 어떻게 진행되는지를 보고 온 것과 같다. 나는 어떻게 시간이 직선으로 진행되는 게 아닌, 어떻게 모든 일이 신의 마음에서 동시에 일어나고 있는지를 언뜻 본다. 시작, 중간, 끝이 이미 일어났으며 지금 일어

나고 있다. 우리의 수련은 우리가 되고 싶은 사람이 되는 데 필요한 앎에 동조되게 한다.

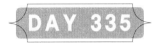

두려워하지 않는다면 무엇을 하겠는가?
스펜서 존슨 박사

어떤 면에서 이 질문은 트릭이다. 디야나(명상) 안에 있을 때는 두려워하지 않기 때문이다. 그렇지만 이 질문도 도움이 된다. 왜냐하면 우리 중 대다수는 디야나 안에 있지 않을 때가 많으며, 두려움을 직면하면 시야를 넓히는 데 도움이 되기 때문이다. 이 질문에 대한 자신의 해답을 생각해 보면 아사나, 프라나야마, 명상에서 하는 마음 훈련의 힘을 다시 한 번 알 수 있다. 요가 매트나 명상 방석에서 시간을 보낼 때는 두려워하지 않을 수 있다. 그래서 수련을 하는 동안에는 우리를 갉아먹는 두려움의 영향 없이 삶을 바라볼 수 있다. 마음이 고요함에 익숙해질 때 우리는 점점 더 능숙하고 쉽게 두려움에서 빠져나와 고요함으로 들어갈 수 있다. 산만한 마음의 산물인 두려움은 대수롭지 않은 것이 되고, 우리가 주의를 기울이지 않고 있음을 나타내는 표시가 될 뿐이다. 두려움은 현실 세계에서 다시 삶을 시작하도록 일깨우는 신호다. 우리는 두려워하지 않으면 무엇을 할 것인지 알기 시작한다.

모든 명상 기법은 하나의 대상에 집중하며, 그 대상으로 계속 돌아온다. 그 대상은
호흡이나 만트라, 생각, 감각, 기도일 수 있다. 몸의 감각에 집중하는 것은 마음을 내면으로
끌어당기는 강력한 수단이다. 첫 단계는 집중 즉 다라나다. 나는 이것을 한 점 집중으로
보는데, 그것은 직선 모양의 마음과 많은 연관이 있다. 우리는 자연스럽게 변화된 상태로
들어가고, 때로는 디야나 즉 '하나의 흐름 상태'라 불릴 수 있는 것을 경험할 것이다.
그리고 이 흐름 안에 있을 때 우리는 생각이 일어나는 영역을 더 잘 알아차린다.

수디르 조너선 파우스트

생각의 근원으로 거슬러 올라가는 것은 그 자체로 깊은 수련이다. 순간순간 그렇게 할
능력을 적극적으로 기르면, 우리는 영적으로 한없이 건강해질 수 있고, 그러면서 어른
이 된다. 이런 능력이 없다면 '어른아이'에 불과하며, 지나가는 욕망과 혐오, 모든 두려
움과 야망의 먹잇감이 된다. 마음에게 비움과 집중을 가르친 뒤, 주의를 내면으로 돌리
면, 순간순간 내면의 진실을 알아차리고 이해하여 과거의 조건화에서 해방된다.

두 가지 시나리오가 있다. 하나의 시나리오에서는 당신이 자신을 두렵게 하고 화나
게 하는 사람에게 얘기하고 있다. 당신은 대화를 통해 이런 감정을 다루며, 가능한 한
빨리 그 감정에서 빠져나온다. 둘째 시나리오에서는 당신의 관점이 바뀌었다. 당신은
자신의 빛과 연결되어 있으며 자기 자신을 신뢰한다. 그래도 여전히 이 사람에 대한 부
정적 반응이 일어나지만, 당신은 고요히 머물면서 분명하게 본다. 이 사람에 대한 자신
의 반응을 관찰하고, 그 근원으로 거슬러 올라간다. 자신과 다른 사람들에 대한 당신의
오래된 믿음은 자신에게도, 이 사람에게도 책임이 없음을 이해한다. 이런 너그러운 태
도로 당신은 지금 여기에 현존하게 되고, 이 사람을 신의 자녀로 여기며 마음을 연다.
바꿔 말하면, 둘째 시나리오에서 당신은 어른처럼 행동할 수 있다. 매트 위에서 성장하

면 인격도 성장한다.

DAY 337

나무든 동물이든 선생님이든 부모님이든, 당신의 존재 전체로 무언가를
사랑하는 것이 아주 중요하다. 특히 어릴 때 그렇다. 그러면 갈등 없이,
두려움 없이 존재하는 것이 어떤 것인지를 직접 알게 되기 때문이다.
지두 크리슈나무르티

우리는 두려움 없는 자리로 들어가고 있는데, 그곳의 토대는 사랑이다. 사랑이 없다면
수련 기법은 영적 만족이나 에너지적 잠재력이 없는 공허한 운동이 되고 만다. 디야나
를 설명하는 데 사용되는 모든 형용사는 사랑의 속성이다. 주의 집중이 안정되고 끊임
없이 이어지도록 활기를 불어넣는 것은 사랑이다. 자신에 대한 사랑, 자신이 있는 우주
안의 자리에 대한 사랑, 모든 존재에 대한 사랑……. 사랑이 없다면 우리는 지치고 흥
미를 잃고 의욕까지 잃어버릴 것이다.

아내를 만나기 전, 나는 지금의 나와 같은 사람이었다. 같은 능력, 같은 미소, 같은
희망과 꿈을 가진 사람. 하지만 그때는 잠재력을 계발하지 않았고, 잠재력에 별 관심
도 두지 않았다. 어떤 것도 그만두지 않았고, 내가 진정으로 성장하는 데 필요한 것을
하나도 제대로 시도하지 않았다. 지난 7년간 아내와 나는 힘든 도전을 하나씩 극복하
고 다음 도전으로 나아가면서 꾸준히 성장해 왔다. 가끔 우리는 너무 힘들었지만 결국
은 받아들였던 지난날의 상황들을 떠올리며 웃는다. 시련은 계속 이어졌다. 그렇지만
우주는 우리가 준비되어 있음을 안다. 우리는 함께 있기 때문이다. 서로에 대한 우리
의 사랑이라는 맥락에서는 우리가 기울인 모든 노력, 우리가 미지의 영역으로 들어간

모든 날이 이해된다. 우리가 수련하면서 일깨우는 맑음, 드넓음, 연결, 힘, 통찰, 연민은 사랑이다.

ᐳ DAY 338 ᐸ

시간이 사라지면서 자신의 평소 정체성이 완전히 없어진다.
나 자신이라고 느끼는 개인성은 물질적 수준 너머로 녹아 없어지고,
내가 태어난 이래 모아 온 주요 사건들을 간직할 필요성도 느끼지 못한다.
디팩 초프라

'내가 자랄 때'라는 구절은 우리가 태어날 때부터 영적 잠재력을 인식하고 있음을 보여 주는 강력한 표시다. 내가 보기에, 우리 각자는 두려움 속에서 만들어지고 고통으로 규정되는 한정된 자아가 자신의 운명이 아님을 직관적으로 이해하는 것 같다. 모퉁이 뒤에서 성숙한 자아가 우리를 기다린다. 우리는 통찰과 행동을 결합하여 그 모퉁이를 돈다. 많은 사람은 추구하지 않고도 통찰을 얻는다. 사도 바울이 다마스쿠스로 가는 길에서 겪은 일은 이를 보여 주는 가장 유명한 예 중 하나다. 하지만 바울이 그때 경험한 극적인 만남도 그가 용기 있는 행동으로 그 길을 따르지 않았다면 헛된 일이 되었을 것이다. 영적 수련의 목적은 의도적으로 통찰을 계발하고, 용감한 행동을 하는 데 필요한 힘을 불어넣는 것이다. 디야나는 행동과 통찰이 하나 되는 자리다. 우리가 주의 집중과 흐름을 유지하는 이 상태에 있을 때, 주의를 기울이는 '행동'과 초연한 관찰로 얻어지는 '통찰'이 동시에 일어난다. 여기 이 시간을 초월한 고요한 지점에서 우리는 성장한다. 실재 안에, 진실 안에 있을 때 우리는 만들어진 자아에 더이상 관심을 두지 않는다. 누가 태어났다거나 죽었다는 소식을 들으면 그 전에 나누던 잡담이 잊히듯이, 만들어진

자아의 두려움과 욕망은 금세 잊힌다. 디야나는 행동과 통찰이다. 우리는 시간을 초월한 영혼의 영역에 있을 때 늘 성장해 왔다는 것을 알게 된다.

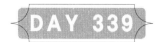

삼스카라는 계속되는 생각의 물결에 의해 쌓이고, 다시 새로운 생각의 물결을 만들어 내며, 그 과정은 양방향으로 작용한다. 계속 이어지는 분노와 원망의 생각에 마음을 노출시키면, 이런 분노의 물결이 분노의 삼스카라를 쌓아 올릴 것이며, 이 삼스카라는 일상생활 전반에 분노하게 되는 상황을 만들어 낼 것이다. 분노 삼스카라가 발달한 사람을 가리켜 '성질이 나쁜' 사람이라고 한다. 삼스카라들의 총합은 사실 그 순간 우리의 기질이다.
요가 수트라

요가 심리학에서 우리의 기질, 성격의 내용은 우리의 생각과 서로 영향을 주면서 만들어지는 상태에 있다. 생각은 영혼에 인상 즉 삼스카라(samskara)를 만들고, 이 인상들은 우리가 다시 비슷한 생각을 하게 만든다. 시간이 지나면서 이런 인상들은 중독의 경우처럼 상당히 확연해진다. 그러나 양초 표면에 난 자국들처럼 우리의 삼스카라는 열로 녹여 없앨 수 있다. 우리가 사용하는 열은 요가다. 아사나, 프라나야마, 명상을 하면서 경험하든 다른 활동을 하면서 경험하든, 다라나(집중)와 디야나(명상)는 아주 강력하다. 왜냐하면 그 둘은 '생각'과 '생각이 남긴 인상'을 초월한 곳으로 우리를 데려가서, 영혼을 직접 아는 앎인 비디야(vidya)로 들어가게 하기 때문이다. 우리의 생각은 삼스카라를 바꿀 수 있으며, 다라나와 디야나는 우리에게 들어온 기존의 관념들을 완전히 제거한다. 디팩 초프라가 앞의 글에서 잘 말해 주었듯이, 우리는 스스로 만들어 낸 자아를 뛰어넘고, 자신을 한정하는 정의들을 놓아 버리며, 자신의 참된 본성을 깨달을 수 있다.

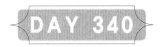

1984년 뉴욕 지하철에서 4명의 10대 소년을 쏜 버나드 괴츠에 관해 쓴
릴리안 루빈은 괴츠의 총탄들이 그의 현재에 존재하는 목표물 못지않게
그의 과거에 존재한 목표물을 조준했다고 주장했다.
말콤 글래드웰

우리는 과거가 현재 위에 어른거리는, 언뜻언뜻 보이지만 닿지는 않는 그림자 세계에서 살고 있다. 우리는 서로 사랑하고 미워했던 어머니와 아버지, 또래들이 합쳐진 인물에게 지배당한다. 우리가 가장 두려워하는 것은 우리가 가장 필요로 하는 것이다. 우리는 낯선 사람들에게 자신을 드러내고, 사랑하는 사람들에게 자신을 숨긴다. 버나드 괴츠는 최악의 두려움을 확인해 주는 환경을 찾아냈고, 그런 다음 상상된 세상의 잘못을 바로잡으려고 필사적으로 노력했다고 한다. 우리는 그와 얼마나 다를까? 그리고 요가는 이것을 어떻게 바꾸는가?

요가는 밖에서부터 안으로 수행한다. 우리는 먼저 자신의 행동을 공부하고, 다음에는 몸을 공부하며, 그 뒤에는 호흡을 공부한다. 그 뒤에는 내면으로 향하여 생각을 따라 생각의 근원으로 거슬러 올라간다. 자신의 빛을 이용하여 빛의 근원으로 되돌아간다. 현재에 계속 관심을 두면 과거의 조건화에 속박된 상태가 서서히 사라진다. 우리가 자신이라고 생각했던 자아는 우리의 참된 본성의 환한 빛 속에서 서서히 희미해지며 중요성을 잃어 간다.

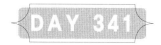

누군가 붓다에게 신인지 인간인지 물었을 때
붓다는 그저 "나는 깨어 있을 뿐입니다."라고 답했다.
라마 수리야 다스

나는 하루 중 적지 않은 시간을 어떤 결과에 관해 걱정하면서 보낸다. "그 일이 어떻게
될까?" "내가 기대에 미치지 못하면 어쩌지?" 이것은 어떤 형태의 화로 이어질 때가 많
다. "왜 저 사람은 저렇게 운전하지?" "여보, 전화기 어디에 두었어요? 왜 전화기를 제
자리에 두지 않지요?" 화는 종종 우울함으로 이어져 "나는 남은 삶을 바보처럼 보내게
될 거야."라고 생각하게 된다. 그러고 나서 소파에 누워 있는 반려견을 본다. 그 아이는
나를 올려다보며 미소 짓고 꼬리를 흔든다. 나는 그 아이를 껴안고 따뜻한 털 냄새를
맡으며, 뭔가를 사랑하고 사랑을 주고받는 것이 얼마나 좋은지를 느낀다. 나는 현실을
경험한다. 나는 깨어 있다.

선(禪)과 디야나는 명상을 뜻한다. 선의 목표는 명상을 통해
붓다가 깨달은 것을 깨닫고 마음을 해방시키는 것이다.
폴 렙스, 뇨겐 센자키

명상 전통에서는 고요함과 연결을 통해 마음을 해방시킨다. 요가에서는 몸과 호흡을
이용해 그렇게 한다. 움직이지 않는 자세로 호흡을 통해 신체적, 감정적, 정신적으로

그 순간을 경험하면서, 우리는 깊이 현존하고 고요히 머물며 연결되어 있다. 나는 한 번씩 아사나의 명상적 측면을 최소화할 때가 있지만, 그럴 때마다 나의 아사나 수련이 얼마나 깊이 확립되어 있는지를 알고 놀라워한다. 나의 일터인 우리 요가원에서 오전 6시 30분에 시작해서 밤 10시까지 고객이기도 한 수련생들에 둘러싸여 하루를 보내다 가도 나는 중간에 한 번씩 잠시 멈춘다. 그리고 마음이 얼마나 편안한지, 몸 안에서 얼마나 편안한지, 수련의 세부 사항에 마음이 얼마나 몰입되어 있는지를 알아차리고는 놀라워한다. 프라티야하라, 다라나, 디야나, 안정되고 힘이 들지 않고 자연스럽게 흐르는 주의. 나는 지금 있는 곳에 자연스럽게 존재하면서, 지금 하는 일을 한다. 산만하지 않은 맑은 마음으로, 편안한 가슴으로.

DAY 343

너의 마음을 나에게 집중하라. 너의 가슴을 나의 현존으로 채워라.
바가바드 기타

명상할 때 내가 가장 자주 사용하는 내부 집중점은 가슴이라고 앞서 말했다. 이것은 사실이지만, 내가 가장 사랑하는 것은 신이다. 내가 좋아하는 명상은 그저 가슴으로 앉아서, 마음을 신의 사랑을 향해 열어 놓는 것이다. 나는 '사랑의 화물열차'라는 말을 사용한다. 사랑의 화물열차에 가슴과 마음을 열어 놓고서, 나는 고요히 앉아 빛이 내 영혼에 부어지도록 허용한다. 그럴 만한 가치가 있다.

당신은 환영과 사물의 겉모습 속에서 살고 있다. 실재는 있지만,
당신은 이것을 알지 못한다. 이를 이해하면 자신이 아무것도 아님을 알게 될 것이다.
그리고 아무것도 아닐 때 당신은 모든 것이다. 그것이 전부다.

칼루 린포체

자신이 어떤 것도 아니라는 것은 안 좋은 게 전혀 아니다. 그것은 우리가 모든 것과 하나라는 뜻이다. 당신과 아름다운 호수, 초원 사이에는 어떠한 분리도 없다. 당신은 아름답고 자유로운 여름 구름이다. 당신은 재규어의 힘과 침묵을 지닌 채 정글의 오솔길을 활보하고, 매처럼 기류를 타고 떠다닌다. 일방적인 사랑은 없으며 상실도 없다. 우리는 가족이기 때문이다. 우리는 늘 함께해 왔고 늘 함께일 것이다. 그러지 않을 수 없다. 우리는 결코 혼자가 아니다.

인원수가 많은 수업을 지도하기 시작했을 때 내가 충분히 좋은 요가 교사가 아니라는 것을 알게 되었다. 더운 방 안에 가득 들어차 있는 그 모든 수련생을 보면서, 그들이 훌륭한 수업을 얼마나 간절히 원하는지 느낄 수 있었다. 하지만 나는 그들에게 그런 훌륭한 수업을 제공할 수 없었다. 그것은 내 능력 밖의 일이었다. 그 후 어느 날, 나는 그런 수업을 제공하지 않아도 된다는 것을 깨달았다.

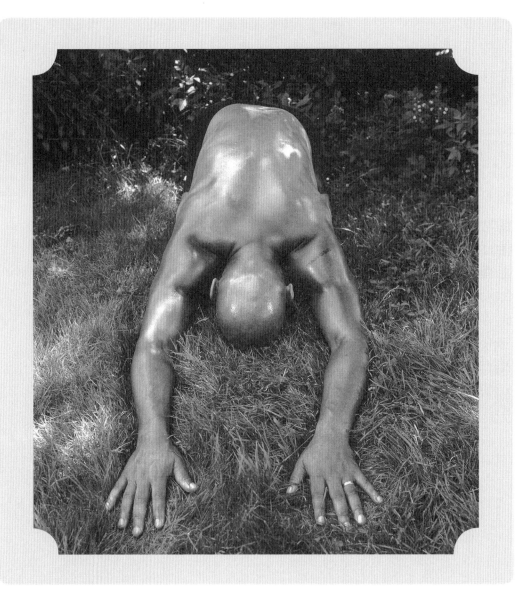

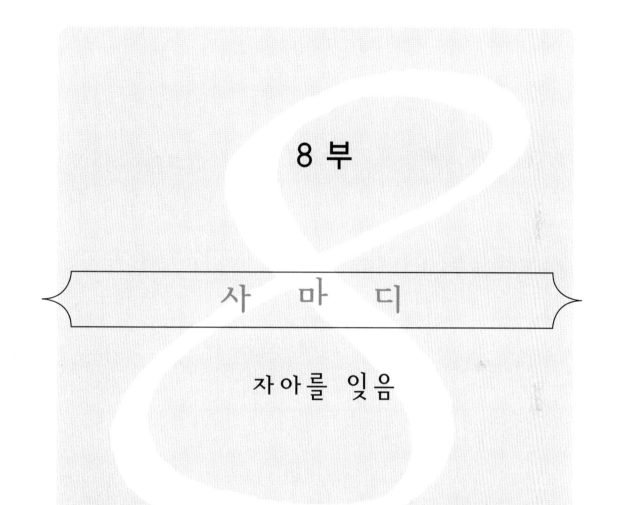

8 부

사 마 디

자아를 잊음

우리가 빛나지 않을 수 있겠는가?
넬슨 만델라

요가의 길의 마지막 측면은 이슈와라 프라니다나(Isvara pranidhana) 즉 신에게 내맡김이다. 신뢰, 내맡김, 헌신. 무엇을 신뢰할까? 무엇에 내맡길까? 무엇에 헌신할까? 이런 질문에 대한 대답은 어떤 책에서도 찾을 수 없으며, 그 대답들은 우리 가슴속에 쓰여 있다. 그것은 우리가 태어나기 훨씬 이전에 쓰여 있었고, 우리는 자신에 관한 진실로 돌아가는 여행을 끝마치려고 요가를 수련한다. 당신이 신을 믿든 믿지 않든, 신을 원하든 원하지 않든, 상관이 없다. 우리 모두는 깊은 연결의 순간을 경험한다. 봄의 산들바람이 살갗을 어루만지는 느낌, 사랑으로 다른 사람의 눈을 들여다볼 때 가슴에 이는 감정, 별이 흩뿌려진 여름 밤하늘을 응시할 때의 신성한 경외감 등. 일상의 표면 바로 아래에 위대한 무엇이 있으며, 가끔 우리는 그것을 얼핏 본다. 갑작스레 일어나는 그런 순간에 삶은 우리를 마음의 감옥에서 데리고 나와 지금 이 순간으로 데려간다. 그리고 우리는 요가 매트나 명상 방석 위에서 이 깊은 연결을 일상적인 일로 경험하기 시작한다. 이슈와라 프라니다나는 그런 위대한 순간의 경험을 우선순위로 삼게 한다.

왜 그렇지 않겠는가? 우리는 빛 속에서도 어둠 속에서처럼 편안하게 살 수 있다. 우리는 더 높은 목적을 위해서 더 높은 경지에서 살기로 선택한 사람들, 그런 멘토들에 둘러싸여 있다. 우리가 듣는 음악, 보는 영화, 읽는 책, 이 모든 것은 '놀라운 은총'의 감미로움에 관한 언급으로 가득하다. 요가의 여덟 개 가지 중에서 이 마지막 순간은 은총이 일어나도록 허용하는 것이다. 은총이 일어나기를 바라거나, 은총이 일어나도록 애써 노력하거나, 어느 날 은총이 일어나리라고 믿는 것이 아니다. 이 마지막 순간은 은총이 일어나도록 놓아두는 것이다. 그것은 빛을 발하는 것이다. 우리가 빛나지 않을 수 있을까?

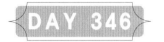

이 세상을 더 살기 좋은 곳으로 만드는 데 필요한 것은 사랑뿐이다.
예수가 사랑했듯이, 붓다가 사랑했듯이 사랑하는 것이다.
이사도라 덩컨

요가의 여덟째이자 마지막 가지인 사마디(samadhi, 삼매)에서는 무아경적인 하나임(oneness)을 경험한다. 그 경험 자체는 대개 맛있는 블루베리 머핀처럼 즐거운 현실이다. 하지만 우리는 오직 자기를 잊어야만 사마디에 도달할 수 있다. 그것이 사마디의 가르침이며, 이 가르침은 모든 일에 적용될 수 있다. 이 글을 쓰는 요즘, 내 삶은 이 책을 마무리 짓고, 도시에 있는 큰 요가원을 운영하고, 보스턴에 더 큰 요가원을 개원할 준비를 하고, 새롭게 살 곳을 알아보는 일 등으로 분주하다. 내가 이 모든 일을 해내기에는 역부족이라는 느낌이 들지만, 신이 하는 일에 나의 의견은 필요하지 않다는 것도 안다. 나는 신에게 해고당하기 전까지는 능력이 부족하더라도 계속 일할 것이다. 왜냐하면 신이 하는 일은 나의 신경증적 두려움과 불편함보다 더 중요하기 때문이다. 성 프란치스코의 기도문에서 '자기를 잊음으로써 발견하고'라고 하듯이, 나는 자기를 잊음으로써 그리스도가 했듯이 사랑할 수 있고, 붓다가 했듯이 사랑할 수 있다.

명상의 대상이 명상하는 자를 삼킬 때, 즉 주체로 나타날 때,
자아 의식이 사라진다. 이것이 사마디다.
요가 수트라

디야나가 사마디로 변하는 순간을 알아내려 하다 보면, 왜 옛사람들이 다라나(집중)와 디야나(명상), 사마디(삼매)를 삼야마(통합)라는 단어로 묶었는지 이해하게 된다. 음악 속에서 자신을 잃어버린 음악가는 다라나에서 디야나로 넘어가며, 무아경의 순간에 사마디를 얼핏 보고는 다라나로 돌아온다. 이 모두가 한 곡을 연주하는 동안 일어난다. 각 순간은 삼야마의 한 측면의 깨달음이다. 우리가 에고에 집착할 때는 이 모든 것이 희미해진다. 우리는 음악을 연주하는 사람처럼 사마디를 유지하지는 못한다. 스스로 만들어 낸 정체성을 놓아 버리고 아무것도 아닌 존재가 된 다음에야 사마디에 머무를 수 있다.

이는 우리가 이룰 수 없는 영적 곡예처럼 보일 수 있겠지만, 사실 우리 모두는 좋은 목적을 위해 의도적으로 에고를 죽인 경험이 있다. 어른이 돌보는 아이를 위해 에고를 희생하는 일이 가장 공통적인 경험일 것이다. 교사와 부모는 낡은 정체성을 놓아 버리는 만큼, 그리고 자신이 삶에 이용되고 그 순간의 필요에 쓰이도록 허용하는 만큼, 능력을 발휘하여 좋은 결과를 얻을 수 있다. 경찰관과 소방관의 자기희생은 에고의 생존 욕구를 좋은 목적에 복종시킬 수 있는 인간의 능력을 보여 주는 또 하나의 예다.

요가 수행자인 우리는 영적 성장을 좋은 목적으로 규정해 왔다. 영적 건강을 위해 노력하겠다는 우리의 다짐은 매우 깊어서, 우리는 아무도 아닌 존재가 되는 과정에 경험하는 많은 두려움을 기꺼이 견디려 한다. 우리를 가로막는 것은 그 두려움이다. 우리

는 아무도 아닌 존재가 되는 것을, 자기 자신으로 여긴 자아를 놓아 버리는 것을 두려워한다. 사마디로, 하나임의 상태로 머물려면, 분리의 상태에 대해 죽어야 한다. 요가라 불리는 변화의 과정에서 마지막 단계는 오직 자신으로 여기는 자아를 놓아 버릴 때만 가능하다.

DAY 348

> 우리는 영적 여행을 하게 되는 이유를 모르지만, 어쨌든 삶은 우리가 이 길을 가지 않을 수 없게 한다. 우리 안의 무언가는 자신이 단지 수고하며 열심히 일하기 위해서만 여기에 있는 것이 아님을 안다. 거기에는 기억해야 할 신비로운 끌어당김이 있다.
>
> 잭 콘필드

우리가 아이일 때는 반려동물을 위해, 좋아하는 운동이나 취미를 위해, 학교에서 성공하기 위해 자신을 희생했다. 어른이 된 뒤에는 어떤 프로젝트를 위해, 남들이 알아주지 않는데도 잠도 자지 못하고 밥도 먹지 못하면서 수많은 춥고 어두운 밤을 보냈다. 마땅히 그 일을 해야 한다고 생각했기 때문이다. 더 높은 목표, 더 큰 선(善)을 위해 고난을 견디는 것은 우리 인간의 본성이다. 결국 우리 성향의 이러한 면은 내면을 향해 집중하게 된다. 우리는 세상에 있는 더 나은 것을 보기 위해 희생하는 대신, 우리 자신에게 있는 더 나은 것을 보기 위해 수련한다. 우리가 바라는 결과는 물질적인 것이 아니라, 감정적, 정신적, 영적인 것이다. 우리는 자기 자신으로 편안히 존재하기 위해서, 더 사랑하고 이해하기 위해서 수련한다. 이 수련에 시간을 들인 사람들은 두 가지 역설을 발견한다. 첫째, 우리의 새로운 것은 가장 오래된 것이라는 사실이다. 우리의 많은 사랑은 하나의 사랑, 즉 모든 사랑의 바탕에 있는 사랑과 늘 함께했다. 영적인 사람이 될 때,

우리는 새로운 것을 얻는 게 아니라, 언제나 자기 자신이었던 존재를 다시 기억하고 있다. 우리가 이해하게 되는 둘째 역설은 이전의 방식이 통하지 않을 것이라는 사실이다. 우리가 성장하려면 자아를 생각하지 않아야 한다. 자아가 우리 삶의 중심에 계속 있을 수는 없다. 아이일 때 우리는 사랑이란 원하지 않을 때도 개를 산책시키는 것임을 알게 되었다. 어른이 된 우리는 원하지 않을 때도 자신이 사랑임을 배운다. 우리는 자신이 강물과 같아서, 바다로 들어가 사라질 때 충족되고 실현됨을 알게 된다.

DAY 349

그는 놓아 버리므로, 어머니가 아이를 보살피듯이 사람들의 안녕을 돌볼 수 있다.
노자

오늘 아침에는 영감을 얻으려고, 1988년에 발매된 트레이시 채프먼의 첫 앨범을 듣고 있었다. 그녀가 당시에 노래하던 사회의 고통이 오늘날에도 상당수 존재하지만, 나는 많은 것이 더 나은 방향으로 변화되었음을 깨닫는다. 우리 문화는 그 시대에 여성에게 가해지던 신체의 학대를 더는 용인하지 않는다. 여성들은 더 쉽게 도움을 요청할 수 있다. 폭력적인 남성을 위한 더 효과적인 프로그램들이 있다. 우리는 하나의 공동체로서 더 많은 정보를 제공받고 있다. 탁월한 음악가인 그녀는 대성공을 거둔 데뷔 앨범에 실은 몇몇 노래에서 이 주제로 얘기했는데, 그녀의 노래는 사람들의 감정을 상하게 하지 않았다.

트레이시 채프먼은 자신만의 방식으로 주위 사람들의 고통을 일부 덜어 주었다. 그녀는 그저 자신의 예술을 실천했고 그것을 사람들에게 봉사하는 데 바쳤다. 자신의 작업이 어떤 영향을 미칠지 알지 못했지만, 어쨌든 행동으로 옮겼고 마음과 영혼을 담아 세상에 내놓았다. 그리하여 우리도 그와 같은 일을 훨씬 쉽게 할 수 있게 해 주었다.

DAY 350

신이 만든 것을 경외할 때 당신은 자신을 만든 그분을 숭배하고 있으며, 자신의 삶을 계속
새롭게 하고 자신의 운명을 주관해 달라고 신에게 요청하고 있다. 천국의 창들이 열릴 것이고,
당신은 더이상 받아들일 수 없을 만큼 넘치도록 부어지는 풍요와 은총을 경험할 것이다.
로이 마스터스

사마디(삼매)의 정수는 깊은 연결이다. 우리는 신이 만든 것을 경외한다. 경외함은 관
심을 기울이는 일일 뿐 아니라, 창조물과 대화하는 것이다. 우리는 소통을 막는 장벽을
무너뜨리고 있다. 우리가 보는 아름다움은 우리를 가득 채우고, 우리는 그 아름다움을
다시 세상에 부을 수 있다. 나는 지구상에서 몇 사람만 보았을 메인 주의 호수들을 보
았지만, 그 호수들의 정수를 느끼기 위해 그곳에 갈 필요는 없다. 그 호수들은 내 가슴
속에 있고 나와 함께 있으므로 당신은 그 호수들과 함께 있을 수 있다. 우리는 서로에
게 이러하고, 세상은 우리에게 이러하다. 가슴을 열고 그것을 받아들일 공간을 만들기
만 하면 된다.

DAY 351

'나'와 '내 것'에서, 공격성, 오만, 탐욕, 욕망, 화에서 자유로워진 그는 절대 자유의 상태에 적합하
다. 이 자유의 상태에서는 평온하고 모든 욕망과 슬픔을 넘어서며, 모든 존재를 평등하게 본다.
바가바드 기타

이럴 수 있을까? 나는 그렇다고 본다. '나'와 '내 것', 공격성, 오만, 탐욕, 욕망, 화는 우리가 그만둘 수 있는 실수들이라고 나는 믿게 되었다. 바가바드 기타에서 말하듯이, 우리가 진정 누구인지를 더 완벽하게 이해하면 욕망과 슬픔의 관념을 넘어설 것이며, 우리가 누구인지를 알게 되면 모든 존재를 평등하게 볼 수 있다. 그러기 전에는 고통이 있을 것이다. 우리가 모든 사실을 충분히 이해하지 못하고 있기 때문이다. 우리는 세상을 내다보면서 혼란스러워한다. 한쪽 발은 망상에, 다른 발은 은총에 딛고서 갈등과 슬픔, 시간의 제약을 경험한다.

그러나 우리 중 일부는 망상을 뛰어넘었고, 거짓된 가면을 벗어 버렸으며, 저변의 실재를 직접 만나고 있다. 어떤 사람들은 그 경험을 사마디(삼매)라고 불렀다. 그러한 연결과 깊은 이해의 순간은 영적 성장과 영적 건강을 돕는다. 우리의 상황은 역동적이며 우리는 늘 변한다. 그리고 만일 가슴이 들려주는 말에 귀 기울이고 신뢰하며 행동한다면, 우리는 성장하여 참된 의미의 어른이 될 것이다.

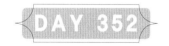

대저 그 마음의 생각이 어떠하면 그 위인도 그러한즉.
잠언 23장 7절

내 몸은 내가 만든 나 자신의 이미지에 맞게 모습을 갖추어 갔다. 세세한 부분까지 의식하면서 이미지를 만든 것은 아니었지만, 이 이미지가 계속 이어지자 내 몸이 그 이미지에 맞추어졌다. 여기는 뻣뻣하고 저기는 약했으며, 이 부위는 강하고 다른 부위들은 부러졌다. 이 모든 특성은 내가 스스로 만든 이미지에 따른 것이었다. 일련의 아사나를 차례차례 해내려면 내 몸이 정상 범위의 움직임을 해낼 수 있어야 했는데, 그 과정에서 내가 과거에 어떤 움직임들을 하지 못하게 막아 버린, 어떤 선택을 배제해 버린 방식들을 직면하게 되었다. 그런 방식들은 스스로 만든 정체성을 유지하기 위한 수단이었다. 여러 해가 지나면서 뻣뻣함이 차츰 사라지고, 약한 곳이 강해지며, 부러진 부위들이 회복되자, 내 몸이 할 수 있었을 텐데도 할 수 없게 만들어 버린 정신적, 감정적, 영적인 억측들도 직면해야 했다. 내 마음과 정신은 자기의 완고함, 약함, 손상을 제거해 왔다. 시간이 지나면서 나는 점차 더욱더 깊은 수준의 고요함과 연결을 감당할 수 있게 되었다. 내 몸과 마음과 영혼이 점차 재정의되면서, 마음속의 생각들도 바뀌었고, 그래서 나도 바뀌었다.

DAY 353

영혼의 돌봄은 결국 내가 계획하지 않았고 아마 원하지도 않았을 독특한 '나'를 낳는다.
매일 성실하게 영혼을 돌볼 때 우리는 한 걸음 비켜서서
우리의 모든 비범한 재능이 드러나도록 놓아둔다.

토마스 무어

이 마지막 장의 주제는 한 걸음 비켜서서 일들이 일어나도록 놓아두는 것이다. 토마스 무어는 우리가 영혼을 양육해야 하고 날마다 성실히 돌보아야 한다고 말한다. 요가에서는 이를 수련이라고 부른다. 수련은 우리가 한 걸음 비켜서서 내맡기게 해 준다. 지난 몇 년간 나는 놀라울 만큼 많은 것을 내맡길 수 있었고, 그러면서 어른으로 성장해 왔다.

나는 삶의 많은 영역에서 견습공으로 출발하여 기능공이 되었는데, 이렇게 성장하는 동안 저항이 뒤따랐다. 나의 일부는 견습공 역할에 안주하려 했고, 나는 세상에서

내가 차지하고 있던 자리를 위협하는 모든 변화에 무의식적으로 저항했다. 이러한 저항은 극단적인 행동을 취하려는 에고의 수많은 충동으로 드러났다. "그녀에게 꼭 따져야겠어." "이 상황을 견딜 수 없어! 여기서 나갈 거야!" "그들이 더는 나를 함부로 대하지 못하게 만들 거야." 예를 들면 이렇다. 나의 두려움은 화로 위장하여 살아가려 한다.

그러나 수련을 할 때는 행동하려는 충동 대신에 가만히 지켜보려는 충동이 들어선다. 불현듯, 화를 내는 것은 더이상 현명하거나 알맞은 반응이 아니라고 느껴진다. 수련의 빛 속에서 나는 내가 관여하지 않을 때 일들이 어떻게 되어 가는지 지켜보는 편이 낫겠다고 결심한다. 이 단순한 태도의 변화 덕분에, 나는 견습공 역할로 다시 떨어지게 했을 수많은 실수와 실패를 피할 수 있었다. 꾸준히 수련하고 돌보면서 삶에서 앞을 향해 나아갈 수 있었다. 내 영혼에 있는 비범한 재능이 표면으로 더 가까이 떠올랐다.

DAY 354

어느 아름다운 유월 오후, 사다리 위에 서 있던 나는 깊고 완전한 만족이라고 말할 수밖에 없는 느낌으로 가득 차올랐다. 뚜렷한 이유 없이 평상시 의식 상태에 생긴 어떤 예기치 못한 좁은 틈으로 떨어져서 '시간 밖의 시간' 상태로 들어갔다. 가장 일상적인 순간들에 가장 깊은 만족감이 배어 있었다. 발아래에 있는 매혹적인 붓꽃 향기, 먼 들판에서 들리는 농기계의 웅웅거리는 소리, 볕이 드는 데서 웅크린 채 지켜보는 고양이, 심지어 짙은 페인트 냄새조차…… 그 모든 것이 너무나 완벽하게 알맞아 보였다. 나는 완전히 괜찮았다.

스티븐 코프

무아경적 하나임. 스티븐 코프는 어느 여름날 집에 페인트를 칠하다가 사마디(삼매)에 든 경험을 얘기하는데, 이 묘사가 흥미로운 까닭은 그가 전하는 풍경이 무척 평범하면서도 수정처럼 맑아서 잊히지 않기 때문이다. 그는 우리 모두가 겪었지만 아마도 무시하여 잠재의식에 집어넣어 버렸을 경험을 이야기한다. 과거의 기억을 깊이 되살리는 이 인용글을 읽으면, 잠시 멈추고서 자신의 경험들을 재평가하지 않을 수 없다. 자신이 완전히 괜찮음을, 세상 모든 것이 다 괜찮음을 우리가 알았던 성스러운 순간들을…… 숲속의 오후가, 강 너머로 동트는 새벽이, 시간 가는 줄 모르고 일에 몰두하던 아침이 다 괜찮음을 알았던 그런 순간들을……. 나는 어느 해 크리스마스 휴가 동안 친구의 부엌에 페인트칠을 한 비슷한 경험이 있다. 이전에도 이후에도 페인트칠에는 그다지 소질이 없었지만, 그 겨울날 내가 경험한 깊은 삼야마(samyama)는 지금까지도 스스로 놀라워할 정도로 끈기 있게 일하는 능력을 갖게 해 주었다. 우리 모두는 그런 순간을 알고 있다. 문제는 이것이다. 우리는 그런 순간으로부터 무엇을 배우는가?

DAY 355

> 요가 수행자가 푸루샤르타, 즉 삶의 네 가지 목표를 완수할 때 해탈이 온다.
> 요가 수트라

이 책의 앞부분에서 나는 푸루샤르타, 즉 삶의 네 가지 목표에 관해 이야기했다. 이제는 그 목표들을 통해, 사마디(삼매)가 우리 삶에서 차지하는 위치를 평가해 보자. 네 가지 목표는 의무인 다르마(dharma), 세속적 목적인 아르타(artha), 즐거움인 카마(kama), 해탈인 목샤(moksa)다. 이런 의미에서 다르마는 자기 자신에 대한 의무다. 토마스 무어의 말을 다시 인용해 보면, 그것은 우리가 영혼에게 해 주어야 하는 '돌봄'이다. 일반적으로 요가는, 특히 사마디는 우리가 영혼을 돌보는 데 어떤 도움이 되는가?

가장 간단한 답은 또 하나의 질문에 담겨 있다. "그렇지 않은 때가 있는가?" 우리는 요가에 숨을 수 있다. 우리에게 필요한 삶의 고통을 피해 숨는 수단으로 수련을 이용할 수 있다. 또는 "그는 내 수련을 존중하지 않아. 그러니 나도 그를 이해하거나 존중할 필요가 없어."라는 기발한 요가적 관념으로 이기적인 행동을 정당화할 수도 있다. 그렇기는 하지만, 우리가 정직하게 좋은 의도로 매트와 삶에 임한다면, 요가 수련의 모든 면은 우리 영혼의 돌봄에 도움이 될 것이다. 요가의 모든 가지는 영혼을 기쁘게 하는 것을 지원하거나, 사마디에서처럼 우리가 영혼을 직접 알게 해 준다. 요가의 여덟 개 가지를 성실히 수련한다면, 자신에 대한 의무를 다하고 있고 우리의 다르마도 실천하고 있다. 그렇게 단순하다.

DAY 356

카이로 중앙교도소의 독방인 54번 감방에 수감되어 있던 청년 [안와르 사다트]는 자신의 마음에서 물러나 마음을 바라보는 법을 배웠고, 마음의 관점과 접근법이 적절하고 지혜로운지 살펴보는 법을 배웠다. 그는 마음을 비우는 법을 배웠고, 깊은 명상의 과정을 통해서 자기만의 성서, 자기만의 기도 방식을 만들어 갔으며, 자신의 관점과 접근법을 수정해 갔다. …… 이후 이집트의 대통령이 되어 당시의 정치 현실에 직면했을 때, 그는 이스라엘에 대한 관점과 접근법을 수정했다. 그는 예루살렘에 있는 이스라엘 국회를 방문했고, 역사상 가장 획기적인 평화 운동 중 하나를 시작했다. …… 사다트는 자신의 인식과 상상력, 양심을 활용하여 개인의 리더십을 행사하고, 근본적인 패러다임을 바꾸고, 상황을 보는 방식을 바꿀 수 있었다.

스티븐 코비

삶의 둘째 목표는 세속적 목적인 아르타(artha)이며, 우리가 자신의 삶과 다른 사람들의 삶에서 하기로 선택하는 역할을 의미한다. 안와르 사다트의 삼야마(samyama) 체험은 그의 삶을 변화시켰고 인간애를 드높였다. 우리 존재의 중심에서 발견하는 사랑이 담긴 행위는 물을 포도주로 변화시킨다. 직업을 갖거나 돈을 쓰거나 지역 정치에 참여하는 것으로 아르타의 목표를 완수하지는 못한다. 우리가 하는 일, 삶에서 사람들과 관계하는 방식, 모든 수준에서 내리는 결정이 우리의 가장 깊은 믿음을 반영할 때, 우리는 아르타의 목표를 이룬다. 다르마는 참된 자기와 연결되기 위해 하는 일이고, 아르타는 참된 자기를 모든 존재와 공유하는 것이다.

DAY 357

나는 지난밤에 수업을 지도했는데 수련생들은 다들 마음이 어수선한 상태로 왔다.
수업이 끝날 즈음 그들은 내면으로 깊이 들어갔으며, 그들의 눈은 맑아지고 생기가 넘쳤다.
그 한 시간 사십 분은 기적 같았고, 그 수련실에 있던 것은 일종의 유대감이었다.
60명이 저마다 이런저런 이야기로 마음이 시끄러운 채 요가원에 왔는데, 수업을
마친 뒤 그들은 모두 놀랐다고, 자신이 이렇게까지 평온해질 줄은 몰랐다고
놀라워하며 말하고 있었다. 자기의 내부로 들어가는 일에는 무언가가 있다.

엘레노어 W., 요가 교사

나는 요가가 미국에서 큰 인기를 누리게 된 이유의 중심에는 카마(kama), 즉 삶을 즐기는 것이 있다고 생각한다. 요가는 우리에게 삶을 즐기는 법, 일하는 법, 쉬는 법을 가르쳐 준다. 우리 삶에서 일하는 법과 노는 법을 알려 주는 사람이나 단체는 대부분 그 결과와 연관된 이해관계를 가지고 있다. 항공사는 우리가 비행기를 타기를 원하고, 여행사는 우리가 여행하기를 바라며, 직장 상사는 우리가 그들보다 적은 급여를 받으며 일하기를 원한다. 요가는 그런 이해관계가 없다. 요가는 드넓은 숲속에 있는 한 그루 나무처럼 그저 있을 뿐이다. 우리가 요가에서 얻는 정보는 우리 자신의 것이다. 요가는 우리를 높이지도 낮추지도 않으며 그저 본연의 자신에게 비추어 줄 뿐이다. 우리가 요

가라는 거울에서 발견하는 진실 중 하나는, 우리는 불행할 때가 많다는 것이며, 대개는 그 불행에 대해 어찌할 수 있는 일이 있다는 것이다.

요즈음 카마는 내게 두 가지 큰 가르침을 준다. 첫째는 어떤 일도 개인적인 일로, 나에 관한 일로 받아들이지 않는 것이다. 둘째는 놓아 버리는 것이다. 나는 어떤 일을 개인적인 일로 받아들여야 하는지, 이 일에 계속 매달려야 하는지에 관한 많은 이야기로 마음이 어수선한 채 매트에 온다. 그 뒤 몸과 연결되는 시간, 호흡과 연결되는 시간, 즉 '자기의 내부로 들어가는' 시간을 갖는다. 그리고 수련이 끝날 무렵에는 놀라워한다. 나는 기쁨을 경험하고 있으며, 그 기쁨을 세상에 드러내는 법을 배우고 있다.

DAY 358

요가를 하기 전에는 운동을 많이 했다. 나는 운동 매니아였고 열심히 할수록 더 좋아졌다. 그러던 어느 날 다리 아래로 뻗치는 궁둥뼈 신경통으로 잠을 깼다. 사라지겠거니 생각했지만 통증은 2년간 점점 더 심해졌다. 일을 할 수가 없었고, 앉거나 설 수도 없었다. 수많은 의사를 찾아갔고, 깊은 마사지부터 카이로프랙틱까지 안 해 본 것이 없었다. 결국 나는 운동을 그만두고 요가를 하러 갔다. 체중이 줄었고, 석 달 뒤에는 통증의 75퍼센트가 사라졌다. 그 뒤에는 다른 고통스러운 가르침이 내 삶에 들어왔다. 나는 계속 수련했고, 모든 것을 재평가하기 시작했다. 내 모든 화와 원망이 표면으로 올라왔다. 나는 그 모든 것이 내 몸에 갇혀 있었다고 생각한다. 내 모든 감정을 묻어 두고 있었고, 그러고 있다는 사실조차 모르고 있었다. 나는 상황을 분명히 보기 시작했다. 일곱 살 때 다리가 아팠던 일을 기억해 냈고, 그때 내가 모든 것을 붙잡기 시작했다는 것을 깨달았다. 내 몸을 열면서 이 모든 것이 흘러나오기 시작했다. 나는 그것들을 정면으로 마주했고, 느끼고 놓아 버렸다. 그러자 나 자신이 완전히 바뀌었다.

진 R., 요가 교사

삶의 마지막 목표는 목샤(moksa) 즉 해탈이다.

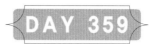

사마디 즉 몰입 상태에 있을 때 보는 자, 명상자는 그 순간 속으로 완전히 몰입되어 있다.
거기에서 경험하는 무아경을 나는 살아 있는 순간이라고 부른다. 우리에게
지각되는 모습은 저절로 일어나고 펼쳐지며 물 흐르듯 끊임없이 이어진다.
수디르 조녀선 파우스트

수련이 깊어지고 확장되어 우리의 온 삶을 아우르면, 우리가 점점 더 많이 이루고 점점 덜 행함을 알게 된다. 우리는 심장박동을 유지하고 음식을 소화하며 건강을 유지하는 힘이 우리를 평생 인도하도록 내맡기는 법을 배운다. 이러한 과정이 펼쳐질 때 우리의 믿음은 더 깊어진다. 평화를 가져오는 사랑은 우리 삶에서 살아 있는 실재가 된다. 생각하고 통제하던 마음은 이제 비워지고 넓어진다. 우리는 행위의 결과를 사랑의 우주에 맡긴다. 우리의 삶은 내맡기면서 탐구하는 삶이 된다. 우리의 가슴에는 새로운 고요함이 있고, 그것은 우리의 눈을 통해 빛난다. 우리는 집에 돌아왔고 자유롭다.

긴장된 곳이 있는지 보려고 몸을 샅샅이 살펴보면, 보이는 것의 표면 아래로 내려가고,
감각 속의 감정, 느낌과 연결되는 법을 배우게 된다. 느낌 뒤에 있는 것을
구별할 수 있을 때, 거기에 고요히 머무르는 수련을 할 수 있다.
로만 S., 요가 교사

내 친구 로만이 말하는 상태가 되려면 시간이 걸린다. 많은 사람은 수련을 밀어붙이다

가, 문제를 해결하려고 애쓰다가, 기뻐하고 실망하다가, 야심만만하다가 나태해지기도 하면서 여러 해를 보낸다. 우리는 바삐 활동한다. 노력한다. 그렇지만 결국엔 덜 바빠지는 쪽으로 조금씩 발을 내딛기 시작한다. 내면으로 주의를 돌릴 때 우리는 다른 형태의 활동이 있음을 발견한다. 요가 자세의 신체 감각 아래에서 감정 반응을 발견한다. 삼스카라(samskara) 즉 자신의 습관적 반응의 수준과 연결된다. 내면을 향해 있는 주의의 고요함, 삼야마(samyama)의 고요 속에서, 상황에 대한 습관적 반응이 분명히 보인다. 우리가 여기서 고요해질 때 진정한 변화가 일어나기 시작한다. 왜냐하면 우리 자신이 분리되어 있다는 인상을 만들어 내는 것을 없애고 있기 때문이다. 우리는 자신의 본성을 가리는 거짓된 가면을 녹이고 있다. 빛으로 나아가고 있다. 그렇게 하는 데 필요한 것은 오로지 기꺼이 하려는 마음과 수련뿐이다. 조만간 거짓 자아의 아우성은 점점 희미해지고, 영혼의 고요함이 우리 삶을 가득 채운다.

DAY 361

> 이해와 수련이 함께 가지 않을 때가 많다. 어떤 수련생은 이해를 더 잘하고,
> 다른 수련생은 수련의 기술이 더 좋다. 어느 쪽이든
> 기술과 지성이 균형 잡히게 하고 둘을 조화롭게 사용해야 한다.
> B. K. S. 아헹가

아헹가는 수련에서 두 가지 불균형의 예를 말한다. 한편으로 우리는 행동에 중점을 둘 수도 있고, 다른 한편으로는 통찰에 중점을 둘 수도 있다. 나는 요가원에서 일하는 동안 두 가지 요소를 다 발휘한다. 나는 요가 교사로서는 행동파다. 요가를 직접 많이 가르치면서 가르치는 법을 배운다. 요가원 운영자로서는 통찰을 끄집어 내는 아이디어맨

이다. 내게는 균형을 잡아 가는 가장 좋은 방법이 다른 교사들, 특히 다른 방식으로 가르치는 교사들의 수업을 받는 것임을 알게 되었다. 내 지도 방법에 문제가 있는 것은 전혀 아니지만, 다른 교사들의 수업을 받아 보면 언제나 새로운 아이디어를 얻고 다른 접근법을 보는 데 도움이 된다. 요가원 운영자로서는 내 약점을 보완하기 위해 꼼꼼한 관리자와 함께 일한다. 어떤 경우에도 내 성향을 자책하지는 않는다. 나는 기꺼이 나의 강점과 약점을 보려 해야 하고, 균형을 잡기 위해 노력하려 해야 한다. 아사나나 명상을 할 때처럼 삼야마의 단계를 하나씩 밟아 가야 한다. 나는 행동을 자제하면서 삼스카라의 수준, 즉 습관적으로 일어나는 나의 반응을 지켜본다. 그런 다음, 평화를 가져오는 사랑으로 내려간다. 내가 열려 있고 드넓은 곳으로, 나의 영적 건강을 향상해 줄 환경을 초대하는 곳으로 들어간다.

DAY 362

우주는 역동적인 교환을 통해 움직인다. …… 줌과 받음은 우주에서 에너지가 흐르는
다른 측면이다. 우리가 얻으려 하는 것을 기꺼이 주려고 할 때,
우주는 우리 삶에서 풍요롭게 순환할 수 있다.
디팩 초프라

삼야마(samyama)에서 우리는 삶을 생각과 에너지로서 알아차린다. 가장 복합적인 신체 움직임은 동시에 생각이며, 가장 심오한 통찰은 동시에 에너지의 열림이다. 삼야마의 고요함 속에서 우리는 시작도 끝도 없는 에너지와 물질의 영원한 춤과 연결된다. 《성공을 부르는 일곱 가지 영적 법칙》에서 디팩 초프라는 직선적인 사고를 뒤엎으면서, 주는 것이 받는 것이고 받는 것이 주는 것이라고, 이는 시작도 없고 끝도 없다고 말

한다. 이러한 이해는 주고받음에 대한 나의 관계를 바꿨다. 이를 자각하기 전에는 무언가를 받을 때 죄책감을 느꼈고, 그래서 줄 때도 주저하는 마음을 경험했다. 진실을 통찰하지 못했기에 주고받음에 대한 나의 관계가 오염되어 있었다. 나는 줌도 받음도 피했다. 나는 에너지 면에서 막혀 있었다. 그 결과 세상은 내가 주지 않을 수 없었던 작은 부분만을 받았다. 나의 이해가 변하고 죄책감이 사라지자, 나는 에너지 면에서 활짝 열렸다. 나의 선물이 세상으로 쏟아져 들어갔고, 세상의 선물이 내 삶에 쏟아져 들어왔다. 삼야마에서 보낸 시간이 이 모든 것을 설명해 준다. 우리는 지금 있는 현실과 연결된다. 이 현실은 모든 것이 연결되는 곳이며, 시간이 없고, 당신도 없고, 나도 없고, 시작도 없고, 끝도 없는 곳이다.

DAY 363

왜 자신이 분리되어 있다고 여깁니까? '태어나기 전에는 어떠했고, 죽은 뒤에는
어떻게 될 것인가?' 왜 그런 논의로 시간을 낭비합니까? 꿈도 없는 깊은 잠을 잘 때
당신은 어떤 모습입니까? 왜 당신은 자신을 개인으로 여깁니까?
라마나 마하리쉬와의 대담

11년 뒤에는 매사추세츠 주의 케임브리지를 떠날 예정이다. 나는 성인이 된 뒤로 거의 항상 여기서 살았고, 그 기간의 대부분을 3~4평방 마일 안에서 살았다. 이 지역의 모든 거리는 내 기억에 켜켜이 쌓여 있다. 여기에 사는 동안 누나를 잃은 슬픔을 견뎠고, 아내와 사랑에 빠졌다. 내가 다시 태어난 고향 같은 곳이기에 여기를 떠나리라고는 상상조차 해 본 적이 없었다. 그래서 나는 고향 같은 거리를 걸어가면서, 모든 것이 일시적임을 생각한다.

우리는 일시성에 둘러싸인 영원성이다. 초등학교 1학년 때 세상을 바라보던 나의 그 부분이 지금도 바라본다. 그러나 겉으로는, 그것 말고는 아무것도 똑같은 것이 없다. 불과 얼마 전, 내가 어린 시절에 놀던 수영장에서 묘기 부리듯 다이빙을 하던 아버지는 이제 운전을 할 수 없고 몸이 많이 편찮아졌다. 나는 크게 놀라고 슬퍼한다. 삼스카라 (samskara) 즉 개인의 수준에서는 그런 변화를 경험한다. 고향을 잃고 언젠가는 아버지를 잃게 될 개인이 된 기분이다. 루이자 메이 올컷은 "사랑은 우리가 죽을 때 유일하게 가져갈 수 있는 것이다. 그래서 죽음이 아주 편해진다."라고 했다. 한 걸음 물러나서 다른 관점으로 현 상황을 바라보면, 새로운 활력을 얻고 그 상황에 준비된다. 기억이 아니라 현재와 연결됨으로써. 어떻게 하면 삶의 고통으로부터 나 자신을 보호할 수 있을지를 생각하는 게 아니라, 어떻게 하면 삶에 참여할 수 있을지를 생각함으로써.

DAY 364

자연의 말없는 경제와 깔끔함을 생각해 보라. 어떻게 해가 아침마다 찾아와서 증발 작용으로
호수 표면의 먼지를 쓸어 내는지, 그리고 어떻게 새로운 표면이 계속 올라오는지.
헨리 데이비드 소로우

술을 마시던 시절에는 어떤 일을 끝까지 열심히 한 뒤 탈진해 버리곤 했다. 마지막 지점까지 엄청나게 밀어붙였고, 그 뒤에는 벗어나고 싶어 했다. 최대한 멀리 벗어나고 싶었다. 나는 대학교 졸업식에 가지 않았고, 그 후로 딱 한 번만 모교를 방문했다. 나는 이런 식으로 일을 끝내는 데 익숙했다. 그래서 술 없이 보낸 첫해의 마지막에 활기차고 더 많은 것을 열망한다고 느낀 것은 무척 놀라운 일이었다. 그런 식으로 일을 마치거나 끝낸 적이 없었기 때문이다. 다음 해도 마찬가지였다. 시간이 지나면서 다른 일들도 이

런 식으로 끝맺기 시작했다. 이전에는 나에게 전혀 불가능했던 방식이 이제 새로운 기준이 되었다. 알코올 중독에서 해방된 뒤에는 완전히 다른 에너지의 원천에 연결될 수 있었다. 이제 나는 끝나 버린 일에 대한 생각이 아니라, 그 과정 자체를 통해 성장한다는 것을 안다. 그리고 삶에 깊이 참여하면서, 알맞은 끝맺음이 탁월한 시작임을 알게 되었다. 평화를 가져오는 사랑에 연결되면서 나는 소로우의 호수처럼 변해 갔고, 나의 영혼은 날마다 깨끗이 청소되고 새로운 표면이 끝없이 샘솟는다.

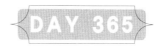

삼야마에 통달할 때 앎과 통찰의 빛이 온다.
요가 수트라

삶의 네 가지 목표가 요가로 실현되는 것은 아니다. 그 목표들은 우리가 날마다 하는 행동과 선택으로 달성된다. 요가의 목적은 우리에게 여행을 시작할 자리를 제공하고 그 여행을 계속하게 하려는 것이다. 헛되이 낭비되는 것은 아무것도 없다. 우리가 요가 수련으로 기르는 모든 능력은 충만한 삶을 살아가는 데 도움이 된다. 삼야마를 계속 수련하여 얻는 맑음, 통찰력, 평정심은 삶에서 지혜와 창조성이 풍성히 자라게 하는 토대를 제공한다. 효율성, 건강, 가벼운 마음은 수련으로 얻게 되는 구체적인 결과물이다.

나는 이것이 진실임을 수십 년에 걸쳐 수천 명의 삶에서 목격하는 행운을 누렸다. 그동안 나는 사람들이 질병과 죽음, 좋은 때와 나쁜 때를 감당하는 것을 지켜보았다. 내 삶에서도 수많은 죽음과 재탄생의 순환이 있었다. 그 모든 과정에 요가는 나와 주변 사람들에게 고요히 멈추는 순간이었다. 요가는 우리가 늘 되돌아오는 자리고, 지금 실제로 있는 것과 연결되는 자리며, 사랑이 스스로 우리 삶의 무늬를 짜도록 허용하는 자리다. 이 길을 걷는 사람이 저지르는 유일한 실수는 수련을 그만두는 것이다.

　이 책의 첫머리에서 나는 수련이라는 카누를 타고 삶의 강을 따라 내려가도록 당신을 초대했다. 나는 당신이 이 글을 읽을 때도 여전히 노를 젓고 있기를, 그리고 우리가 삶의 강물 위에서 햇살 눈부신 날을 만나기를 소망한다. 그때까지…… 나마스테!

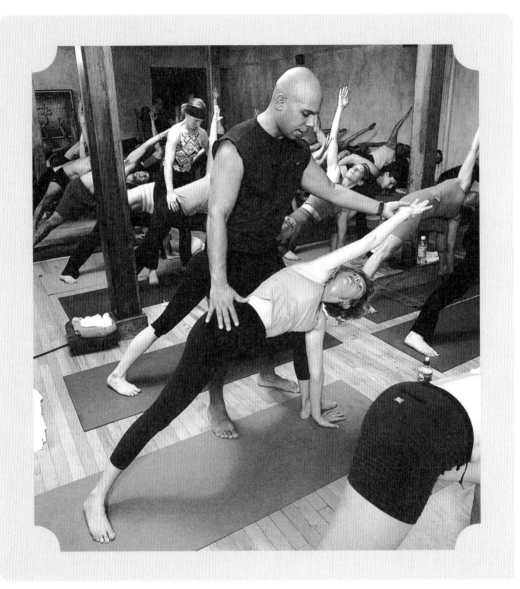

나와서, 그 순간에 환히 타오르고, 열정적으로 살고,
그 순간이 지나면, 우리의 할 일이 끝나면,
물러나서 놓아 버리자.

우리의 영혼에게 승리를, 모든 존재에게 평화를.

참 고 문 헌

Alcoholics Anonymous. New York: Alcoholics Anonymous World Services, Inc., 1939, 1955, 1976.

Allen, David. *Getting Things Done: The Art if Stress-Free Productivity.* New York: Viking, 2001.

Anderson, Peggy, comp. *Great Quotes from Great Leaders.* New Jersey: The Career Press Inc., 1997.

As Bill Sees It. New York: Alcoholics Anonymous World Services, Inc., 1967.

Barks, Coleman, and Michael Green. *The illuminated Prayer: The Five-Times Prayer of the Sufis as Revealed by Jellaludin Rumi and Bawa Muhaiyaddeen.* New York: A Ballantine Wellspring Book, The Ballantine Publishing Group, 2000.

Barks, Coleman, with John Moyne, trans. *The Essential Rumi.* Edison, New Jersey: Castle Books, 1995, 1997.

Birch, Beryl Bender. *Beyond Power Yoga.* New York: A Fireside Book, Simon & Schuster, 2000.

Birch, Beryl Bender. *Power Yoga.* New York: A Fireside Book, Simon & Schuster, 1995.

Bradshaw, John. *Healing the Shame that Binds You.* Deerfield Beach, Florida: Health Communications, Inc., 1988.

Cameron, Julia. *Heart Steps: Prayers and Declarations for a Creative Life.* New York: Jeremy P. Tarcher/Putnam, 1997.

Carter-Scott, Cherie. *If Success Is a Game, These Are the Rules.* New York: Bantam Doubleday Dell Publishing, 2000.

Chodron, Pema. *The Places that Scare You: A Guide to Fearlessness in Difficult Times.* Boston: Shambhala Publications, 1994.

Chodron, Pema. *Start Where You Are: A Guide to Compassionate Living.* Boston:

Shambhala Publications, 2001.

Chodron, Pema. *When Things Fall Apart: Heart Advice for Difficult Times.* Boston: Shambhala Publications, 1997.

Chodron, Pema. *The Wisdom of No Escape: And the Path of Loving-kindness.* Boston: Shambhala Publications, 1991.

Chopra, Deepak. *How to Know God: The Soul's Journey into the Mystery of Mysteries.* New York: Three Rivers Press, 2000.

Chopra, Deepak. *The Path to Love: Renewing the Power of Spirit in Your Life.* New York: Harmony Books, 1997.

Chopra, Deepak. *The Seven Spiritual Laws of Success: A Practical Guide to the Fulfillment of Your Dreams.* New York: Amber-Allen Publishing, 1995.

Coelho, Paul. T*he Fifth Mountain.* New York: HarperCollins Publishers, 1998.

Coelho, Paul. *The Pilgrimage.* London: HarperCollins Publishers, 1987.

Cohen, M. J. T*he Penguin Thesaurus of Quotations.* England: Penguin Books, 1998.

Cope, Stephen. *Yoga and the Quest for the True Self.* New York: Bantam Books, 1999.

A Course in Miracles. Tiburon, California: Foundation for Inner Peace, 1975.

A Course in Miracles Workbook for Students. Tiburon, California: Foundation for Inner Peace, 1975.

Covey, Stephen R. *The 7 Habits of Highly Effective People: Powerful Lessons in Personal Change.* New York: A Fireside Book, Simon and Schuster, 1989.

Das, Ram, and Mirabai Bush. *Compassion in Action, Setting out on the Path of Service.* New York: Bell Tower, 1992.

Das, Surya Lama. *Awakening the Buddha Within: Tibetan Wisdom for the Western World.* New York: Broadway Books, 1997.

De Mello, Anthony. *The Way to Love: The Last Meditations of Anthony De Mello.* New York: An Image Book, Doubleday, 1991.

Farhi, Donna. T*he Breathing Book.* New York: An Owl Book, Henry Holt and Company LLC, 1996.

Farhi, Donna. *Yoga Mind, Body & Spirit: A Return to Wholeness.* New York: An Owl Book, Henry Holt and Company LLC, 2000.

Feuerstein, Georg, Ph.D. *The Yoga Tradition: Its History, Literature, Philosophy and Practice.* Prescott, Arizona: Hohm Press, 1998.

Feuerstein, Georg, Ph.D., and Stephan Bodian with the staff of *Yoga journal. Living Yoga: A Comprehensive Guide for Daily Life.* New York: Jeremy P. Tarcher/Putnam, 1993.

Feuerstein, Georg, Ph.D., and Jeanine Miller. *The Essence of Yoga.* Rochester, Vermont: Inner Traditions International, 1971, 1998.

Fields, Rick, Peggy Taylor, Rex Weyler, and Rick Ingrasci. *Chop Wood Carry Water.* New York: Jeremy P. Tarcher/Putnam Books, 1984.

Gladwell, Malcolm. *The Tipping Point: How Little Things Can Make a Big Difference.* Boston/New York/London: Little, Brown and Company, 2000.

Gibran, Kahlil. *The Prophet.* New York: Alfred A. Knopf, Inc., 1923.

Gibran, Kahlil. *Sand & Foam.* New York: Alfred A. Knopf, Inc., 1926.

Hanh, Thich Nhat. *The Heart of Understanding.* Edited by Peter Levitt. Berkeley, California: Parallax Press, 1988.

Hanh, Thich Nhat. *The Miracle of Mindfulness.* Translated by Mobi Ho. Boston: Beacon Press, 1975.

Harvey, Andrew. *Son to Man: The Mystical Path to Christ.* New York: Jeremy P. Tarcher/Putnam, 1998.

Hesse, Hermann. *Siddhartha.* New York: New Directions Publishing Corporation, 1951.

Hoff, Benjamin. *The Tao of Pooh.* London & New York: Penguin Books, 1982.

Holleman, Dona, and Orit Sen-Gupta. *Dancing the Body of Light.* New York: Pandian Enterprise, 1999.

The Holy Bible--Revised Standard Edition. Philadelphia & New York: A. J. Holman Company, (Old Testament Section: Copyright 1952. New Testament Section, First Edition: Copyright 1946. New Testament Section, Second Edition: Copyright 1971).

Hugo, Victor. *Les Miserables.* New York: Modern Library, 1992.

Iyengar, B. K. S. *Light on Yoga.* New York: Schocken Books, 1966.

Iyengar, B. K. S. *Light on the Yoga Sutras of Patanjali.* London: Thorsons, 1993.

Iyengar, B. K. S. *The Tree of Yoga.* Boston: Shambhala Publications, Inc., 1988.

Johnson, Spencer, M.D. *Who Moved My Cheese?* New York: G. P. Putnam's Sons, 1998.

Johnston, Charles, trans., (and commentary). *Yoga Sutras of Patanjali.* Albuquerque, New Mexico, 1912.

Jois, Sri K. Pattabhi. *Yoga Mala.* New York: Eddie Stern/Patanjali Yoga Shala, 1999.

Juhan, Deane. *Job's Body: A Handbook for Bodywork.* Barrytown, New York: Barrytown Ltd., 1998.

Kennedy, John F. *Profiles in Courage.* New York: Harper & Brothers, 1956.

King, Dr. Martin Luther, Jr. *Where Do We Go from Here: Chaos or Community?* Boston: Beacon Press, 1967.

King, Stephen. *On Writing.* New York: Pocket Books, 2000.

Kornfield, Jack. *After the Ecstasy, the Laundry.* New York: Bantam Books, 2000.

Krishnamurti, J. *Think on These Things.* New York: Harper Perennial, 1989.

Lasater, Judith, Ph.D., P.T. *Living Your Yoga: Finding the Spiritual in Everyday Life.* Berkeley, California: Rodmell Press, 2000.

Maitreya, Balangoda Ananda (The Venerable), trans. *The Dhammapada: The Path of Truth.* Berkley: Parallax Press, 1995. (Originally published by Lotsawa Publications, 1988).

Masters, Roy, and Mel Tappan. *How to Conquer Negative Emotions.* California: Foundation of Human Understanding, 1975.

Merzel, Dennis Genpo. *24/7 Dharma.* Boston/Tokyo/Singapore: Journey Editions, 2001.

Miller, Richard, C. Ph.D. *Breathing for Life: Articles on the Art and Science of the Breath.* (Series of articles.) Sebastopol, California: Anahata Press.

Millman, Dan. *Way of the Peaceful Warrior.* Tiburon, California: H. J. Kramer, Inc., 1980.

Mitchell, Stephen. *Bhagavad Gita: A New Translation.* New York: Harmony Books, 2000.

Mitchell, Stephen. *Tao Te Ching: A New English Version.* New York: Harper Perennial, 1992.

Mother Teresa. *No Greater Love.* Edited by Becky Benenate and Joseph Durepos. Novato, California: New World Library, 1997.

Myers, Tom. *Anatomy Trains.* Edinburgh: Churchill Livingston, 2001.

Oliver, Mary. *The Leaf and the Cloud: A Poem.* Cambridge: Da Capo Press, 2001.

Peterson, Jesse Lee. *From Rage to Responsibility.* St. Paul, Minnesota: Paragon House, 2000.

Reps, Paul, and Nyogen Senzaki, comps. *Zen Flesh Zen Bones.* Boston, Rutland, VT/ Tokyo: Tuttle Publishing, 1957. (1957, 1985 Charles E. Tuttle Company, Inc.)

Rinpoche, Sogyal. *The Tibetan Book of Living and Dying.* San Francisco: HarperSanFrancisco, 1993.

Ruiz, Don Miguel. T*he Four Agreements: A Practical Guide to Personal Freedom, A Toletic Wisdom Book.* New York: Amber-Allen Publishing, 2001.

Safransky, Sy, ed. *Sunbeams: A Book of Quotations.* Berkeley, California: North Atlantic Books, 1990.

Schiffmann, Erich. *Yoga: The Spirit and Practice of Moving into Stillness.* New York: Pocket Books, 1996.

Sinh, Pancham, trans. *The Hatha Yoga Pradipika.* New Delhi, India: Oriental Books Reprint Corporation, 1914. (First published by Panini Office, Allahabad, 1914).

Steinem, Gloria. *Moving Beyond Words.* New York: Simon & Schuster, 1994.

Talks with Ramana Maharshi: On Realizing Abiding Peace and Happiness. Carlsbad, California: Inner Directions Foundation, 2000. (All of the talks were recorded by Sri Munagala S. Venkataramiah (Swami Ramanananda) but he is not listed as editor. Foreword is by Ken Wilbur.)

Tanakh: A New Translation of the Holy Scriptures. Philadelphia/Jerusalem: The Jewish Publication Society, 1993.

Thoreau, Henry David. *Walking.* New York: HarperSanFrancisco, 1994.

Thurman, Howard. *Jesus and the Disinherited.* Boston: Beacon Press, 1976.

Thurman, Robert. *Inner Revolution: Life, Liberty and the Pursuit of Real Happiness.* New

York: Riverhead Books, 1998.

Tolle, Eckhart. *The Power of Now: A Guide to Spiritual Enlightenment.* Novato, California: New World Library, 1999.

The Twelve Steps and Twelve Traditions of Alcoholics Anonymous. New York: Alcoholics Anonymous World Services, Inc., 1952.

Vivekananda, Swami. *Raja-Yoga.* New York: Ramakrishna Vivekananda Center, 1956.

Williamson, Angel Kyodo. *Being Black: Zen and the Art of Living with Fearlessness and Grace.* New York: Viking Compass, 2000.

Williamson, Marianne. *A Return to Love: Reflections on the Principles of A Course in Miracles.* New York: HarperCollins Publishers, 1992.

Yogananda, Paramahansa. *Autobiography of a Yogi.* Los Angeles, California: SelfRealization Fellowship, 1946 (Copyright renewed by SRF in 1974, 1981 & 1994).

Zaleski, Philip, ed. *The Best Spiritual Writing 2000.* New York: HarperSanFrancisco, 2000.

저 자 에 대 하 여

롤프 게이츠 Rolf Gates

뉴욕 맨해튼에서 태어나 보스턴 지역에서 성장했다. 대학을 졸업한 뒤 미군 공수특전대 장교로 독일에서 복무했다. 제대 후에는 응급구조사와 중독 상담사로 일했고, 특히 청소년을 위한 기숙형 중독 치료 프로그램의 상담사로 오래 일했다.

1997년에는 크리팔루 요가를 가르칠 수 있는 자격증을 얻었고, 밥티스트 파워 요가 스튜디오와 보스턴 스튜디오에서 요가를 가르치면서 요가 교사를 지도했다. 현재 미국과 해외에서 빈야사 집중 과정과 200/500 교사 훈련 프로그램을 진행하고 있다.

2002년에 〈보스턴 매거진〉은 그를 '최고의 요가 교사'로 칭했으며, Travel and Leisures는 그의 요가원을 전 세계 25대 요가 스튜디오 중 하나로 선정했다. Yoga Journal, Natural Health, People Magazine 등 수많은 잡지에서 롤프와 그의 저서에 관한 기사를 실었다. 요가 교사인 아내 메리엄 게이츠, 두 자녀와 함께 샌터크루즈에서 살고 있다.

저서로는 《Daily Reflections on Addiction, Yoga, and Getting Well》과 《Meditations on Intention and Being》이 있으며, 공저한 책으로는 《Complete Book of Mindful Living》이 있다.

홈페이지 rolfgates.com

카트리나 케니슨 Katrina Kenison

카트리나 케니슨은 1990년 이래 〈미국의 최고 단편 소설〉의 연간 편집자로 일하고 있다. 1999년에는 베스트셀러인 《금세기 미국의 최고 단편 소설》을 존 업다이크와 함께 공동 편집했다. 선집인 《어머니들: 동시대 모성의 20가지 이야기》를 공동 편집했고, 《아프도록 사랑하는 아이들에게》의 저자다. 그녀의 에세이와 기고문은 자신이 객원 편집자를 맡고 있는 The Oprah Magazine에, 그리고 Redbook, Ladies' Home Journal, Family Circle, Family Life 등의 매거진에 게재되고 있다. 남편인 스티븐 루어스, 두 아들과 함께 보스턴 외곽에 살고 있다. 그녀는 2000년에 롤프 게이츠의 지도를 받으며 요가를 수련하기 시작했다.

옮긴이 김재민

동국대 인도철학과 대학원에서 요가 철학을 전공으로 석·박사 학위를 받았다. 현재 금강대학교 불교문화연구소 학술연구교수, 동국대학교 불교대학원 융합요가학과 겸임교수, 그리고 한국융연구원 예비과정 상임연구원으로 있다.

저서로는 《요가와 문화》(공저), 《Svara Yoga의 사상과 수행체계 연구》가 있고, 역서로는 《비베카난다의 요가수트라》 《요가 사전》, 《차크라의 힘》, 《스와라 요가》, 《호흡의 힘》 등이 있다. 이밖에 논문으로 〈자살 유가족의 회복을 돕기 위한 요가적 패러다임 모색(試論)〉, 〈하타 요가(Hatha Yoga) 자세(āsana) 수행의 효과〉, 《게란다상히타》의 요가 자세(āsana)에 대한 일고찰〉 등을 발표했다.

옮긴이 김윤

서울대학교 경영학과를 졸업했다. 지금은 자유롭고 평화로운 삶으로 안내하는 글들을 우리말로 옮기고 소개하는 일을 하고 있다. 그동안 번역한 책으로는 《네 가지 질문》 《기쁨의 천 가지 이름》 《가장 깊은 받아들임》 《아잔 차 스님의 오두막》 《지금 여기에 현존하라》 《고요한 현존》 《현존 명상》 《모든 것은 하나다》 등이 있고, 공역한 책으로는 《요가 매트 위의 명상》 《요가 수업》 《아쉬탕가 요가의 힘》 《주디스의 회복 요가》 《순수한 앎의 빛》 《사랑에 대한 네 가지 질문》 《직접적인 길》 등이 있다.

요가 매트 위의 명상

초판 1쇄 발행 2021년 6월 30일
　　2쇄 발행 2024년 4월 20일

지은이 롤프 게이츠, 카트리나 케니슨
옮긴이 김재민, 김윤

펴낸이 김윤
펴낸곳 침묵의향기
출판등록 2000년 8월 30일, 제1-2836호
주소 10401 경기도 고양시 일산동구 무궁화로 8-28,
　　　삼성메르헨하우스 913호
전화 031) 905-9425
팩스 031) 629-5429
전자우편 chimmukbooks@naver.com
블로그 http://blog.naver.com/chimmukbooks

ISBN 978-89-89590-90-3 03510

*책값은 뒤표지에 있습니다.